数字化转型时代

精准医学创新研究与产业发展报告

（2022年版上册）

主报告及关键领域

饶克勤　张宗久　王　波　陈赛娟　主编

清华大学出版社

北　京

图书在版编目（CIP）数据

数字化转型时代：精准医学创新研究与产业发展报告：2022 年版 . 上册，主报告及关键领域 / 饶克勤等主编 . — 北京：清华大学出版社，2022.10（2023.11 重印）
ISBN 978-7-302-62054-9

Ⅰ . ①数… Ⅱ . ①饶… Ⅲ . ①医学—技术发展—研究报告—中国 Ⅳ . ① R–12

中国版本图书馆 CIP 数据核字（2022）第 192702 号

责任编辑：孙　宇
封面设计：钟　达
责任校对：李建庄
责任印制：宋　林

出版发行：清华大学出版社
　　　　　网　　　址：http://www.tup.com.cn，http://www.wqbook.com
　　　　　地　　　址：北京清华大学学研大厦 A 座　　　邮　　编：100084
　　　　　社 总 机：010-83470000　　　　　　　　　邮　　购：010-62786544
　　　　　投稿与读者服务：010-62776969，c-service@tup.tsinghua.edu.cn
　　　　　质量反馈：010-62772015，zhiliang@tup.tsinghua.edu.cn
印 装 者：北京博海升彩色印刷有限公司
经　　销：全国新华书店
开　　本：185mm×260mm　　　　印　张：18.25　　　字　数：352 千字
版　　次：2022 年 12 月第 1 版　　　　　　　印　次：2023 年 11 月第 2 次印刷
定　　价：198.00 元

产品编号：099801-02

编委会名单

技术顾问：（以姓氏拼音为序）

Gareth GOODIER　Tienyin WONG　陈赛娟　代　涛

董家鸿　樊　嘉　郭毅可　赫　捷　黄荷凤　贾伟平

金　力　宁　光　宋尔卫　王　辰　王　健　王兴鹏

邬惊雷　杨广中　詹启敏　张俊华　朱晓明

主　　审：张宗久　清华大学医院管理研究院

饶克勤　中国卫生经济学会 清华大学医院管理研究院

王　波　上海医学创新发展基金会

领衔专家：（以姓氏拼音为序）

陈赛娟　中国工程院院士　国家转化医学中心（上海）

代　敏　中国医学科学院北京协和医院

樊　嘉　中国科学院院士　复旦大学附属中山医院

赫　捷　中国科学院院士　中国医学科学院肿瘤医院

黄国英　复旦大学附属儿科医院

郭毅可　英国皇家工程院院士　香港科技大学

饶克勤　中国卫生经济学会　清华大学医院管理研究院

宋尔卫　中国科学院院士　中山大学附属孙逸仙纪念医院

王　波　上海医学创新发展基金会

王建安　浙江大学医学院附属第二医院

王拥军　首都医科大学附属北京天坛医院

杨广中　英国皇家工程院院士
　　　　上海交通大学医疗机器人研究院

郁金泰　复旦大学附属华山医院

张文宏　复旦大学附属华山医院

张　勇　源墨健康研究院

张宗久　清华大学医院管理研究院

主　编：饶克勤　张宗久　王　波　陈赛娟

副主编：张　勇　韩　早　戴　庆　闻朝君　张艳琴　曹砺文
　　　　陈苇伊　严　越

编　委：（以姓氏拼音为序）

边妗伟	曹　爽	曹砺文	曹子健	曾红梅	陈　芹
陈　茹	陈　彪	陈宏达	陈金玉	陈可欣	陈赛娟
陈生弟	陈仕东	陈苇伊	陈晓春	陈银银	程爱春
储　晨	崔国辉	崔庆阳	崔秀英	代　敏	戴　庆
邓悦婷	丁克峰	董　强	樊　嘉	范　帆	房杉杉
高　涵	高亦博	葛延风	古　兰	顾荃晟	管一晖
郭　钰	郭起浩	郭毅可	郭宥廷	郭宇超	韩　早
郝　蓉	何　佳	何美慧	赫　捷	胡　海	胡尚英
胡新央	黄国英	黄舒怡	黄育北	黄钰媛	贾建军
贾建平	姜季委	姜松明	蒋　峻	金　昱	康　玥
雷　蕾	李　杰	李　萍	李　杨	李昶锋	李大魁
李文庆	李迎亚	林桂平	刘　芳	刘　军	刘宝琴
刘成成	刘穗斌	刘先宝	陆　斌	马逸洲	潘凯枫
饶克勤	邵　飞	沈　建	沈　璐	盛　伟	施　炯
石金冬	史颖弘	宋　琦	宋尔卫	宋方方	苏　纯
孙　峰	孙英丽	孙永安	唐　毅	唐正莉	田　强
田友平	王　波	王　鑫	王　刚	王贺阳	王华丽
王建安	王鹏翔	王秋怡	王晓岚	王颖航	王拥军
王钰琛	王远卓	魏文强	闻朝君	吴　凡	吴邦胜
吴凯敏	吴蓉蓉	肖　乾	肖世富	宿　骅	徐　俊
徐　群	徐　运	徐银川	许　杰	薛　婧	严　越
杨　菁	杨广中	应　峻	尤治灵	郁金泰	袁兴标
张　勇	张　震	张宝荣	张天问	张文宏	张亚茹
张艳琴	张愉涵	张雨萌	张兆璐	张宗久	赵　宁
赵方辉	赵健丽	赵莉娜	赵趣鸣	赵雪莲	周潇翔
朱齐丰	朱应双	祝桂琦			

序　言

当今世界正处在一个科技革命的历史拐点上，从基因测序到纳米技术，从可再生能源到量子计算，从人工智能到机器学习，从互联网到物联网，数字、物理和生物三大技术领域的互动和融合，科学技术越来越成为推动经济社会发展的主要力量，正在引发全球经济发生深刻的变革。

2020年9月11日，习近平总书记在科学家座谈会上提出，要"坚持面向世界科技前沿、面向经济主战场、面向国家重大需求、面向人民生命健康"，为我国"十四五"时期以及更长一个时期推动创新驱动发展、加快科技创新步伐指明了方向。"四个面向"客观上要求我们提高科技原创能力，抢占科技创新制高点，更加关注世界科技前沿和发展动向，更加重视基础研究和原创能力，寻找重大突破，夯实科技强国建设的根基；要求我们面向经济主战场，推动科技与经济深度融合，形成科技创新支撑产业创新、产业创新拉动科技创新的正反馈效应，为经济高质量发展提供强大的科技支撑；要求我们坚持需求导向，努力破解国家发展战略、关键领域和"卡脖子"的难题，抢占科技制高点，寻求新的增长点，为国家富强提供深厚的科技支撑；要求我们坚持以人为本、人民至上、生命至上，以胸怀天下的家国情怀细心呵护人民生命安全、护佑人民身体健康，满足人民日益增长的美好生活需要，实现人民幸福。

数字智能时代的到来，为精准医学、智慧医学发展带来了前所未有的机遇和挑战。精准医学是建立在人类个体基因、环境及生活方式差异基础上对疾病开展预防和治疗的一个新兴医学领域，涉及多学科融合，面临着基础研究、临床应用、技术开发、产业化、投资等多方面的需求和挑战。在数字化转型的大背景下，我国政府高度重视、积极推动精准医学发展。在"十三五"期间，启动了国家重点研发计划"精准医学研究"重点专项，聚焦新一代临床用生命组学技术的研发，大规模人群队列研究，精准医学大数据的资源整合、存储、利用与共享平台建设，疾病防诊治方案的精准化研究，精准医疗集成应用示范体系建设等五大专题。经过五年的努力，取得了多项研究成果，推动精准医学创新研究、成果转化和产业发展，很大程度上满足了人民群众日益增长的医疗卫生服务需求，并在抗击新型冠状病毒肺炎疫情中发挥了重要作用。

为了及时了解全球科技、数字经济和精准医学发展具有重大影响的技术突破和未来发展方向，归纳和梳理我国精准医学、智慧医学的进程，为政策制定、学科创新和产业发展提供咨询依据，在国家卫生健康委员会、科技部和中华医学会的指导下，上海医学创新发展基金会和清华大学医院管理研究院等单位，组织 16 位领域牵头专家和 140 位研究人员启动和完成《数字化转型时代：精准医学创新研究与产业发展》课题，形成了一份主报告和十五份专题分报告。

这是在数字化转型和科技创新的大时代背景下具有里程碑意义的研究工作，研究的主报告有以下亮点：

1. 由 16 位我国医疗卫生行业权威带领 140 位研究人员共同完成，体现了跨领域多学科合作的特点。

2. 研究报告涵盖了数字化经济、科技创新和健康战略时代背景分析，以及新型冠状病毒肺炎疫情对精准医学的影响，具有时代特点。

3. 研究报告完成了从重大疾病精准防诊治、转化医学、健康医疗大数据、人群队列、影响精准医学发展的前沿科技到产业发展和研究案例等的系列分析，展示了精准医学创新研究与产业发展的领域完整性。

4. 研究报告选取了肝细胞癌、肺癌、乳腺癌、传染病、心血管疾病、脑血管病、儿童先天性心脏病和阿尔茨海默病等重大疾病研究领域，并由领域顶级专家牵头，显示了研究的国际化水准。

5. 研究报告通过 186 项前沿科技分析，让读者了解生命科学、临床药学、数据科学、医工交叉系统及平台建设等前沿科技发展。

6. 市场潜力、企业发展及健康科技产业园区的力量是精准医学生态价值链中重要的一环，报告体现了研究的完整性。

7. 研究报告图文并茂，具有很强的可视性和可读性。

本研究报告透过专家视野，分析了精准医学发展的机遇和挑战，为政策制定、科学研究和行业整合搭建参考与研究平台，是国内外首部将研究与产业相结合的研究报告。在健康中国战略的指引下，共同推动医学和健康事业及产业的发展。希望本报告的出版能够为有关政府部门制定和完善相关政策体系，鼓励创新和成果转化，为学界进一步深化精准医学创新研究，以及相关产业发展、投融资、企业发展提供参考。

希望课题组再接再厉，在未来不断更新精准医学领域的相关研究报告，亦请读者不吝赐教，共同探讨二十一世纪促进人类健康的发展机遇和创新模式！

陈竺

二〇二二年五月二十日

前　言

数字化推动着生产、生活和社会治理方式的深刻和系列变革。互联网、大数据、云计算、人工智能、区块链等技术加速创新，日益融入社会和经济发展各领域全过程，数字化发展速度之快、辐射范围之广、影响程度之深前所未有，正在成为重组全球要素资源、重塑全球经济结构、改变全球竞争格局的关键力量。新型冠状病毒肺炎疫情（以下简称新冠疫情）的持续蔓延，使得人们更多地依赖信息技术，加深了数字化进程对人们生产生活的实际影响。我国党和政府非常重视数字化转型和数字经济的发展，党的十八大以来实施了网络强国战略和国家大数据战略。根据2021全球数字经济大会的数据显示，我国数字经济规模已经连续多年位居世界第二。特别是新冠疫情暴发以来，数字技术、数字经济在支持抗击疫情、恢复生产生活方面发挥了重要作用。

在数字经济和创新科技发展的大时代背景下，医疗卫生健康领域借势时代浪潮，依靠科技创新，推动医疗行业数字化和产业化发展。生命科学特别是组学的创新研究、数据科学的发展和应用、医工交叉系统和平台的推广，让临床医学从经验性的"一刀切"治疗，改进成分层治疗，再到精准的个体化治疗。为此，精准医学作为医学的重要发展方向，受到政府、医学界、科技界、产业界等各方高度关注。为推动精准医学的创新发展，2016年我国政府启动并实施了国家重点研发计划"精准医学研究"重点专项，近年来取得了多项成果。

为更好地推动精准医学的科学技术研究、成果转化和产业发展，在国家卫生健康委员会（以下简称国家卫生健康委）、科技部和中华医学会的指导下，由上海医学创新发展基金会、清华大学医院管理研究院、上海医疗质量研究中心、上海广慈转化医学研究发展基金会和源墨健康研究院等单位发起，组织了由16位中国医疗行业权威专家院士领衔、140位多领域研究人员参与完成了2022年《数字化转型时代：精准医学创新研究与产业发展》研究报告。

研究报告涵盖了在数字化经济、科技创新和健康战略时代背景下，重大疾病精准防诊治、转化医学、健康医疗大数据、人群队列、影响精准医学发展的前沿科技到产业发展等多个领域。从重大疾病原创研究、重点领域原创研究、前沿科技分析、产业发展分析、研究案例和文献检索六大方面系统展现精准医学前沿技术的发展，尤其关注影响国民健康的重大疾病，如肝细胞癌、肺癌、乳腺癌、心血管疾病、脑血管病、先天性心脏病、阿尔茨海默病和传染病等。与临床一线专家一起，从流行病学、社会经济负担、前沿基础研究、临床创新技术应用以及产业化发展多个角度，系统阐述和研究了精准防诊治的策略。与此同时，从国际视野追踪智慧医学和未来技术的前沿科技发展，从生命科学、临床医学和药学、数据科学、医工交叉系统及平台建设五个领域梳理和分析了 186 项前沿技术以及对行业发展的影响潜力；透过专家视野、案例研究和文献检索，报告分析了我国精准医学研究和产业发展面临的机遇和挑战，为政策制定、科学研究和行业融合搭建对话平台，从而推动健康中国战略实施。

在此，我们感谢顾问团队陈赛娟院士、詹启敏院士、宁光院士、黄荷凤院士、董家鸿院士、贾伟平院士、代涛教授、张俊华教授、王兴鹏教授、朱晓明教授、Tien Wong 教授和 Gareth Goodier 博士的指导！感谢参加课题的领域牵头专家（按姓氏拼音排序）及研究人员，他们是：

陈赛娟［中国工程院院士 国家转化医学中心（上海）］及团队闻朝君、田强和陈银银。

代敏（中国医学科学院北京协和医院）及团队陈宏达、张愉涵和陆斌，人群队列研究参与团队中国医学科学院肿瘤医院魏文强、陈茹、赵方辉、胡尚英、赵雪莲，北京大学肿瘤医院潘凯枫、李文庆和金昱，浙江大学医学院附属第二医院丁克峰、肖乾、朱应双和刘成成，天津医科大学肿瘤医院陈可欣、宋方方和黄育北。

樊嘉（中国科学院院士 复旦大学附属中山医院）及团队史颖弘、王鹏翔和祝桂琦。

赫捷（中国科学院院士 中国医学科学院肿瘤医院）及团队高亦博、孙英丽、王鑫、曾红梅、邵飞、王远卓、周潇翔和张震。

黄国英（复旦大学附属儿科医院）及团队刘芳、盛伟、储晨、赵趣鸣、高涵、李萍和田友平。

郭毅可（英国皇家工程院院士 香港科技大学）。

饶克勤（中国卫生经济学会 清华大学医院管理研究院）及参与上海医学创新发展基金会阿尔茨海默病研究课题的专家：葛延风、李大魁、陈彪、吴凡、陈晓春、管一晖、郭起浩、施炯、王华丽、贾建平、陈生弟、肖世富、刘军、张宝荣、沈璐、唐毅、王刚、陈芹、徐群。

宋尔卫（中国科学院院士 中山大学附属孙逸仙纪念医院）及团队胡海、崔国辉、赵健丽、林桂平和崔秀英。

王波（上海医学创新发展基金会）及团队张艳琴和王晓岚，上海医疗质量研究中心团队陈莘伊、马逸洲、郝蓉、顾荃晟、袁兴标、苏纯和房杉杉，合作伙伴安永 - 帕特侬咨询公司宿骅和王秋怡。

王建安（浙江大学医学院附属第二医院）及团队胡新央、蒋峻、刘先宝、徐银川、沈建、王贺阳、朱齐丰、郭宇超、吴蓉蓉和何佳。

王拥军（首都医科大学附属北京天坛医院）及团队许杰、徐俊、姜季委、薛婧、程爱春和曹爽，复旦大学附属华山医院董强，南京大学医学院附属鼓楼医院徐运，中国人民解放军总医院贾建军，北京大学第一医院孙永安。

杨广中（英国皇家工程院院士　上海交通大学医疗机器人研究院）。

郁金泰（复旦大学附属华山医院）及团队黄钰媛、张亚茹、陈仕东、吴凯敏、郭宥廷、郭钰、黄舒怡、邓悦婷和吴邦胜。

张文宏（复旦大学附属华山医院）及团队孙峰、应峻、王钰琛、李杨和张雨萌。

张勇（源墨健康研究院）及团队韩早、戴庆、曹砺文、范帆、石金冬、姜松明、崔庆阳、陈金玉、唐正莉、雷蕾、李迎亚、李杰和古兰。

张宗久（清华大学医院管理研究院）及团队边妗伟、曹子健、何美慧、康玥、刘穗斌、李昶锋、刘宝琴、宋琦、王颖航、严越、杨菁、尤治灵、张天问、张兆璐、赵莉娜和赵宁。

课题研究工作得到渤健生物、恒瑞制药和高德纳咨询公司（Gartner）等合作伙伴支持，由源墨健康研究院团队提供研究分析支持，张江集团、罗氏、晨泰、麦肯锡等企业团队提供支持，在此我们一并表示感谢！

本书编委会

2022 年 10 月

目　录

第一章　时代背景和研究意义

第一节　数字化时代背景

一、数字经济成为全球竞争格局中的关键力量

数字经济已成为全球经济发展新的引擎，是新一轮国际竞争重点领域。我国政府高度重视数字经济的发展。2015年以来，习近平总书记多次强调要促进数字经济发展，我国数字经济的战略地位日益加强，对经济社会发展的作用日益突出。国家"十四五"规划纲要把"加快数字化发展，建设数字中国"单独成篇，首次提出数字经济核心产业增加值占GDP比重这一新经济指标。2022年《政府工作报告》指出促进数字经济发展，加强数字中国建设整体布局，完善数据经济治理，释放数据要素潜力，更好赋能经济发展、丰富人民生活。图1-1总结了我国数字经济发展的关键时点。

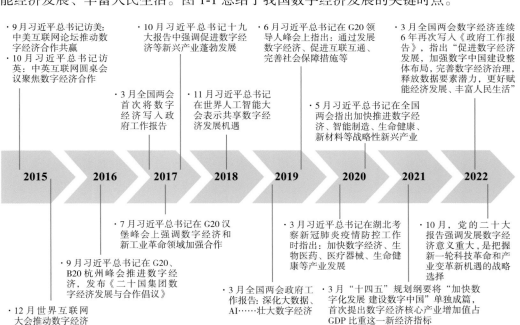

图1-1　我国数字经济发展的关键时点

2021年中国信息通信研究院发布全球数字经济数据，结果表明2020年全球数字经济规模达到32.6万亿美元，增长速度高于同期GDP的增速（图1-2）。其中，发达国家数字经济规模达到24.4万亿美元，占全球总量的74.7%，是发展中国家的3倍。从经济发展的构成来看，发达国家数字经济占GDP比重为54.3%，远超发展中国家27.6%的水平。

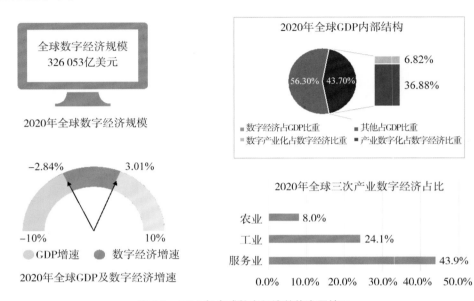

图 1-2　2020 年全球数字经济整体发展情况

图1-3显示了世界近50个国家数字经济的规模。美国数字经济规模位居世界第一，接近13.6万亿美元，中国位居世界第二，规模约为5.4万亿美元，第三至第十位分别为德国、日本、英国、法国、韩国、印度、加拿大和意大利。2020年主要国家数字经济占本国GDP的比重来看：美国、德国、英国等国数字经济在该国GDP的比重已经超过60%；从增速上看，中国、爱尔兰、保加利亚等国数字经济保持快速增长，其中，我国数字经济同比增长9.6%，位居世界第一。世界新的竞争格局客观上要求我们抓住先机、抢占未来发展的制高点，大力增强我国数字经济的创新活力与发展动能。

二、健康医疗大数据是数字时代的重点领域

健康医疗大数据指人们疾病防治、健康管理等过程中产生的与健康医疗相关的数据，特指医疗机构产生的以患者为中心的诊疗及其服务的过程数据。我国高度重视医疗大数据应用发展工作，出台了一系列政策推进健康医疗大数据发展、鼓励应用场景开发：

• 2015年9月，国务院印发《促进大数据发展行动纲要》（国发〔2015〕50号），

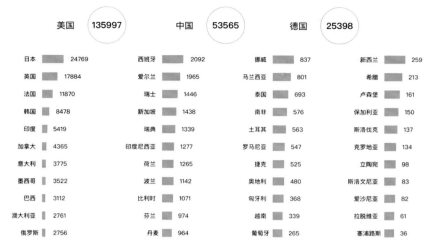

图 1-3　2020 年全球主要国家数字经济规模 / 亿美元

明确提出推进数据汇聚和发掘，深化大数据在各行业的创新应用。

• 2016 年 6 月，国务院办公厅发布《国务院办公厅关于促进和规范健康医疗大数据应用发展的指导意见》（国办发〔2016〕47 号）。

• 2018 年 9 月，国家卫生健康委印发的《国家健康医疗大数据标准、安全和服务管理办法》（试行）为健康行业大数据服务指明了方向，电子病历、个性化诊疗、医疗知识图谱、临床决策支持系统、药品器械研发等成为行业热点。

• 2019 年，在政策的有力支撑下，"云大物移智"（云计算、大数据、物联网、移动互联网、人工智能）等新兴技术与健康医疗加速融合，医疗大数据在政策引领、监督管理、服务方式、产业应用、商业模式等多个维度大胆探索、勇于实践，充分发挥了其作为国家基础性战略资源的作用。

• 2020 年 3 月，工业和信息化部办公厅公布了 2020 年大数据产业发展试点示范项目名单，其中医疗大数据产业发展试点 16 个，主要集中在大数据综合平台、临床科研、区域协同、辅助诊疗、医保监管以及运营管理等领域。结合 2018 年试点示范项目，精准医学和医药流通也是较为典型的应用场景。与此同时，在国家卫生健康委的统筹推进下，山东等 11 个省份被选为健康医疗大数据中心与产业园建设国家试点工程的试点省份，在采集汇聚、资源整合、开放共享、挖掘应用、安全防护等方面先行先试。

• 2021 年 3 月发布的《中华人民共和国国民经济和社会发展第十四个五年规划和 2035 年远景目标纲要》中的"数字化应用场景"包含了"智慧医疗"，主要有三类：一是完善电子健康档案和病历、电子处方等数据库，加快医疗卫生机构数据共享；二是推广远程医疗，推进医学影像辅助判读、临床辅助诊断等手段的应用；三是运用大数据提升对医疗机构和医疗行为的监管能力。

但由于数据来源有限、缺乏统一技术标准及数据利用率不高等问题，我国目前仍然存在较多科研成果和大数据应用尚处于研究阶段，未投入临床验证的情况。一项对我国委属委管医院的调查结果显示，其中96%的受访医院开展了医疗大数据应用，标准、医疗数据安全及数据共享障碍是影响医疗大数据应用的主要因素。

三、数字时代背景下精准医学发展具有重要意义

健康医疗大数据及相关技术的发展极大地促进了医学的发展，精准医学是数据驱动的新型个体化医疗创新模式的体现，其意义在于：

- 充分利用上游临床诊疗、基因组学、人群队列、环境因素、公共卫生等多源异构数据，实现统一标准的规范化数据采集、清洗与融合、存储、管理和分析等处理。
- 通过对健康医疗大数据进行整合与分析，可定位病变组织靶点、敏感性生物标志物和药物效用靶标，为临床医护人员提供辅助诊断决策支持、靶向治疗、个体化用药指导、精细化健康管理等服务。
- 在大数据处理与精准医学应用过程中，需要大数据平台、数据治理、大数据处理架构、大数据分析建模和质量控制等的支撑与保障。
- 提供精准预防、精准诊断、精准治疗、个体化用药、精准健康管理等精准医学产品和各类服务。

第二节　科技创新时代背景

一、科技创新迅猛发展，与国际前沿存在差距

科技创新是国家生产力的引擎，是增强综合国力的决定性因素，对经济和发展具有先导性作用。近年来，我国科技创新能力大幅提升，发展迅猛，尤其在基础前沿、战略技术、民生科技等领域取得了一批重大科技成果，其中生命科学领域科技创新非常活跃。

基于一个独立的专家小组每年选出并由《自然》索引（*Nature* Index）数据库跟踪的82种著名科学期刊上发表的文章所占的比例，统计世界100强生命科学机构数量作为评价指标，可以看出我国在生命科学领域取得了一定的进展。图1-4展示了全球排名前十的国家，中国在美国和英国之后排名第三。与2016年相比，中国在世界100

强生命科学机构数量中增加了 4 家，但与排名第一的美国相比，我国科技创新依然存在一定的差距。我国科技创新正面临着重要的战略机遇，同时也存在比较大的压力。

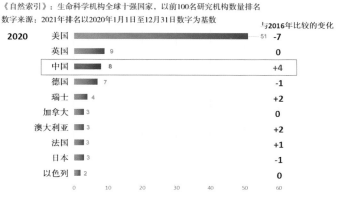

《自然索引》：生命科学机构全球十强国家，以前100名研究机构数量排名
数字来源：2021年排名以2020年1月1日至12月31日数字为基数

图 1-4 2021 年《自然索引》中全球生命科学前 100 强机构数量

二、创新性的临床研发活跃

生命科学创新也体现在临床研发的活跃度上。图 1-5 是麦肯锡咨询公司 2021 年 11 月发布的分析报告，以创新资产为内容，包括在全球进程中临床 1、2、3 期或注册前期，标记为新分子物的化学制药和生物制药，比较了中美开发公司的隶属国或公司总部所在地的数量。总体数量上，中国从 2017 年的 373 项增加到了 2021 年 11 月的 1 365 项，5 年中增加了 2 倍，年复合增长率为 38%。从本土许可和国外许可的比例上，本土许可占 3/4，过去 5 年变化微小。与创新活跃的美国相比，尽管数量增长快，但总体创新资产数量仅为美国的 42.6%（1 365/3 201），本土许可的比例也较低（76% vs 87%）。

三、精准医学是数字驱动下创新发展的必然趋势

在行业竞争压力和患者需求的双重驱动下，新型生物医药技术和产品加速面世，测序技术进一步缩短研发的时间和成本，结合大数据和人工智能工具在临床研究和试验数据分析、生物标志物发现、药物筛选、药效预测及自动化诊断方面的应用，为精准医学的发展奠定了技术基础。

由于技术手段降低创新技术应用如靶向药物、细胞和基因治疗的风险，围绕精准治疗的创新产品加速研发，模式创新不断涌现，为商业化的阶段带来了前所未有的机遇。精准医学是在既往医学实践的基础上，结合健康医疗大数据和现代科技手段，从更系统和微观的层面来科学认识人体的生理和病理机制，旨在提升医疗的有效性、安全性和精准性。

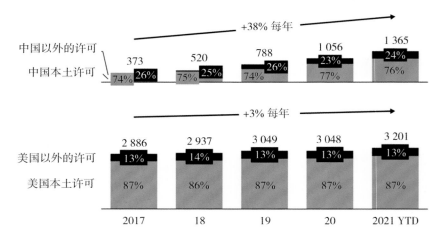

图 1-5　麦肯锡：2017—2021 年中美临床开发数目的比较

来源：Pharma-projects | Information，2021 年；CFDI；CDE；麦肯锡分析，2021 年 11 月

第三节　健康中国时代背景

一、健康中国战略

健康是促进人类全面发展的必然要求，是经济社会发展的基础条件，是民族昌盛和国家富强的重要标志，也是广大人民群众的共同追求。健康中国战略是国家在进入新时期之后做出的一项重大战略决策，体现了国家对人民健康的高度重视，充分彰显了"人民至上、生命至上"的理念。实施健康中国战略，提高公共卫生应对能力，是国家公共安全的基础保障。实施健康中国战略也是我国参与全球健康治理的重要举措。

二、健康中国行动

在健康中国战略的指导下，为了加快推动从以治病为中心转变为以人民健康为中心，动员全社会落实预防为主的方针，实施健康中国行动，提高全民健康水平，国务院于 2019 年 6 月发布了《国务院关于实施健康中国行动的意见》，从国家层面出台《健康中国行动（2019—2030 年）》，针对心血管疾病、癌症、慢性呼吸系统疾病、糖尿病这四类重大慢性病开展防治行动，并制定了 15 个重大专项行动（图 1-6）：

- 从健康知识普及、合理膳食、全民健身、控烟、心理健康等方面综合施策，全方位干预健康影响因素。
- 关注妇幼、中小学生、劳动者、老年人等重点人群，维护全生命周期健康。

• 针对心血管疾病、癌症、慢性呼吸系统疾病、糖尿病四类慢性病以及传染病、地方病，加强重大疾病防控。

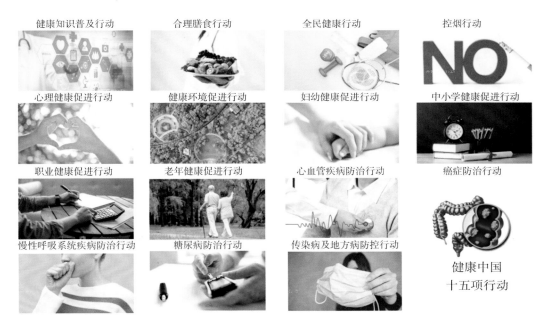

图 1-6　健康中国行动：十五项行动

通过政府、社会、家庭、个人的共同努力，使群众不生病、少生病，提高生活质量，以此加快推动卫生健康工作理念、服务方式，从以治病为中心转变为以人民健康为中心，建立正确健康观、健全健康教育体系、普及健康知识、加强早期干预，形成有利于健康的生活方式、生态环境和社会环境，延长健康寿命，为全方位全周期保障人民健康、建设健康中国奠定坚实基础。

三、数字化及科技创新驱动精准医学助力健康中国战略

在数字经济和创新科技发展的大时代背景下，以治病为中心转变为以健康为中心的理念中，以健康中国战略为指引，随着生命科学特别是组学的创新研究、数据科学的发展和应用、系统和平台的推进，促进疾病的早筛早诊。

在临床治疗方面，从经验性的"一刀切"治疗，进一步发展为分层治疗，再到精准的个体化治疗，逐步实现创新科技帮助全方位健康管理，助力健康中国战略（图 1-7）。

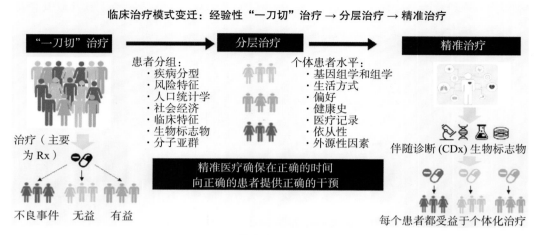

图 1-7　临床治疗模式的变迁

参考文献

［1］BioCentury BCIQ; Pharmaprojects | Informa, 2021; McKinsey analysis.

［2］健康中国行动.十五项重大行动［DB/OL］.(2019-07)［2021-09-06］. http://www.jkzgxd.cn

［3］习近平.不断做强做优做大我国数字经济［J］.求是，2022(2):4-8.

［4］国务院.国务院关于印发"十四五"数字经济发展规划的通知［DB/OL］.（2021-12-12）
　　　［2022-09-06］. http://www.gov.cn/zhengce/content/2022-01/12/content_5667817.htm.

［5］国务院.国务院关于印发"十三五"国家战略性新兴产业发展规划的通知［DB/OL］.（2016-
　　　11-29）［2022-09-06］. http://www.gov.cn/zhengce/content/2016-12/19/content_5150090.htm.

［6］国务院.国务院关于印发"十三五"国家信息化规划的通知［DB/OL］.（2016-12-15）［2022-
　　　09-06］. http://www.gov.cn/zhengce/content/2016-12/27/content_5153411.htm.

［7］国务院.中共中央办公厅 国务院办公厅印发《数字乡村发展战略纲要》［DB/OL］.（2019-05-16）
　　　［2022-09-06］. http://www.gov.cn/zhengce/2019-05/16/content_5392269.htm.

［8］中国信息通信研究院.全球数字经济白皮书-疫情冲击下的复苏新曙光［M］.2021：13-15.
　　　［2022-09-06］. http://www.caict.ac.cn/kxyj/qwfb/bps/202108/t20210802_381484.htm.

［9］国务院.国务院办公厅关于促进"互联网＋医疗健康"发展的意见［DB/OL］.（2018-04-28）
　　　［2022-09-06］. http://www.gov.cn/zhengce/content/2018-04/28/content_5286645.htm.

［10］中央政府网.数字经济期待更大更强［DB/OL］.经济日报，（2017-07-31）［2022-09-06］.
　　　http://www.gov.cn/xinwen/2017-07/31/content_5214891.htm.

第二章 精准医学发展历程及本课题研究方法

第一节 精准医学／精准健康的定义

2011 年，美国国家研究理事会提出了精准医学理念。同年 11 月，美国国家科学院、国家工程院、国立卫生研究院（National Institutes of Health，NIH）以及国家科学委员会共同提出"迈向精准医学"（moving toward precision medicine）的倡议。

一、个体化医疗与精准医学

个体化医疗（Personalized Medicine），即在传统临床症状、体征的基础上引入分子水平因素进行疾病分类，是在精准医学之前出现的术语。2015 年 1 月，时任美国总统的奥巴马在美国国会发表的国情咨文报告中提出了"精准医学计划"（Precision Medicine Initiative，PMI）。精准医学被定义为应用现代遗传技术、分子影像技术、生物信息技术，结合患者生活环境和临床数据，实现精准的疾病分类及诊断，制订具有个性化的疾病预防和治疗方案。

多年来，个体化医疗结合了先锋科学、数据、分析和技术等，加速了新的科学发现，进而改善患者的生活。因此"个体化医疗"在商业领域被广泛接受，旨在为合适的患者在合适的时机匹配合适的治疗。因为每个患者的疾病情况都非常复杂且不尽相同，实现个体化医疗这一目标并不容易。只有通过整合基因组学信息、影像、病理、电子医疗病例、数字化医疗信息等不同维度的信息，才能使患者的情况从模糊逐步变得清晰。通过大数据下的分析及技术，才能为患者定制个体化的诊疗关爱方案。这一理念正扩展和串联到患者的整个疾病过程中，为每一个个体提供循证支持的、技术赋能的、量身定制的整体照护方案。

二、精准医学与精准健康

Gartner 对精准医学／医疗的定义：通过精确诊断和治疗疾病或预防疾病来改善健康结果，它既考虑了患者的疾病因素，如生理学、基因组等指标，又考虑患者的健康影响因素，如健康和生活方式的社会决定因素，整合电子健康档案（electronic health record，EHR）、健康管理系统（prognostics and health management，PHM）、基因组学、实验室、图像、治疗方案及其他数字数据源，并将这些数据综合考虑到临床诊断和治疗中。精准健康（precision health）则通过预测未来患病的可能性，建议从保护和增进健康、预防疾病的行动或干预措施来改善个人健康。精准健康分析了广泛的数据，包括临床、遗传学、生活方式、行为、生物特征、基因组学和健康的社会决定因素。精准健康建立在"组学"医学技术进步和消费者数据采集的基础上，以确定个人的最佳健康路径。

本研究基于 Gartner 技术曲线，分析了从 2015 年作为新兴领域技术到 2022 年精准医学和精准健康的发展（图 2-1）（注：见本章第三小节分析方法中关于 Gartner 技术曲线的注解），可见精准医学 / 精准健康一直处于技术曲线期望值的上升期，2022 年进入技术过热期，并将很快到达技术曲线的顶峰。经过 2015—2019 年 5 年的发展，技术进步和临床实践的成功案例，尤其是在肿瘤领域的成功案例越来越多，2020 年 Gartner 分析团队将精准医学可形成主流应用的时间预测从 10 年以上调整为 5 ~ 10 年。但目前精准医学 / 精准健康仅有 1% ~ 5% 被潜在的采用者所接受，仍然需要 5 ~ 10 年才能作为主流被市场接受，对行业的发展的影响力将是变革性的。本研究将聚焦精准医学（医疗）研究与分析。

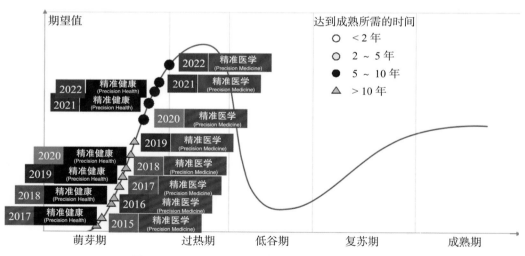

图 2-1　2015—2022 年精准医学和精准健康发展情况

来源：SMIDF 源墨研究院根据 Gartner 2015—2022 年 Hype Cycle 曲线绘制

第二节　精准医学发展历程及全球发展

从 2015 年美国政府提出了"精准医学计划"后，多个国家鼓励精准医学领域的研究与产业发展（表 2-1）。图 2-2 及图 2-3 归纳了精准医学发展的关键时点和中国、美国、英国和日本四个国家鼓励及投资该领域的关键举措。其中美国基于 PMI 计划发展的"All of Us"和英国"Our Future Health"引人关注：

- "All of Us"作为一项前瞻性队列研究，计划对 100 万美国人口进行个体基因测序，采集基线数据和生物样本，构建生物医药和行为研究平台，总预算 15 亿美元，具有独特的研究深度和维度，因此也有别于该领域的其他资源，预期将彻底改变研究疾病和药物的方式，将为个体化、高效的医疗保健新时代奠定科学基础。

- "Our Future Health"未来 5 年内开展"五百万人基因组计划"，这也是目前世界上最大规模的人群基因组计划，标志着精准医学研究进入大数据阶段。

表 2-1　全球精准医学发展情况

英国	2006 年起，英国政府实施"英国生物银行"（UK Biobank）项目，基线调查超 50 万人； 2012 年，开展 10 万人基因组计划，通过收集英国 10 万人的基因组测序信息来帮助科学家、医生更好地了解罕见病和癌症； 2018 年 10 月，英国政府进一步宣布将在未来五年内开展"五百万人基因组计划"
美国	1990 年以来专项支持的 10 万人以上队列超过 10 个，50 万人以上队列 3 个； 2016 年 2.15 亿美元中，多达 60.5% 的经费（约 1.3 亿美元）用于美国 NIH 开展大规模队列研究； 2018 年"全民健康研究项目"（All of Us Research Program），截至 2022 年 3 月，项目已纳入 47.5 万余份电子健康记录和 33.0 万余份生物样本
中国	2016 年 6 月，首批精准医学研究重点专项正式启动，含多个肿瘤专病队列研究； 目前多个疾病领域开展了组学研究和人群队列研究
日本	2017 年，日本癌症研究基金会宣布将与 FRONTEO Healthcare 展开合作； 建成高质量的国家队列
韩国	2011 年 2 月 19 日，韩国政府宣布正式启动后基因组计划； 4 个政府部门在 8 年内向该计划投资约 5.42 亿美元
澳大利亚	2016 年 5 月澳大利亚政府宣布了零儿童癌症计划，联邦政府投资 2000 万美元； 联邦政府与 Garvan 医学研究所以及其他研究机构商讨澳大利亚版本基因组计划
法国	2016 年，法国政府投资 6.7 亿欧元启动法国基因组医疗 2025 项目； 建成了 50 万人级的全国队列； 建立 12 个基因测序平台，2 个国家数据中心
其他	新加坡率先建成高质量的国家队列； 沙特阿拉伯建设了 20 万人队列； 欧盟委员会成立了"系统医学行动协调组织"；2014 年 6 月，欧盟委员会发布了《CASY M 路线图》；欧盟正在实施百万级标准队列建设

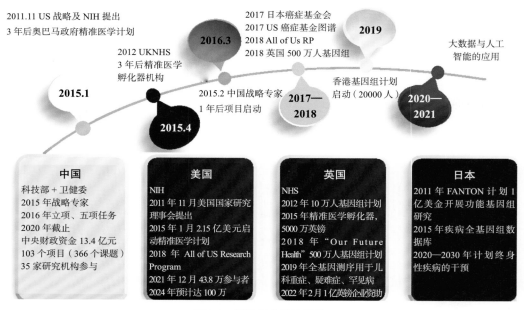

图 2-2　精准医学发展历程

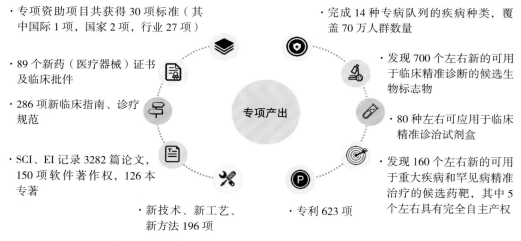

图 2-3　中国精准医学专项产出情况（截止 2020 年 12 月）

一、中国精准医学发展历程

2015 年，经国家科技计划战略咨询与综合评审特邀委员会、部际联席会议审议，"精准医学研究"列为我国科技部 2016 年优先启动的重点专项之一，并于 2016 年启动实施，专项实施周期为 2016—2020 年。国家卫生健康委医药卫生科技发展研究中心承担项目的管理工作。2016—2018 年，共 103 个项目（366 个课题）得到立项，项目承担单位涉及 35 个科研院所、高校或企业，项目 / 课题单位分布于 27 个省、自治区、直辖市。图 2-3 归纳了实施周期内的产出情况。

专项聚焦了五大任务（图 2-4），其产出为我国精准医学的长足稳健发展提供了理论、技术和产业支撑。基本实现了我国精准医学的整体布局，夯实了中国精准医学研究的整体框架。初步实现了根据"患者个体"在基因型、表型、环境和生活方式等各方面的特异性，制订个性化精准预防、精准诊断和精准治疗方案。

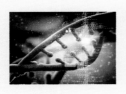

1. 新一代临床用生命组学技术的研发
- 生命组学数据质量控制体系与标准的研发
- 新一代基因组测序技术、临床用测序设备及配套试剂的研发
- 定量蛋白质组鉴定分析技术、临床级质谱议和配套试剂的研发
- 应用于临床样本检测的超灵敏、高覆盖代谢组定量分析技术研发
- 面向未来精准医学应用的其他组学技术研发

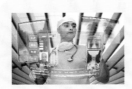

2. 大型健康队列和专病队列
- 百万级自然人群国家大型健康队列研究
- 中国人群参比数据库建设与系统分析
- 重大疾病专病队列研究
- 罕见病的临床队列研究

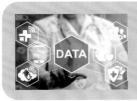

3. 精准医学大数据的资源整合、存储、利用与共享平台建设
- 精准医学大数据标准化体系与共享平台建设
- 精准医学大数据的有效挖掘与关键信息技术研发
- 重大疾病临床样本生命组学数据库
- 精准医学知识库构建

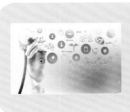

4. 疾病防诊治方案的精准化研究
- 基于组学特征谱的疾病分子分型研究
- 基于医学分子影像技术的疾病精准诊疗方案研究
- 药物个性化应用评价与临床应用研究
- 罕见病精准诊疗技术研究
- 疾病诊疗规范及应用方案的精准化研究
- 精准医疗临床决策支持系统研发
- 个体化治疗靶标发现与新技术研发

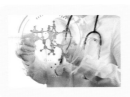

5. 精准医疗集成应用示范体系建设
- 精准医疗研究的技术体系、网络体系及临床应用场景
- 精准医疗示范体系建设与推广

图 2-4　中国精准医学专项聚焦五大任务

二、国外精准医学发展历程

1. 美国

2015年1月提出"精准医学计划"后，美国政府投入2.15亿美元用于精准医学的科学研究和创新发展。同年，美国国立卫生研究院院长弗朗西斯·科林斯（Francis Collins）在《新英格兰医学杂志》对精准医学的内涵和目的进行了详细的阐述，引发了学界对精准医学的高度关注（图2-5）。2017年，美国重大科研项目"癌症基因组图谱"（The Cancer Genome Atlas，TCGA）计划正式宣告完成，这一项目汇聚了来自16个国家的科学家，绘制了10 000个肿瘤基因图谱，发现1 000万个癌症相关突变。

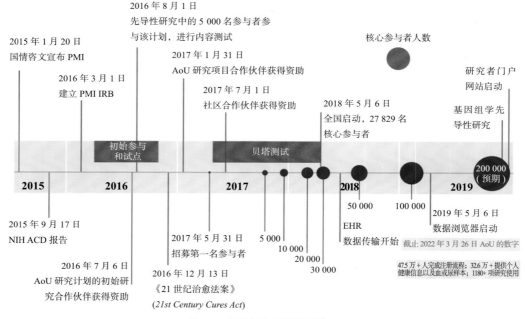

图 2-5　美国精准医学发展情况

Ccllins F S，Varmus H. A new initiative on precision medicine. N Engl J Med, 2015,372(9):793-795: NEJM 医学前沿翻译，源墨健康研究院更新于2022年3月30日

2018年美国开展了"All of Us"计划。作为一项前瞻性队列研究，计划对100万美国人口进行个体基因测序，采集基线数据和生物样本，构建生物医药和行为研究平台。截至2022年3月26日，项目已纳入47.5万余名参与者，收集了32.6万余份生物样本，有1 180多项研究项目使用该计划数据。

2. 英国

英国也是较早提出精准医学计划的国家。2012年，英国政府提出"十万人基因组计划"（100 000 Genomes Project），对英国国家医疗服务体系（National Health

Service，NHS）记录的十万名患者进行完整的基因测序，并根据基因组学和临床数据制订个性化的治疗方案。2015 年 4 月英国政府成立了精准医学孵化器机构，致力于构建国家精准医学网络，收集和分析海量临床数据，开展临床试验并进行验证，拨款5 000 万英镑用于精准检测和个体化用药的发展。2018 年英国政府宣布未来 5 年内开展 500 万人基因组计划的"Our Future Health"项目，并表示自 2019 年起，全基因组测序将被运用于儿科重症、成人疑难病和罕见病的治疗。同时鼓励政企合作，2022年 1 月"Our Future Health"项目宣布已获得了来自多个行业合作伙伴的 1 亿英镑资助，包括 Alnylam、Amgen、阿斯利康、葛兰素史克（GSK）、因美纳（Illumina)、杨森（Janssen Research & Development) 以及强生、默沙东（MSD）、Regeneron 遗传学中心、罗氏（Roche）和赛默飞（Thermo Fisher Scientific）。

3. 欧盟及成员国

欧盟委员会（European Commission）为了在医学领域推进系统生物学，成立了一个"系统医学行动协调组织"（Coordinating Action Systems Medicine Consortium，CASyM），涉及欧洲 9 个国家的研究组织、基金会和企业。2014 年 6 月，欧盟委员会发布了《CASyM 路线图》，包括了未来 2.5 年和 10 年的系统医学（systems medicine）的研究规划。该报告指出，"系统医学就是将系统生物学的方法策略应用到医学概念、研究和实践之中"，系统医学将在下一个 10 年围绕着以患者为中心的概念进行医疗研究和实践，这些活动的开展需要有效整合多学科技术，包括数学、计算机科学、数据分析、生物学以及临床医学、伦理和社会实践等。系统医学能够综合评价和分析患者的个体化数据，从而为"4P"（预测性、预防性、个性化和参与性）医学奠定基础。

2016 年，法国政府投资 6.7 亿欧元启动基因组和个体化医疗项目，并将其命名为"法国基因组医疗 2025"（France Genomic Medicine 2025）。该项目以提高国家医疗诊断和疾病预防能力为整体目标，预计在全国范围内建立 12 个基因测序平台、2个国家数据中心。在未来 10 年，法国政府希望达到 3 个目标：将法国打造成世界基因组医疗领先国家；将基因组医疗整合至患者常规检测流程；建立起一个国家基因组医疗产业，推动国家创新和经济增长。

4. 日本

2017 年，日本癌症研究基金会（Japanese Foundation for Cancer Research）宣布将与 FRONTEO Healthcare 展开合作，运用领先的基因组分析技术，研发癌症精准医学系统，开发出治疗癌症的多种精准医学药物，并结合遗传学测试，为每一名癌症患者带来最佳治疗方案。

5. 韩国

韩国政府的基因组计划开展也相对较早。历经 3 年的前期研究，2014 年 2 月 19 日，韩国政府宣布正式启动后基因组计划，以推动新型基因组技术的发展和商业化。该计划旨在绘制标准人类基因组图谱、发展本国的人类基因组分析技术、依托基因组的疾病诊断和治疗技术等。韩国保健福祉部、农村发展局以及其他 4 个政府部门在 8 年内向该计划投资约 5.42 亿美元。

6. 澳大利亚

2016 年 5 月澳大利亚政府宣布了零儿童癌症计划（Zero Childhood Cancer Initiative），利用基因组技术为目前无法治愈的儿童癌症提供个体化治疗策略。澳大利亚联邦政府投资 2 000 万澳元（约 1 亿人民币），在澳大利亚儿童癌症研究所和悉尼儿童医院开展该计划。此外，澳大利亚联邦政府与 Garvan 医学研究所以及其他研究机构（如澳大利亚最大的电讯公司 Telstra）商讨，拟订了澳大利亚版本基因组计划。

第三节 本课题的研究方法

为了帮助报告使用者更好地了解精准医学研究与产业发展现状，本课题研究方法分为重大疾病精准防诊治原创研究分享、重点领域原创研究和介绍、前沿科技分析、产业发展分析、原创研究案例和文献检索六大类。

一、重大疾病精准防诊治原创研究分享

本课题选取了八种重大疾病的精准防诊治作为 2021—2022 年研究的内容，由 8 位专业领域的顶级专家领衔，与其团队共同完成：

- 肝细胞癌精准防诊治研究部分由中国科学院院士、复旦大学附属中山医院樊嘉教授及团队完成。
- 肺癌精准防诊治研究部分由中国科学院院士、中国医学科学院肿瘤医院赫捷教授及团队完成。
- 乳腺癌精准防诊治研究部分由中国科学院院士、中山大学附属孙逸仙纪念医院宋尔卫教授及团队完成。
- 心血管疾病精准防诊治研究部分由浙江大学医学院附属第二医院王建安教授及团队完成。
- 脑血管病精准防诊治研究部分由首都医科大学附属天坛医院王拥军教授及团队，以及合作伙伴复旦大学附属华山医院和南京大学医学院附属鼓楼医院共同完成。

• 阿尔茨海默病精准防诊治研究部分由中国卫生经济学会、清华大学医院管理研究院饶克勤教授及中华医学会神经病学分会主任委员、首都医科大学附属天坛医院王拥军教授及上海医疗质量研究中心和源墨健康研究院团队共同完成，研究将进一步推进中国脑健康行动的启动。

• 儿童先天性心脏病精准防诊治研究部分由复旦大学附属儿科医院黄国英教授及团队完成。

• 传染性疾病精准防诊治研究部分由复旦大学附属华山医院张文宏教授及团队完成。

二、重点领域原创研究和介绍

本研究选取了与精准医学发展相关的转化医学、人群队列研究和健康大数据三大重点领域展开研究：

• 转化医学由中国工程院院士、国家转化医学中心（上海）陈赛娟教授及团队完成。

• 人群队列研究由中国医学科学院北京协和医院代敏教授及团队，以及中国医学科学院肿瘤医院、北京大学肿瘤医院、浙江大学医学院附属第二医院、天津医科大学肿瘤医院合作团队共同完成。

• 健康医疗大数据由清华大学医院管理研究院张宗久教授及团队完成，英国皇家工程院院士、香港浸会大学郭毅可教授提供指导。

三、前沿科技分析

前沿科技分析由上海医学创新发展基金会王波博士及英国皇家工程院院士、上海交通大学医疗机器人研究院杨广中教授以及源墨健康研究院团队共同完成。

四、产业发展分析

产业发展分析由源墨健康研究院张勇研究员以及团队、上海医学创新发展基金会、上海医疗质量研究中心、合作伙伴安永-帕特侬咨询公司共同完成；多家企业提供信息支持企业发展研究。

五、原创研究案例

本研究的原创案例选取了复旦大学附属华山医院郁金泰教授及团队的阿尔茨海默病精准防诊治华山方案。

六、文献检索

本研究的文献检索工作由清华大学医院管理研究院张宗久教授及团队完成。

本课题研究的成果以主报告和专题报告的形式呈现（图2-6）。基于专题报告的研究，主报告由饶克勤、张宗久和王波及团队共同完成。

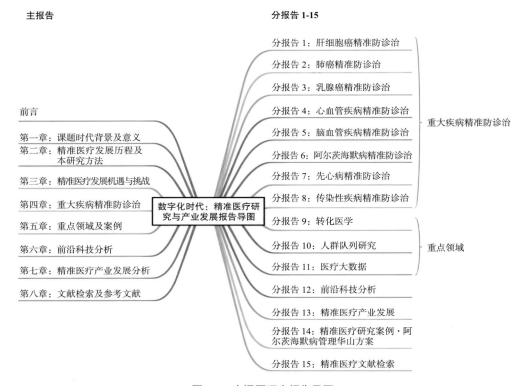

图 2-6　本课题研究报告导图

除了传统的分析方法，本研究基于 Gartner 创新档案数据库绘制而成技术发展曲线，提供了对不同领域和主题的技术和创新以及它们在技术曲线生命周期中所处位置的洞察，适合对创新进行排序和过滤。

图 2-7 中 2021 年 Gartner 技术和创新的中横坐标为技术和创新的时间轴，分为萌芽期、过热期、低谷期、复苏期和成熟期；纵坐标为市场的期望值；同时每项技术和创新从该条目在曲线周期中达到可以产业化所需的时间，也就是该技术和创新距离渗透到市场被采用的时间长短，技术曲线上的位置与其发展阶段有关，如果技术和创新在稳定期之前就已过时，这些技术和创新在进入主流市场应用之前就会在市场上失败，通常是因为这些技术被替代解决方案淘汰。

本课题的研究也存在一定的局限性，主要挑战有：精准医学包含的内容比较广泛，研究无法包含所有疾病领域和前沿科技；涉及的技术领域比较前沿，研究分析无法更新每一项技术；参与的医疗机构和企业比较多，对于市场的定义及规模有着不同理解，本研究产业发展更多聚焦在趋势分析。

Hype Cycle 描述创新出现时的一种常见模式：

一项创新 / 技术通常会经历一段萌芽期、过热期、底谷期、复苏期到成熟期，最终理解创新在市场或领域中的相关性和作用

给使用者的启示：

· 在合适的时点选择合适的技术；

· 避免过早采用新技术；过晚采用新技术；过早放弃新技术；以及拖延太久采用新技术

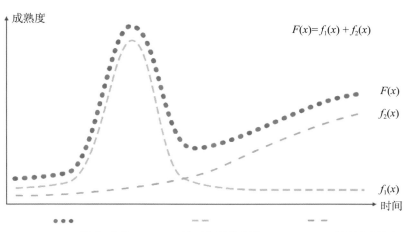

HYPE CYCLE 的成型原理

$F(x)=f_1(x)+f_2(x)$

$F(x)$：Gartner 技术成熟度曲线　　$f_1(x)$：钟型期望值曲线　　$f_2(x)$：S 型创新成熟度曲线

图 2-7　本课题研究分析中应用 Gartner 的技术曲线

参考文献

［1］Collins FS, Varmus H. A New Initiative on Precision Medicine［J］.The New England Journal of Medicine, 2015, 372(9).

［2］Darzi A, Nicholson J, Mirnezami R.Preparing for Precision Medicine［J］. The New England Journal of Medicine, 2012, 366(6).

［3］Fenn J, Raskina M. 精准创新：如何在合适的时间选择合适的创新［M］. 中欧国际工商学院专家组，译审．北京：中国财富出版社，2014.

［4］http://www.most.gov.cn/.

［5］Lethimonnier F, Levy Y. Genomic medicine France 2025［J］. Ann Oncol, 2018, 29(4): 783-784.

［6］Moving Toward Precision Pedicine［J］. Lancet, 2011, 378(9804):1678.

［7］NIH.All of Us Research Program［DB/OL］. https://www.joinallofus.org/.

［8］Peplow M. The 100,000 Genomes Project［J］. BMJ, 2016，353: i1757.

［9］Philip D, Keith G, Nick J, etc. Create Your Own Hype Cycle With Gartner Hype Cycle Builder 2021［DB/OL］.（2021-09-08）https://www.gartner.com/en/documents/4005574.

［10］Sachin Dev, Mike Jones Hype Cycle for Healthcare Providers, 2021.

［11］Science News Staff. What's in Trump's 2018 budget request for science［DB/OL］.(23 May 2017). http://www.sciencemag.org/news/2017/05/what-s-trump-s-2018-budget-request-science.

［12］吴思竹，钱庆，杨林．中国、美国、英国精准医学计划比较研究［J］. 中国医院管理，2017，

37(9): 4.

［13］新华社. 新闻背景：精准医学政策的"铿锵进行时"［DB/OL］.(2016-08-10)［2021-09-10］. http://www.xinhuanet.com/politics/2016-08/10/c_1119367735.htm.

［14］杨玉洁，毛阿燕，都恩环，等. 中美两国精准医疗推进概况［J］. 精准医学杂志，2020, 35(1): 87-89, 94.

［15］佚名. 奥巴马最后国情咨文指派拜登主导癌症"登月计划"［EB/OL］.(2016-01-16).http://www.gbimonthly.com/2016/03/1868/.

第三章　精准医学未来发展机遇和挑战

　　精准医学未来的发展有着非常广阔的前景，顺应基因推动的精准化浪潮、人工智能（AI）推动的数字化浪潮以及全健康过程管理的药械疗融合化浪潮，精准医学将会融入精准预防、精准诊断、精准治疗、精准用药和精准健康管理全链条的服务中，助力健康中国行动目标的实现。基于英联邦国家高校《生命科学和法律杂志》2016年5月发表的论文"Precision Medicine：Drawing in a Regulatory Soup"，中欧国际工商学院朱晓明教授与上海医学创新发展基金会王波博士结合精准医学的发展开发了精准医学发展生态3D模型（图3-1），归纳总结了精准医学生态中的参与者及相互关联：在政策、科技、投资与监管的环境中个体及生物信息大数据，与研究机构、医疗机构、企业级以及消费级的诊断与诊疗机构、制药企业，以及生物科技创新企业形成了精准医学发展的生态环境。

　　在该模型的基础上，本课题归纳总结精准医学未来发展机遇和挑战。

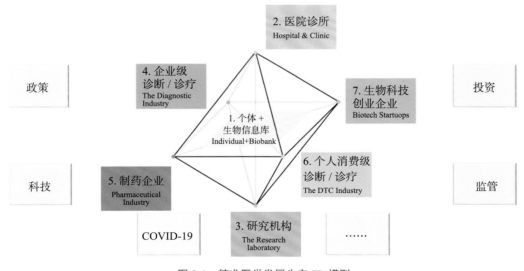

图 3-1　精准医学发展生态 3D 模型

2016.11.精准医学／精准医疗产业发展研究报告，作者：朱晓明、王波

第一节　未来发展及中国机遇

以治病为中心转变为以人民健康为中心是健康中国战略的核心思想，精准医学发展生态关系 3D 模型中参与者的未来机遇可以总结为图 3-2。基于这些原因，研究分析精准医学对行业有变革性影响力，如第二章第一节的技术曲线所示，精准医学的发展将很快推向技术曲线的顶峰。

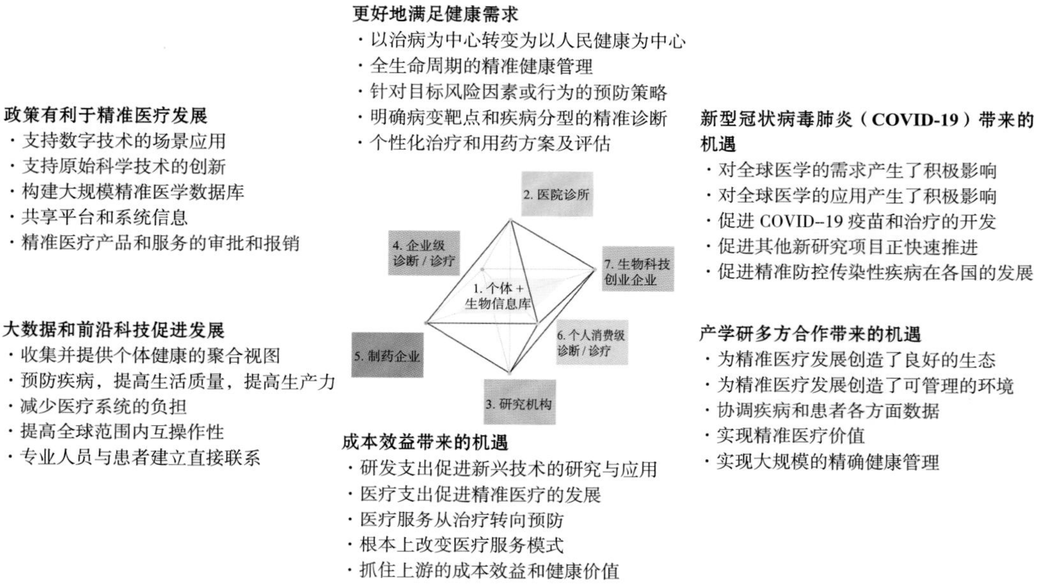
更好地满足健康需求
· 以治病为中心转变为以人民健康为中心
· 全生命周期的精准健康管理
· 针对目标风险因素或行为的预防策略
· 明确病变靶点和疾病分型的精准诊断
· 个性化治疗和用药方案及评估
政策有利于精准医疗发展
· 支持数字技术的场景应用
· 支持原始科学技术的创新
· 构建大规模精准医学数据库
· 共享平台和系统信息
· 精准医疗产品和服务的审批和报销
新型冠状病毒肺炎（COVID-19）带来的机遇
· 对全球医学的需求产生了积极影响
· 对全球医学的应用产生了积极影响
· 促进 COVID-19 疫苗和治疗的开发
· 促进其他新研究项目正快速推进
· 促进精准防控传染性疾病在各国的发展
2. 医院诊所
4. 企业级诊断 / 诊疗
7. 生物科技创业企业
1. 个体 + 生物信息库
6. 个人消费级诊断 / 诊疗
5. 制药企业
3. 研究机构
大数据和前沿科技促进发展
· 收集并提供个体健康的聚合视图
· 预防疾病，提高生活质量，提高生产力
· 减少医疗系统的负担
· 提高全球范围内互操作性
· 专业人员与患者建立直接联系
产学研多方合作带来的机遇
· 为精准医疗发展创造了良好的生态
· 为精准医疗发展创造了可管理的环境
· 协调疾病和患者各方面数据
· 实现精准医疗价值
· 实现大规模的精确健康管理
成本效益带来的机遇
· 研发支出促进新兴技术的研究与应用
· 医疗支出促进精准医疗的发展
· 医疗服务从治疗转向预防
· 根本上改变医疗服务模式
· 抓住上游的成本效益和健康价值

图 3-2　精准医学未来发展机遇

一、更好地满足健康需求

在个体生命中，从精准健康管理、精准疾病预防、精准疾病诊断到精准治疗及用药方面，精准医学将会迎来发展机遇：

- 在健康管理方面，基于对目标个人或群体的生活环境和习惯、社会人口学特征、可穿戴设备健康监测等数据的分析，可制订和实施以患者需求为导向的、贯穿患者整个生命周期的全流程精准健康管理。
- 在疾病预防方面，通过挖掘健康医疗大数据，可识别特定个体或人群的健康风险因子，进而针对目标风险因素或行为采取干预措施，有助于制订、评价和完善疾病的预防策略。
- 在疾病诊断方面，采用机器学习技术，通过分析患者的健康医疗数据，明确病变靶点和疾病分型，结合临床医生和专家解读，辅助疾病精准诊断。

- 在疾病治疗方面，根据病变靶点识别和疾病诊断结果，结合基于健康医疗大数据筛选出的患者易感体质因素，制订个体化治疗方案，并对治疗效果进行评价与反馈，提高医疗服务质量。

- 在个体化用药方面，通过对患者基因、代谢、蛋白、微生物、影像等组学数据的挖掘，可明确药物作用人体的特异性敏感靶点，以最小的用药剂量，达到最大的用药效果。

精准医学在肿瘤、心血管、糖尿病、遗传病、传染性疾病、生殖健康以及健康人群中的临床应用方面已有成功案例，随着大众自身健康意识的提升，社会各界对精准医学的关注度越来越高，精准医学的理念将会逐渐被接受，精准医学在个体健康管理中将会起到越来越重要的作用。

二、政策有利于精准医学发展

我国人口基数庞大，样本量大，病例种类丰富，人口老龄化日趋严重，癌症患病率增加，精准有效地利用资源满足人民群众对于健康的期望是国家健康相关政策制定的原则，也是精准医学发展生态中各主体的动力。在数字经济和科技创新的时代背景下，未来政策将大力支持数字技术的场景应用和原始科学技术的创新，这些都有利于前沿科技的创新和临床应用，大规模精准医学数据库的构建，平台和系统信息的共享，以及精准医学产品和服务的审批和报销。

三、大数据和前沿科技促进发展

精准医学发展生态 3D 模型中前沿科技发展无处不在，人类基因组测序技术的革新、生物医学技术的进步、大数据分析工具的出现和更新迭代、平台和系统的建设，已将个体健康管理推进到精准医学时代。

随着机器学习（ML）和人工智能能力的进步，精准医学可以收集并提供个体健康的聚合视图，包括所有相关的临床和人口统计数据点。精准医学与人工智能的进步带来的好处包括预防疾病，从而提高生活质量和生产力，减少医疗系统的负担。数字技术的进步带来全球范围内有关互操作性的提高，医疗机构可以对多个数据集进行集成、分析和操作。这将有助于与医生、护理人员、基因咨询师以及其他专业人员和患者建立直接联系。

四、成本效益带来的机遇

一方面研发支出增加促进新兴技术的研究与应用，另一方面医疗支出的增加将推动精准医学的发展，同时精准医学的进步有望通过监测个人健康、识别风险、实施健康和预防干预措施，将医疗服务从治疗转向预防，从根本上改变医疗服务模式，在个体患病之前，抓住上游的成本效益和更好的健康价值。

五、产学研多方合作带来的机遇

健康医疗领域的产学研融合是未来的趋势，为精准医学发展创造了良好的生态和可管理的环境，整合基础科学研究成果、基因组和表型数据，以及疾病和患者的其他数据，从而实现精准医学价值和大规模的精确健康管理。

六、精准医学发展中的中国机遇

基于前面的分析，本课题认为中国在精准医学发展中有自身优势和多项机遇，主要体现在：

- 国家经济水平的不断提高以及可支配收入的增加，人口红利以及民众对健康及个体化医疗的需求。
- 国家健康战略的长远规划和投入。
- 基础研究的发展、技术的创新、投资的活跃度以及产业转化能力的提高促进精准医学发展。
- 精准医学生态中管理效率的提升以及监管流程的完善。

因此该项研究建议抓住这些发展机遇，尽快落实相关举措。

第二节　COVID-19 与精准医学未来发展

COVID-19 是一种由新发现的冠状病毒引起的传染病，其流行和发展影响了全球的经济发展。大多数感染新冠病毒的患者有轻中度呼吸系统疾病，无须任何特殊治疗即可康复。然而，老年人以及有心血管疾病、糖尿病、慢性呼吸道疾病和癌症等基础疾病的人更容易患上严重疾病。COVID-19 的出现对全球医学的需求和应用产生了积极影响，多项针对 COVID-19 疫苗以及治疗的开发和新的研究项目正在进行，如何精准防控传染性疾病是各国公共卫生当前考虑的首要任务。

一、精准疫苗研发

随着对 COVID-19 疫苗开发的广泛研究和新研究项目的启动，该流行病对精准医学的需求和应用产生了积极影响，加快了患者对个性化护理的需求，通过研究人体遗传学可以促进从患者出发准确、高效地选择疫苗。同时患有基础疾病（如高血压和糖尿病）的患者年龄越大，患重病和死亡的风险越高。在庞大的患者群体和有限的资源中，这些和其他特定的患者特征可以有效地归纳出高度需要接种疫苗的患者亚群。即使疫情影响减弱，对精准医学产品和服务的需求预计也将进一步增加，当前已有超过23种疫苗获准在全球范围内使用，还有数百种疫苗正在研发和试验中。

二、精准药物及分析工具在 COVID-19 治疗中的应用

精准医学工具有助于理解和治疗 COVID-19，从而产生有助于疫情管理的有效策略。病毒和人类基因组测序技术已被广泛用于临床治疗 COVID-19 患者。例如，2020 年 6 月，计算生物学初创公司 PrecisionLife 发现了 68 个基因，这些基因可以导致 SARS-COV-2 病毒感染者出现一些严重症状，并发现可以通过药物治疗来改善其中一些基因的影响。2020 年 7 月，Tonix Pharmaceuticals 宣布与哥伦比亚大学开展研究合作，为 COVID-19 疫苗和疗法开发精确医学技术。这项技术的目的是通过精确医学开发适合个人的疫苗，并引入新的单克隆抗体疗法。此外，2020 年 9 月，英国卫生部下属的英国基因组学部门在一个价值 3 853 万美元的研究项目中对 35 000 名 COVID-19 患者的 DNA 进行了测序，以分析人体内的基因是否影响对该病毒的易感性。基因组学和分析学也正在全球范围内用于开发 SARS-COV-2 疫苗，以治疗 COVID-19 患者。精准医学通过为正确的患者选择正确的治疗方法，加快了理解和治疗 COVID-19 的进程。

三、COVID-19 带来精准医学产业发展新机遇

随着对个体化医疗需求的不断增长，COVID-19 已经影响到在精准医学市场运营的主要公司，除了疫苗与精准药物的使用，大流行促进了精准诊断产品和服务提供商公司的发展，其中收入的增长主要是由于对 COVID-19 检测的持续需求和医疗利用的快速恢复。此外，COVID-19 促进监测方案等精准医学工具的新发展和研究项目，以支持 COVID-19 检测和治疗程序，其中健康码的使用正是因为 COVID-19 大流行催生的管理工具等。

四、我国探索 COVID-19 精准防诊治新思路

中国正在积极开展新冠药物或疫苗的研发。截至 2022 年 3 月 31 日，在 COVID-19 的预防方面，中国的研发主要集中在疫苗上，目前国内已获批上市 7 款新冠疫苗，其中有 5 款灭活疫苗、1 款腺病毒疫苗、1 款重组蛋白疫苗。此外，还有多款在研疫苗（包括 mRNA 疫苗等）。在轻中症患者的治疗方面，中国目前共有 2 款药物获批上市，其中 1 款是进口的小分子口服药，1 款是中和抗体。国产的新冠口服

药大多还在临床试验阶段，预计在 2023 年可能会发布大量的关键临床试验数据。在重症患者的治疗方面，国产药物大多还在临床试验阶段。其中，研发进展居前的有开拓性的药物普克鲁胺和阿兹夫定，已完成临床 3 期试验，目前已公布了关键的临床试验数据。同时新型冠状病毒肺炎流行期间，中医药发挥了重要的作用，相关专家积极探索了中西医结合的精准治疗方案。

第三节　未来发展面临的挑战

精准医学是多主体、多学科、跨行业的系统工程，依赖于生态主体间的协调配合、紧密衔接、有机交叉融合以及不同学科实施统一标准规范。影响精准医学研究与产业发展的多项技术需要多学科融合交叉，这一领域的市场参与者众多，主要的挑战是新技术研发应用中管理问题、隐私问题、与基因组研究有关的伦理问题。同时医疗基础设施和精准医学人才的缺乏是未来精准医学发展的瓶颈（图 3-3）。

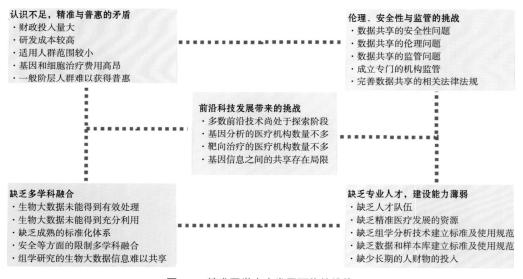

图 3-3　精准医学未来发展面临的挑战

一、认识不足，精准与普惠的矛盾

- 精准医学发展所需的财政投入量大。
- 创新研发成本较高。
- 受技术的限制目前适用人群范围较小。
- 基因和细胞治疗费用高昂。

- 一般阶层人群难以获得普惠。

二、前沿科技发展带来的挑战

- 多数前沿技术尚处于探索阶段。
- 能提供高质量基因分析的医疗机构数量不多。
- 能提供靶向治疗的医疗机构数量有限。
- 基因信息之间的共享存在局限。

三、缺乏多学科融合

- 生物大数据未能得到有效处理。
- 生物大数据未能变成真正的资产得到充分利用。
- 缺乏成熟的标准化体系。
- 隐私保护和安全等方面的限制不利于多学科融合，亟待需求可以平衡的解决方案。
- 现有组学研究的生物大数据信息难以共享。

四、缺乏专业人才，建设能力薄弱

- 精准医学需要跨领域人才，目前缺乏人才队伍。
- 缺乏培养精准医学发展的资源。
- 缺乏组学分析技术建立标准及使用规范。
- 缺乏数据和样本库建立标准及使用规范。
- 缺少长期的人财物等资源的投入。

五、伦理、安全性与监管的挑战

- 数据共享的安全性问题。
- 数据共享的伦理问题。
- 数据共享的监管问题。
- 成立专门的机构监管。
- 完善数据共享的相关法律法规。

基于这些挑战，如第二章第一节的技术曲线所示，在过去几年中对精准医学的期望值在上升，并接近技术曲线的顶峰，但精准医学仍然只为 1% ～ 5% 的潜在采用者接受，达到主流应用的时间预测还需 5 ～ 10 年时间。

第四节　课题建议

作为一种新型的疾病预防和诊疗模式，精准医学已经成为我国的国家战略之一，世界多国也非常重视精准医学发展，它是医学顺应时代发展和科技创新的重要发展方向。本课题研究建议如下（图 3-4）：

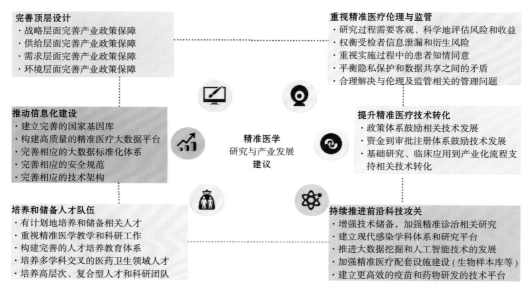

完善顶层设计
·战略层面完善产业政策保障
·供给层面完善产业政策保障
·需求层面完善产业政策保障
·环境层面完善产业政策保障

重视精准医疗伦理与监管
·研究过程需要客观、科学地评估风险和收益
·权衡受检者信息泄漏和衍生风险
·重视实施过程中的患者知情同意
·平衡隐私保护和数据共享之间的矛盾
·合理解决与伦理及监管相关的管理问题

推动信息化建设
·建立完善的国家基因库
·构建高质量的精准医疗大数据平台
·完善相应的大数据标准化体系
·完善相应的安全规范
·完善相应的技术架构

提升精准医疗技术转化
·政策体系鼓励相关技术发展
·资金到审批注册体系鼓励技术发展
·基础研究、临床应用到产业化流程支持相关技术转化

精准医学
研究与产业发展
建议

培养和储备人才队伍
·有计划地培养和储备相关人才
·重视精准医学教学和科研工作
·构建完善的人才培养教育体系
·培养多学科交叉的医药卫生领域人才
·培养高层次、复合型人才和科研团队

持续推进前沿科技攻关
·增强技术储备，加强精准诊治相关研究
·建立现代感染学科体系和研究平台
·推进大数据挖掘和人工智能技术的发展
·加强精准医疗配套设施建设（生物样本库等）
·建立更高效的疫苗和药物研发的技术平台

图 3-4　本课题关于精准医学发展建议

一、完善顶层设计

从战略、供给、需求、环境层面完善精准医学发展的政策保障，进一步推动精准医学建设步伐，最终实现精准医学及其产业化的快速发展。

二、推动信息化建设

随着各国基因库的建立以及精准医学发展的进一步深入，产生了大量人群研究的生物学数据。我国急需构建高质量的精准医学大数据平台，同时完善相应的大数据标准化体系、共享政策、安全规范和技术架构。

三、培养和储备人才队伍

充分认识到人才培养和储备人才队伍的重要性，有计划地培养和储备精准医学相关人才；重视精准医学教学和科研工作，培养医学、工学、理学、管理学等多学科交叉的新型医药卫生领域的精准服务人才，着力培养高层次、复合型人才和科研团队。

四、持续推进前沿科技攻关

增强技术储备，包括进一步加强精准防诊治相关研究，建立更高效研发的技术平台，推进靶向药物与宿主导向治疗，推进医疗器械核心技术研究，建立整合疾病控制、新诊断技术与药物研发的立体化的现代学科体系和研究平台；推进大数据挖掘和人工智能技术发展，完善基于大数据的监测与预警系统，推进创新技术的应用并赋能基层；加强配套设施建设，打造具有国际先进水平、开放共享的实验平台、菌毒种库、生物样本库、转化医学平台、基因检测与生物信息平台、疫苗临床试验中心，促进多学科合作。

五、提升创新技术转化和产业发展

从政策、资金到审批注册体系鼓励相关技术发展；从基础研究、临床应用到产业流程支持相关技术转化。

六、重视精准医学伦理与监管

精准医学的研究过程需要客观、科学地评估参与者的风险和收益，权衡受检者因基因测序面临的生物学信息泄漏和衍生风险。重视精准医学实施过程中的患者知情同意，平衡隐私保护和数据共享之间的矛盾，合理解决与伦理及监管相关的管理问题。

伴随精准医学发展很多疾病能够做到早筛查、早监测、早诊断、早治疗。传染性疾病得到有效控制；微创手术减轻了外科手术的痛苦；通过药物和有效治疗手段进行慢性疾病管理，保证了患者的生存质量。未来精准医学通过革新现有医学模式、精准防控和个体化治疗、以医疗智能化为主导的精准健康管理，将被广泛应用于疾病的精准预防、诊断、治疗和护理，有效节约医疗资源，实现普惠医疗，并将带来巨大的社会和经济效益。

参考文献

［1］Gillman MW, Hammond RA. Precision Treatment and Precision Prevention Integrating "Below and Above the Skin"［J］.JAMA Pediatrics,2016,170(1).

［2］Jameson JL, Dan LL. Precision Medicine - Personalized, Problematic, and Promising［J］. The New England journal of medicine, 2015, 372(23).

［3］Kohane IS. Ten Things We Have to Do to Achieve Precision Medicine［J］. Science, 2015, 349(6243): 37-38.

［4］Nicol D, Bubela T, Chalmers D, etc. Precision Medicine: Drawing in a Regulatory Soup［J］. The Journal of Law and the Bioscience, 2016(5): 1-23.

［5］Payne TH, Sarah C, Cullen TA, et al. Report of the AMIA EHR-2020 Task Force on the Status and Future Direction of EHRs［J］. Journal of the American Medical Informatics Association: JAMIA, 2015, 22(5).

［6］Sachin Dev, Mike Jones Hype Cycle for Healthcare Providers, 2021.

［7］Vihinen Mauno. No More Hidden Solutions in Bioinformatics［J］. Nature, 2015, 521(7552): 261.

［8］Xue Y, Wilcox WR.Changing ParADigm of Cancer Therapy: Precision Medicine by Next-Generation sequencing［J］. 癌症生物学与医学 (英文版), 2016, 13(1): 12-18. DOI:10.28092/j.issn.2095-3941.2016.0003.

［9］孙小康 , 吴思竹 , 修晓蕾 , 等 . 国外科学数据管理与共享政策及对我国精准医学数据管理的启示［J］. 医学信息学杂志 , 2018, v.59(4):6-13. DOI:10.3969/j.issn.1673-6036.2018.04.011.

［10］肖春芳 . 人类基因组计划 : 解读基因的奥秘［J］. 信息周刊 , 2018(2): 3.

［11］杨玉洁 , 毛阿燕 , 乔琛 , 等 . 精准医疗的概念内涵及其服务应用[J]. 中国医院管理 , 2020(1): 5-8.

［12］张宗久 . COVID-19 日报系列 . 清华大学医院管理研究院（2021-2022）.

［13］朱晓明 , 王波 . 精准医学 / 精准医疗产业发展研究报告［M］. 2016: 64-65.

第四章　重大疾病精准防诊治

第一节　概　述

世界卫生组织的统计表明，全球因慢性疾病死亡的人数占总体死亡人数的 63%。在我国，慢性疾病死亡人数占比超过了 80%。目前，我国确诊的慢性疾病患病人数超过 2.6 亿人次，其中恶性肿瘤、心血管疾病、脑血管疾病、糖尿病、阿尔茨海默病等慢性疾病已经成为我国基础医学、临床医学和预防医学研究的重点。

精准医学基于个体基因、分子、细胞、行为等差异获取生物信息学数据进行精准分析，提供精准健康管理、疾病预防诊断和个体化治疗服务，在针对慢性疾病的病因学和临床特征，国际和国内的研究和应用日益活跃。与此同时，立足于 DNA 水平的高通量测序技术在疾病预测和传染病检测方面提供了全新方法，尤其是进入 21 世纪以来针对新发传染病和近年暴发的 COVID-19，通过基因组信息，构建病原菌分离株之间的分子流行病学关系，重构传播链，更好地进行疫情溯源，明确病原体的传播方式。

本章以肝细胞癌、肺癌、乳腺癌、心血管疾病、脑血管病、阿尔茨海默病、儿童先天性心脏病和传染性疾病八大疾病精准防诊治的原创研究为例，系统阐述和分享重大疾病精准防诊治进展及产业发展经验。

第二节　肝细胞癌精准防诊治及产业发展研究

肝细胞癌（以下简称肝癌）是常见的恶性肿瘤之一，指原发于肝细胞的恶性肿瘤。全世界新发肝癌病例约半数来自我国。2020 年中国肝癌发病率位于所有癌症第五位，死亡人数位于第二位。肝癌具有异质性强、易转移复发、预后差等特点，而我国肝癌疾病负担重，在疾病背景和临床诊治中更具中国特色。未来数十年内肝癌仍将是严重威胁我国人民生命健康的重大疾病，其早诊早治、抗转移复发、精准施治是提高患者总体生存率的关键。

肝癌给患者、家庭和社会带来了巨大负担，早期发现、早期诊断是一项急需满足的临床需求，也是减轻肿瘤负担的必经之路，堪称肝癌精准医学的圣杯。如今肝癌的个体化诊疗和创新研究方面取得了诸多突破：液体活检技术、精准外科手术、新型分子靶向药物、肿瘤免疫治疗等综合诊治手段不断涌现，为肝癌精准治疗带来了新的曙光；而第二代测序技术、多组学平行分析、单细胞测序技术的快速发展，也使我们对肝癌的高度异质性和复杂的肿瘤微环境等生物学特征有了更加深入的了解，这些进展正不断地被转化应用于肝癌领域的临床实践，丰富了诊疗策略。

近年来，免疫检查点抑制剂治疗、以 CAR-T 为代表的过继性细胞免疫治疗等在肝癌治疗领域取得的突破备受关注，技术演进正加速以干细胞和免疫细胞为主的细胞治疗手段在全球范围内渗透。同时，肝癌的靶向药物和免疫检查点抑制剂的快速发展开辟了肝癌治疗新局面，单药及联合治疗的相继获批也为晚期肝癌患者带来了更多新选择。我国肝癌精准医学产业正在朝着早筛、辅助诊断、辅助临床决策、辅助新药开发等多元化的路线飞速发展，如何积极助力落实国家"健康中国 2030"战略，提高肝癌患者五年生存率，是我国肝癌领域学者们一直辛苦耕耘的事业。

复旦大学附属中山医院樊嘉院士及团队阐述了近年来肝细胞癌从基础研究、创新技术应用、肝细胞癌治疗方法，到肝细胞癌精准防治等精准医学的各个方面的重要进展及产业转化，为肝癌诊治发展的策略制定提供了重要的参考（图 4-1）。

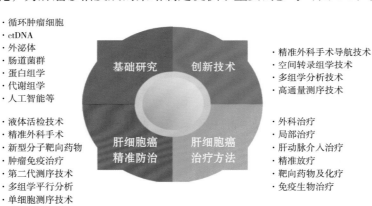

图 4-1　肝癌精准防诊治及产业发展

一、精准医学时代肝癌早期诊断的发展

1. 早期诊断基础研究发展

早期和晚期肝癌在预后方面存在的巨大差异对于肝癌的早期诊断提出了一个重大挑战。肝癌是发病率最高的原发性肝癌，其发病率达原发性肝癌的 75% ～ 85%。是一种多因素引起的疾病，其可能病因包括慢性乙型肝炎病毒（HBV）或丙型肝炎病毒感染、食用黄曲霉毒素污染的食物、酒精摄入、肥胖、吸烟和 2 型糖尿病等。目

前临床研究指出肝癌的发生是以肝炎为主要因素，免疫机制、环境因素和遗传共同影响的结果。由于肝癌的病因复杂且个体差异较大，目前对肝癌早期诊断的能力还不够理想。大多数患者被诊断时已经发展为晚期肝癌，预后较差，五年生存率不足15.0%。因此，早期诊断是提高肝癌患者生存率的必要条件。

根据蛋白质组、基因表达和基因组突变谱的差异，肝癌整体上可以分为三类亚型，即代谢驱动型（metabolism subgroup，S-Mb）、微环境失调型（microenvironment dysregulated subgroup，S-Me）和增殖驱动型（proliferation subgroup，S-Pf）。这三类蛋白亚型与基因组稳定性与基因突变、TNM 分期、肿瘤大小、癌栓有无、甲胎蛋白（AFP）及等临床特征都存在显著相关（图 4-2）。每个肝癌亚型所表现出不同的遗传和表型特征，很大程度上决定了患者的预后和对治疗的反应，对肝癌不同亚型的解析将对肝癌的个体化治疗起到重要的指导作用。

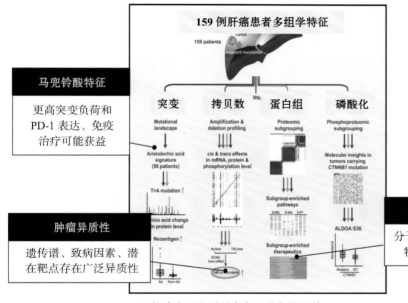

图 4-2　多组学 / 跨组学揭示中国人群肝癌多维特征

目前在临床实践中以 AFP 作为肝癌的特征性检验指标，AFP 一直是应用最广泛的肝癌生物标志物，但其对于早期肝癌诊断的敏感性和特异性并不理想。AFP 具有高假阴性率（40%），对检测疾病早期缺乏敏感性（49% ~ 61% 检出）。因此，研究人员也提出了其他的替代生物标志物，如异常凝血酶原（DCP）和高尔基糖蛋白

73（GP73）等来辅助 AFP 诊断肝癌（表 4-1）。

表 4-1   常用的肝癌诊断标志物

中文名	英文名	缩写
甲胎蛋白	α-Fetoprotein	AFP
甲胎蛋白异质体	Lens culinaris agglutinin-reactive AFP	AFP-L3(%)
异常凝血酶原	Des-γ-carboxyprothrombin	DCP/PIVKA-Ⅱ
高尔基体糖蛋白	Golgi glycoprotein 73	GP73
磷脂酰肌醇蛋白聚糖 3	Glypican 3	GPC3
骨桥蛋白	Osteopontin	OPN
Dickkopf-1 相关分泌型糖蛋白	Dickkopf-1	DKK-1

与此同时，多种新型生物技术的发展和应用促进了肝癌诊断水平的不断提升。最近研究人员尝试用于肝癌早期诊断的新兴技术包括二代测序、人工智能辅助影像学分析、基因组学、表观基因组学、转录组学、蛋白质组学、代谢组学、微生物组学等，其中一些高通量技术极大地促进了肝癌诊断生物标志物的发现和筛选。目前不少研究报道了肝癌新型诊断生物标志物模型，部分对早期肝癌具有良好的诊断性能，以下就从不同类型标志物的角度来分析肝癌早期诊断的基础研究新发现。

2. 肝细胞癌诊断学发展

自 20 世纪 60 年代以来，随着 AFP 检测的应用和影像学技术的发展，我国肝癌的早诊早治体系得到了逐步建立和完善。在广大医务工作者和研究人员的不断努力下，肝癌的研究不断深入，但总体治疗效果仍无非常显著的改观，靶向治疗等方法对于肝癌的疗效暂不如肺癌等显著，因此早期发现和诊断、及时切除病灶始终是改善肝癌患者生存的关键途径。早诊早治是提升肝癌患者预后的重要手段，而精确诊断又是精准治疗的前提。随着传统血清学标志物的不断拓展、影像学技术的进步以及近年来研究人员对液体活检和 AI 等技术的进一步探索，肝癌的早期诊断开始步入新的篇章。

（1）传统血清学标志物：① AFP 是诊断肝癌最经典的血清标志物之一，主要组成成分有 AFP-L1、AFP-L2 和 AFP-L3，其中，AFP-L3 阳性结果更能体现出肝癌患者的病情恶化程度；②DCP 又称维生素 K 缺乏或拮抗剂Ⅱ诱导的蛋白质（PIVKA-Ⅱ），多项研究均表明，联合 DCP 和 AFP 检测可提高肝癌诊断的敏感性；③磷脂酰肌醇蛋白聚糖 3（GPC3），随着靶向 GPC3 分子成像技术的发展，其有望为肝癌治疗前的定位与分期、诊断提供更好的方式；④高尔基体糖蛋白 73；⑤骨桥蛋白 OPN；⑥分泌型糖蛋白（DKK1）。联合检测 DKK-1 和 AFP 对肝癌进行筛查，可将肝癌的诊断率提高至 88%。

（2）液体活检标志物：①循环肿瘤细胞（CTC）是肿瘤转移复发的具体实施者，

其检测具有取样无创、可动态监测及高敏感性等优势，是液体活检领域中最具潜力的新兴标志物之一，然而 CTC 稀有和异质性强的特性为其检测分析带了巨大的挑战。在肝癌方面，中山医院团队将联合阴性富集和 qRT-PCR 的 CTC 检测技术用于肝癌的早期诊断和术后转移复发预测。②循环肿瘤 DNA（ctDNA）作为肿瘤释放至外周血的 DNA 片段，因携带肿瘤来源的基因组变异特征，具有高度特异性。利用 ctDNA 碎片化程度更高、端粒长度改变等特征对肝癌早期诊断具有一定价值。另外，ctDNA 与肿瘤的生物学特征高度相关，因此在预测肝癌术后 MRD 并早期预警术后复发方面具有重要研究价值。

（3）肝癌影像学诊断：与传统检查方式相比，影像组学在协助肝癌的诊断、鉴别诊断等方面有较明显的优势与潜力。影像组学能对肿瘤进行整体、无创、全面的评估，具有非侵入性、可重复性高及安全性强的优点。影像组学包括：常见的超声检查、X 线计算机断层成像（CT）和磁共振成像（MRI）和正电子发射计算机断层成像（PET/CT）等影像学检查手段各有特点，应该强调综合应用、优势互补、全面评估。人工智能影像组学从不同类型的影像学图像中提取高通量的成像数据，建立预测模型，从而以非侵入的方式指导临床治疗和改善疾病预后。目前 AI 技术被应用于肝癌领域的案例尚不多，有很大的发展空间和潜力。

3. 诊断创新技术与产业化

随着生物技术的进步，肝癌的精准诊断迎来了爆发式的增长。除了传统的体外诊断方法，如超声诊断、磁共振成像、CT 成像等，还发展出了包括 AI 医学成像、生化诊断、免疫诊断、分子诊断、微生物诊断等相关产业。基于精准医学的肝癌筛查流程可划分为群体肝癌预测、个体基层筛查和个体 AI 影像定位，精准定位高风险人群，筛查基因突变位点和可视化肿瘤。

精准诊断的核心是分子诊断，分子诊断可用于帮助临床进行多种疾病的预警、筛查、早诊、指导治疗、疗效监测、预后判断等。肝癌的精准诊断产业目前可分为早期精准筛查产业及肿瘤精准分析产业两大类。早期诊断是影响患者长期生存的关键因素，可以显著降低患者的医疗负担。而肿瘤分析则可以利用基因组、蛋白质组等组学技术和多种医学前沿技术，对于大样本肝癌人群数据，进行生物标志物的分析与鉴定、验证与应用，从而精确寻找到肝癌的发病机制和治疗的靶点，并对一种肝癌进程的不同状态和过程进行精确分类，最终实现肝癌患者的个性化精准治疗，减少医疗浪费，把握治疗时机，使患者获得最大受益。

目前，仅在中美两国，基于血液检测的肝癌早筛潜在市场规模即可超百亿美元［10% 渗透率，检测频率 2 次 /（人·年）］。此外，2020 年 9 月，美国 FDA 授予泛生子公司肝癌早筛液体活检产品肝癌 screen™ "突破性医疗器械"（Breakthrough

Device Designation）认定，这在整个诊断行业尚属首例，获批后可被医保覆盖达成大规模临床应用。在开发全新生物标志物方面，复旦大学附属中山医院周俭教授与团队在患者血浆中筛选出 7 个 miRNA，组合成早期肝癌诊断分子标志物，并成功开发了相关 miRNA 检测试剂盒。目前该检测试剂盒已经经过国家药品监督管理局批准上市，可在患者中使用。

我国人工智能辅助病毒性肝炎相关肝癌诊疗管理相关产业主要有三方面发展：①专科智能化临床辅助决策支持系统（CDSS），包括基于知识图谱的智能语音导诊、肝结节的影像识别系统和黄疸智能诊断系统和联合用药风险预测；② 5G 技术促进智慧医疗，例如通过手术直播开展远程操控交互式医疗（如远程超声波、内窥镜、手术）等；③大数据及智慧医疗，自主研发的达芬奇机器人等先进外科智能设备、覆盖千万人口的肝炎防治示范区和信息云平台、智能工作平台开展病毒性肝炎流行病学大数据及智能化防控研究等。

在细胞治疗领域，中国是全球范围内仅次于美国的第二大市场。此外，肝癌的核医学药物研发也处于加速发展阶段。近日，中国首例特许准入钇 [^{90}Y] 树脂微球临床治疗肝癌手术已由董家鸿院士团队在海南博鳌乐城成功实施。

二、肝癌精准防治体系的建立和进展

1.肝癌精准防治：预防、诊断、治疗（图 4-3）

肝癌预防的重点在于识别和消除促进慢性肝病发生发展的危险因素，包括乙型肝炎病毒（HBV）感染、丙型肝炎病毒（HCV）感染、酒精摄入、非酒精性脂肪性肝病（NAFLD）/代谢相关性脂肪性肝病（MAFLD）、自身免疫性肝病及遗传代谢性肝病、伴发 2 型糖尿病（T2DM）及黄曲霉毒素暴露等。肝癌的预防和早筛可以根据肝癌血清标志物水平、影像学检查综合评估与监测肝癌发生及分期，必要时行肝脏活体组织穿刺检查确定结节性质、分化程度、基因表达情况等。

肝癌早期诊断是影响肝癌患者长期生存关键因素。肝癌经典血清学诊断标志物 AFP 已在临床应用多年，但其灵敏度和特异性均不尽人意，对 AFP 阴性肝癌诊断价值有限。新型标志物如 AFP-L3、DCP/PIVKA-Ⅱ、GP73、OPN 等也可作为 AFP 诊断肝癌的有效补充。近年来，循环 miRNA、ctDNA、CTC 等液体活检新技术纷纷涌现，临床应用潜力巨大。

肝癌的治疗方面，手术治疗在术式、适应证方面正由传统经验外科向现代精准外科转变。基于我国肝癌患者的相对独特性，我们提出了更符合国情和临床实践的中国肝癌分期系统（CNLC）。

近年来，腹腔镜手术和外科机器人手术因其创伤小、恢复快等优点，在肝脏外科

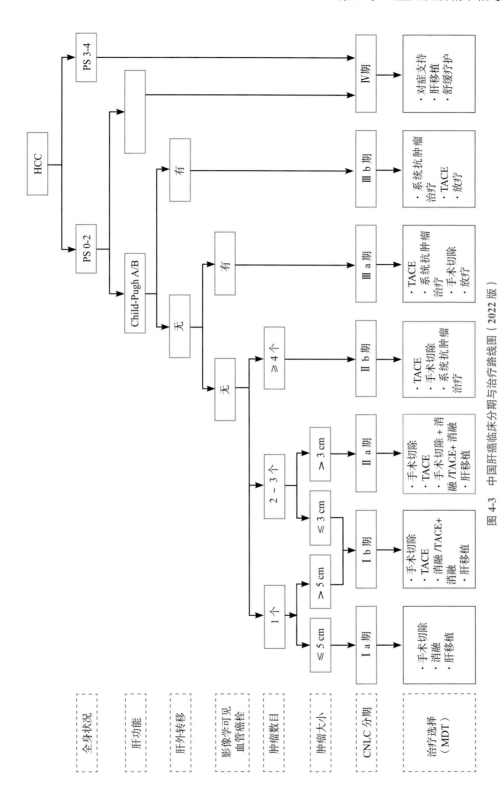

图 4-3　中国肝癌临床分期与治疗路线图（2022 版）

领域得到迅猛发展。三维重建技术、腹腔镜下超声、荧光腹腔镜等新技术的开展使得腹腔镜肝切除更为精准和安全。未来，通过荧光导航融合三维数字化增强现实显示系统，借助人工智能算法加持，对术中肿瘤定位的误差更小，使用更加方便。

大多数晚期肝癌患者不适合手术切除治疗，药物治疗仍是不可或缺的手段之一，主要包括索拉非尼、瑞戈非尼、仑伐替尼、卡博替尼、雷莫芦单抗、纳武利尤单抗和帕博利珠单抗等为代表的一系列靶向及免疫治疗药物。

此外，CTC 是肿瘤转移复发的"种子"细胞，笔者团队在国际上首次从肝癌患者外周血中鉴定出具有干细胞样特性的 CTC，并证明了其为肝癌根治性切除术后的早期复发独立预后因素。

2. 产业化发展及趋势

在液体活检领域，传统的体外诊断巨头公司如 Illumina、Roche、IBM、Bio-Techne 和 Thermo Fisher 以及一些以液体活检为核心业务的初创公司均形成了具有自主知识产权的肿瘤液体活检产品线和检测服务平台。我国的液体活检自主知识产权的核心技术研发和产业化能力相对薄弱，但近年来发展迅猛。

在药物研发和临床治疗的领域，已有多家国内药企的 PD-1 单抗药物获得了肝癌免疫治疗的适应证审批，联合靶向药物可为晚期肝癌患者带来希望。多纳非尼是我国学者自主设计的一款国产肝癌靶向治疗新药物，在 2021 年获批上市并被正式列入国家医保目录，标志着我国肝癌药物研发进入世界前列水平。

三、肝癌精准系统治疗及进展

1. 肝癌转移复发相关的手术因素

迄今为止，手术切除与肝移植仍是肝癌患者唯一的根治性手段，术后患者五年生存率可以达到 50% ～ 70%，但数据表明，接受外科手术治疗的肝癌患者五年内肿瘤转移复发率可达到 50%。目前，与转移复发密切相关的手术因素主要集中于手术方式与肿瘤切缘两个方面。学者认为解剖性肝切除术可以为肝癌患者带来较大的生存获益，并可以降低肝癌术后复发率，但必须在术前考虑患者术后肝功能的损伤及肝脏功能的保存。关于肿瘤切缘的研究表明，在患者肝功能允许的情况下，较宽的肿瘤切缘可以显著提高肝癌患者的预后并降低肝癌患者的术后复发率。

2. 肝癌转移复发相关的病理因素

目前，与肝癌转移复发相关的病理因素已成为肝癌临床研究的热点与重点。研究发现肿瘤数目、是否有血管浸润及合并癌栓、有无包膜、肝硬化程度及肿瘤大小和肝癌的临床分型等病理因素与肝癌的转移复发密切相关。

3. 肝癌转移复发相关的分子标志物

随着分子生物学的蓬勃发展，目前对于分子标志物的探索主要集中于血清分子标志物和组织分子标志物。

（1）血清分子标志物具有易于检测且费用低廉等优点。这其中，应用在肝癌诊断的分子标志物包括 AFP、CTC、GPC3 和 II 型 GP73，后三者有待大样本及多中心实验进一步确认。

（2）组织分子标志物的研究可以为我们直接提供肿瘤相关的生物信息，肝癌相关蛋白已被广泛探索用于预测肝癌术后预后。复旦大学肝癌研究所的研究表明，CXCL5 单独或与肿瘤内中性粒细胞结合分析，是肝癌患者总体生存和无瘤生存的独立预后指标。癌症干细胞（CSCs）在肿瘤发生进展中起到了关键作用。

4. 基因组学在肝癌转移复发研究中的应用

研究表明，肝癌的基因突变包括有体细胞突变、拷贝数改变、结构改变、HBV整合等过程。然而，在众多的基因突变中，只有很小一部分的基因突变是驱动突变，从而导致肝癌的发生。随着二代测序技术的发展与广泛应用，一些深度测序研究为我们描绘了详细的肝癌基因突变图谱。

5. 肝癌的治疗方法及系统治疗进展

（1）治疗方法与预后预测：原发性肝癌的标准治疗指南近些年有了很大的发展，其中最为突出的变化包括：肝癌切除标准的指征扩大，局部治疗的效果改善，新型靶向治疗药物的出现，内部和外部放射治疗新技术以及肝脏移植技术的发展。由于原发性肝癌的肿瘤异质性及不同患者之间的个体异质性，如何为原发性肝癌患者提供个体化的治疗选择是目前的最大挑战。

（2）根治性治疗手段：肝肿瘤切除和肝移植是肝癌的主要治疗性手段。在没有肝硬化的情况下，肝切除术可能被认为是原发性肝癌患者的主要治疗方式之一。关于原发性肝癌患者肝移植相关的突出问题和争议包括：器官的合理分配、符合米兰标准的患者应该如何在肝肿瘤切除和肝移植之间做出个体化的选择和超出米兰标准的肝移植治疗探索等。

（3）非根治性治疗手段：非根治性的全身治疗手段主要是指化疗及靶向治疗，原发性肝癌的局部治疗手段主要包括消融治疗和栓塞治疗两种。伴有远处转移的晚期肝癌患者，不适合肝肿瘤切除、肝移植或局部治疗，可以选用全身治疗方法来延缓肿瘤的进展。然而，肝癌对于多数化疗药物不敏感，药物进一步加重肝脏代谢负担和肝癌的异质性对于治疗提出了巨大的挑战。晚期肝癌患者的一线治疗方法是索拉菲尼（Sorafenib），二线治疗方法是瑞戈非尼（Regorafenib）。免疫治疗方面，针对PD-1、PD-L1 的单克隆抗体在原发性肝癌中的疗效，目前也在临床试验的探究之中，

Durvalumab 和 Nivolumab 在Ⅰ、Ⅱ期临床试验中均取得了喜人的结果。

（4）外科治疗：肝癌的根治性切除术是目前治疗原发性肝癌最有效的方法之一。肝切除术包括根治性切除和姑息性切除；近来世界各肝移植中心的研究结果都一致地肯定了肝移植治疗"早期"肝癌的良好疗效。关于如何定义"早期"肝癌，国内对"米兰标准"进行扩展，扩大了肝癌肝移植的适应证范围，可能使更多的肝癌患者因肝移植手术受益。

（5）局部治疗：①B 超引导下经皮无水乙醇注射治疗（PEI），已被广泛应用于治疗肿瘤直径 <3cm 因严重肝硬化不能切除肝癌的治疗。②射频消融治疗（RFA），这是肿瘤局部透热治疗的一种，以影像引导或直接将电极针导入肿瘤组织，通过射频在电极针周围产生极性分子震荡导致发热，使局部细胞坏死。③微波固化治疗，原理是微波的交变电场的作用使肿瘤组织在短时间内产生大量热量，局部温度骤然升到 55℃ 以上，从而引起肿瘤组织的凝固性坏死而周围组织无坏死。④冷冻疗法，这是一种安全可行的局部治疗方法。一般认为，快速冷冻、缓慢复融以及反复冻融，能使冷冻区产生最大程度的凝固性坏死。

（6）肝动脉介入治疗：介入治疗原发性肝癌是除了手术切除以外效果较好的治疗手段之一。介入治疗兼有肿瘤诊断和治疗的作用。治疗则包括 TAI、TAE 及经皮穿刺瘤内治疗。

（7）精准放疗放射治疗：该技术已经取得巨大进步，在我国的原发性肝癌诊治指南中得到推荐。其进展主要包括：三维适形放疗（3D-CRT）、调强放疗（IMRT）、立体定向放疗（SABR）、粒子治疗（charged particle therapy）和图像引导放疗（IGRT）。这些手段从根源上都是为了达到一个目的：用更安全的方式给予肝内肿瘤更高的放疗剂量。

（8）靶向药物及化疗：现有证据表明，对于没有禁忌证的晚期 HCC 患者，系统治疗优于支持对症治疗；可以减轻肿瘤负荷，改善肿瘤相关症状和提高生活质量，还可延长生存时间和有其他获益。系统治疗包括分子靶向治疗和全身化疗。

（9）免疫生物治疗：目前在肝癌中开展的免疫生物治疗包括细胞因子诱导的杀伤细胞（CIK）治疗、PD-1 抑制剂治疗、CAR-T 治疗、系统治疗中的联合疗法和抗血管生成治疗联合免疫治疗。细胞免疫功能低下可导致免疫细胞对肝癌细胞的识别及吞噬能力减弱，使肝癌细胞发生免疫逃逸从而增殖、侵袭和远处转移。

6. 肝癌系统治疗的创新技术和产业化

在精准医学的理念和技术的支撑下，肝癌的精准治疗包括了术前对肝癌患者肝功能和手术方式的精准评估，术中精细化、个体化操作，术后结合转移复发风险、参照分子分型数据，辅以分子靶向治疗、介入、细胞免疫治疗等干预方式是实现肝癌精准治疗的关键。国家卫生健康委制订的 2022 版原发性肝癌诊治指南提出了多学科综合治疗模式的建议（见第二章），针对不同的患者或者同一患者的不同阶段实施个体化治疗。目前该方案尚需临床的验证及强有力循证医学的支持。

近几年，继索拉非尼之后，仑伐替尼、瑞戈非尼、卡博替尼、抗 EGFR 抑制剂、以免疫检查点抑制剂为核心的组合疗法层出不穷，并不断促进肝癌药物治疗的进步。但是，由于肝癌的高度异质性，上述药物的整体疗效仍然有限，目前，依然缺乏预测疗效的分子靶标。未来肝癌的治疗将进一步整合肝癌患者的个体特征性的基因组信息和临床病理学特征，深入、个体化解读肝癌，为患者提供量身定做的个体化综合治疗，真正实现肝癌治疗的精准化。

第三节　肺癌精准防诊治及产业发展研究

肺癌是当今社会严重威胁人民生命健康的重大疾病。我国国家癌症中心发布的全国最新癌症报告显示肺癌相关死亡人数高居我国第一位，每年发病人数约为 78.7 万人，分别占男女性恶性肿瘤中的第一和第二位。随着肿瘤学、免疫学以及分子生物学等相关学科的发展进步，肺癌的诊断和治疗也取得了诸多突破性进展，精准诊疗的理念和实践广为普及，成为改善肺癌患者生存，减轻疾病负担的关键抓手。

中国医学科学院肿瘤医院赫捷院士及团队系统梳理了近 5 年有关肺癌的流行病学、疾病负担、卫生经济学以及治疗现状，从肺癌的基础研究、临床实践、创新技术转化的角度阐述了精准医学理念、技术和产品在肺癌的预防、诊断、治疗上的应用进展。本文阐释肺癌基础研究的重要进展和突破，包括了肺癌发生发展的细胞免疫分子机制与原理研究，肺癌的代谢重编程机制和生物标志物研究，以及肺癌的多组学研究进展。介绍了具有重要诊断价值的肺癌相关分子标志物，以及肺癌的早期诊断、分期、分子分型和治疗等方面的研究和转化进展。在治疗方面，着重详细介绍了肺癌的精准免疫治疗进展，对比了免疫检查点抑制剂等精准肿瘤免疫治疗与传统肿瘤治疗间的异同，另外，本文阐述了不同驱动基因指导下肺癌的精准分子靶向治疗策略。

最后，赫捷院士及团队客观分析了肺癌的精准预防早期筛查、精准诊断以及精准治疗在临床转化方面的前景，在临床技术和成本效益等方面存在的问题与挑战，提出未来应当关注的重点领域，促进肺癌创新技术与临床应用相结合的产业化发展，改善肺癌患者的生存率。

一、国内外肺癌发病情况的基本特征

肺癌是全球癌症死亡的主要原因之一，也是影响人类健康的主要疾病之一。据世

界卫生组织 / 国际癌症研究机构的统计报告（GLOBOCAN 2020）结果，2020 年全球肺癌新发病例数为 2 206 771 例，世界人口标化发病率为 22.4/10 万，位居全球癌症发病谱第 3 位。2020 年全球 1 796 144 例病例因肺癌死亡，标化死亡率为 18.0/10 万，列居全球死亡谱第 1 位。全球肺癌生存率分析比较结果显示，2010—2014 年间全球肺癌五年生存率普遍在 10% ~ 20% 之间。趋势分析结果显示，全球多数国家肺癌发病率呈现上升趋势。只有相对较少的国家，如美国和瑞士，显示出高峰、稳定或下降的迹象。有研究显示在欧洲和北美洲若干国家，妇女的发病率正在接近或与男子的发病率相等。

中国国家癌症中心全国肿瘤登记中心依据 487 个肿瘤登记处数据上报的 2016 年肺癌发病数据结果，2016 年中国肺癌的主要病理亚型是肺腺癌（55.2%），其次为肺鳞癌（28.8%）。2016—2017 年全国多中心 23 家医院临床数据库的结果显示中国肺癌患者病理类型中 58.8% 为腺癌，21.7% 为鳞癌，且女性腺癌比例远高于男性（82.9% *vs* 45.9%）。中国肺癌患者分期构成占比中，Ⅰ期占比为 17.3%，Ⅱ期占比为 15.2%，Ⅲ期占比为 23.8%，Ⅳ期占比为 43.7%，男性Ⅱ ~ Ⅳ期占比高于女性（88.4% *vs* 72.0%）。

二、肺癌基础研究领域的前沿理论

1. 肺癌的免疫监视与免疫逃逸

早在 1970 年，英国科学家 FM Burnet 就提出了"免疫监视理论"，强调个体免疫系统能够识别并消灭表达新抗原的"异己"成分或突变细胞，以保持机体内环境的稳定。现阶段主要将免疫系统对肿瘤的免疫反应分为两类，分别是固有免疫反应和适应性免疫反应。肿瘤固有免疫反应速度快，但不具备抗原特异性；适应性免疫则是一种反应速度较慢，但具有特异性抗原的免疫方式。

基于免疫监视理论，2002 年美国肿瘤生物学家希雷伯（Schreiber RD）提出了"肿瘤免疫编辑"理论，将免疫编辑分为清除阶段、均衡阶段和逃逸阶段。在免疫清除阶段，固有免疫和适应性免疫共同合作，能够在肿瘤细胞出现临床症状前识别并将之清除。此时如果清除成功，则不会发生均衡与逃逸阶段；在免疫清除阶段未被完全根除的肿瘤细胞进入了免疫均衡期，其免疫原性由适应性免疫系统编辑（如 T 细胞、IL-12、IFN-γ）。而这一平衡状态可能终身存在，也有可能在免疫压力下使肿瘤细胞获得突变的逃逸基因，最终使宿主体内肿瘤生长为实体肿瘤，出现临床症状。

2. 肺癌代谢重编程研究

肿瘤代谢是一个复杂的过程，受到内在和外在因素的动态影响，导致癌症的高代谢异质性。癌基因对癌细胞的内在影响包括信号扰动、基因突变、基因表达等。而外在因素取决于患者的肿瘤微环境和系统代谢。癌细胞有一些关键特征，例如增强的有氧糖酵解、三羧酸循环代谢酶的突变以及对脂质和谷氨酰胺代谢的依赖。此外，癌细胞会转换代谢途径以避免抗癌药物导致细胞死亡。因此，靶向代谢可塑性和柔韧性有望降低抗癌药物耐药性。总的来说，癌症代谢的异质性和灵活性给癌症治疗带来了巨大挑战。靶向癌症代谢重编程对于癌症的精准治疗和管理至关重要。

目前针对肿瘤代谢发现的肿瘤诊治靶点如图4-4所示。

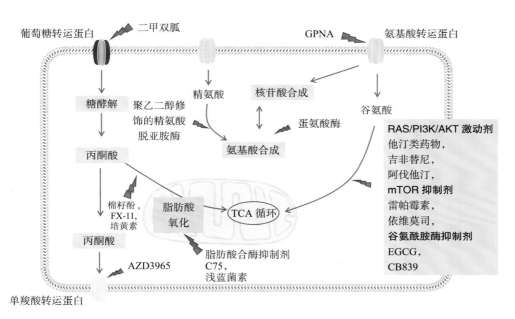

图 4-4 针对关键酶或过度活化代谢途径调节剂的代谢性抗癌药物

3.肺癌新型生物标志物

非小细胞肺癌（NSCLC）是最常见的肺癌类型，约占所有病例的85%。由于NSCLC的高转移率、复发率和耐药率，其预后仍然很差。迫切需要新的生物标志物来识别一部分生存结果较差的患者。

（1）代谢分子标志物：最近的研究表明，代谢酶，如酮己糖激酶（KHK）-A和乙酰辅酶A合成酶2（ACSS2），在癌细胞中在空间和时间上都受到调节，因此这些酶不仅在代谢活动上发生变化，而且获得非规范函数。MEOX1是一种关键的同源盒转录因子，研究表明MEOX1在肺癌组织中高表达，尤其是在NSCLC中，这可能在肺癌进展中起重要作用。此外，IDH1、PKM2、PGK1作为新兴肿瘤生物标志物正在被关注。

（2）DNA甲基化：基因甲基化在肺癌的早期诊断和早期筛查中起着非常重要的作用。2021年，Kang等研究使用了6个基因（FHIT、p16、MGMT、RASSF1A、

APC、DAPK）的甲基化水平，结合临床信息、蛋白数据（CEA、CYFRA21-1）构建了基于 SVM 的肺癌诊断分类器，该分类器 AUC 达到了 0.963，灵敏度、特异度及准确率分别为 0.900、0.971 和 0.936，表明甲基化是一个可以信赖的早期肺癌诊断指标。NY-ESO-1 基因的高甲基化被报道与未接受化疗治疗的患者预后不良有关，被认为是 3 期非小细胞肺癌的重要预后标志物。

（3）循环肿瘤细胞：有研究表明，CT 联合 CTC 可显著提高直径 <2 cm 的肺结节的良恶性区分能力，灵敏度和特异度分别达到 89.9% 和 83.9%。TBCD 可有效区分肺结节的良恶性，可作为肺结节 CT 诊断的有效辅助诊断方案。

肺癌自身抗体：研究表明肺癌患者的血清癌胚抗原（CEA）、癌抗原 125（CA125）的诊断性能通过与两种自身抗体（膜联蛋白 A1-Ab 和 α 烯醇化酶 -Ab）的组合得到显著增强。肺癌自身抗体标志物谱诊断肺癌的灵敏度为 79.5%、特异度 88%，并且诊断肺癌的敏感性在各临床分期之间无显著差异，可有效用于肺癌早诊。

4. 肺癌的多组学研究

（1）基因组学：基因组学的进展也带动了小细胞肺癌的研究进展，包括全基因组、外显子组、转录组等都对其基因特征进行了描述。总的来说，SCLC 染色体常见结构变异，但多为非整倍体变异。突变签名（mutation signature）又提示其与烟草暴露密切相关。

（2）表观遗传学：DNA 甲基化是最早发现的基因表观修饰方式，在维持染色体结构、X 染色体失活、基因印记和肿瘤发展中起着重要的作用。首个 SCLC 基因组甲基化测序研究在超过 77% 肿瘤组织中发现了 73 个甲基化区域，且异常甲基化多富集在 NEUROD1 启动子结合区，提示与细胞的恶性转化相关。

（3）蛋白质组学：SCLC 蛋白质组学研究中表达显著升高的蛋白包括生长因子受体 KIT、抗凋亡蛋白 BCL-2、促凋亡蛋白 BIM 和 Bax、EZH2 及聚腺苷二磷酸核糖聚合酶（PARP）等。SCLC 中 SLFN11 蛋白阳性与 PARP 抑制剂联合替莫唑胺组患者总生存率提高的趋势显著相关。

三、肺癌精准防诊治的创新技术和临床应用进展

1. 肺癌的精准预防

2021 年 3 月，国家癌症中心发布了中国肺癌筛查与早诊早治指南，根据现阶段循证医学证据和我国国情及临床实际，提出了适合我国肺癌高风险人群的筛查意见。该指南指出，肺癌的筛查过程包括知情同意、问卷调查、风险评估、低剂量断层 CT（low-dose computed tomography，LDCT）筛查，并对结果进行管理。

LDCT 筛查有助于早期发现肺癌，是肺癌精准预防最重要的手段，超过 80% 的

肺癌在临床Ⅰ期得到诊断。多项国外肺癌筛查干预随机对照研究指出，重复 LDCT 筛查可使肺癌死亡率降低 20% ~ 26%。赫捷院士团队研发用于 CT+LCAA（肺癌自身抗体）联合诊断高度可疑的（早期）肺癌人群（肺癌超高风险人群）的第三代肺癌自身抗体标志物检测试剂盒，结合 LDCT 筛查和第三代肺癌自身抗体标志物检测，构建了符合我国国情的肺癌人群筛查方案（图 4-5），并将通过更大规模的人群标本进行更深入的验证。

2. 肺癌的精准诊断

（1）非小细胞肺癌的诊断：EGFR 是 NSCLC 中最常见的驱动基因，30% ~ 50% 的亚裔 NSCLC 患者存在 EGFR 基因突变，EGFR 突变在老年、女性、不吸烟人群和腺癌中发生率较高，较为常见的 EGFR 突变类型是 19 外显子缺失和 21 外显子 L858R 点突变，占 EGFR 突变类型 80% ~ 90%。

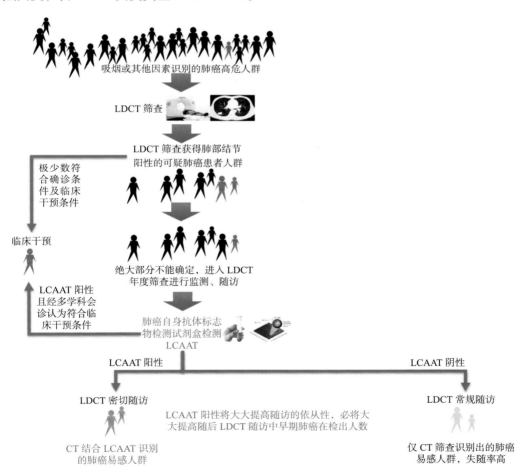

图 4-5　结合 LDCT 和肺癌自身抗体标志物检测的肺癌人群筛查方案和体系

NSCLC 患者中 ALK 基因重排的发生率 3% ~ 7%，其中最常见的重排形式是 EML4-ALK，约占所有重排事件的 80%。主要的伴随诊断为基因原位杂交（FISH），但其临床上 FISH 成本高昂。免疫组化（IHC）是一种有潜力的方法，其检测通常与 FISH 一致，目前指南已允许使用 ALK-IHC 作为 FISH 的替代品。新技术如 DNA-NGS 及 RNA-NGS 被认为能可靠地检测出活跃重排位点，对于药物敏感性选择有较高的预测价值，其临床实用价值尚待进一步探索。

ROS1 重排在 NSCLC 发生率为 1% ~ 2%，常见于年轻、不吸烟的肺腺癌患者。ROS1 IHC 存在假阳性可能，因此指南要求通过其他可参照的检验手段进行复核。

c-MET：MET ex14 是 NSCLC 中一种独立的分子亚型，在肺腺癌中的发生率为 3% ~ 4%。临床检测依赖于 FISH（基因扩增型）或 DNA-NGS（外显子 14 跳跃突变型）。

KRAS 突变是 NSCLC 常见突变类型，在肺腺癌、白种人和吸烟人群中发生率更高，为 25% ~ 30%，最常见的突变位点是 G12C（39%），其次为 G12V（21%）、G12D（17%）。主要的伴随诊断依赖 PCR 或 DNA-NGS。

（2）小细胞肺癌的诊断：TP53 和 RB1 的双等位基因功能失活几乎可以在所有 SCLC 中找到。Notch 失活突变在肿瘤中也较常见，在 SCLC 患者发生率大约为 25%。Notch 信号参与诱导细胞周期阻滞、抑制 NE 细胞表型转化，是 SCLC 中的肿瘤抑制因子和 NE 分化的主调节因子。促癌基因 MYC（MYC、MYCL、MYCN）扩增约发生在 15% 的 SCLC 患者中，作为转录激活因子驱动多种细胞周期和发育调控相关基因的表达，提示患者预后不良。约 40% 的 SCLC 患者发生了 PI3K-AKT-mTOR 通路的变异（6% PIK3CA，7% PTEN，13% AKT2/3，9% RICTOR）。PI3K-AKT-mTOR 通路在 SCLC 细胞增殖、存活、迁移和化疗抵抗过程中起重要作用。75% ~ 90% 的原发 SCLC 存在 BCL-2 蛋白的上调。BCL-2 表达受 TP53 调控，TP53 失活是 bcl-2 表达上调的主要原因。SCLC 中组蛋白乙酰转移酶 CREBBP、EP300 以及组蛋白甲基转移酶 MLL、MLL2 和 EZH2 的突变频率均为 4% ~ 10%，以上突变可能是表观遗传调控全基因组改变的主要来源。

3. 肺癌的精准治疗

根据机体肿瘤的免疫效应机制，肺癌的精准免疫治疗可分为主动性免疫、被动性免疫与免疫调控。

（1）主动性免疫治疗：主动性免疫的治疗策略主要为肿瘤疫苗。

（2）被动性免疫方式：是指通过体外给予肿瘤患者具有免疫效应的制剂，达到治疗肿瘤的目的，具体可分为抗体治疗与过继性细胞治疗。抗体治疗主要分为单克隆抗体、双功能抗体，目前主要以单克隆抗体免疫治疗为主。单抗主要由免疫细胞同杂交瘤细胞产生，继承了瘤细胞的不断分裂的能力，又有不断分泌抗体的能力，单抗具有高度特异性、纯度高等特点，被广泛应用于治疗肿瘤。过继性细胞治疗（ADoptive cell transfer therapy，ACT）通过从患者体内分离出免疫活性细胞，通过生物医学手段在体外进行激活后回输至患者体内，达到直接杀伤肿瘤细胞或提高机体对肿瘤细胞的免疫应答功能的效果。传统的过继性细胞治疗有 LAK 细胞、CIK 细胞，较先进的治疗方法有 TIL、CAR-T、TCR-T。

（3）免疫调控：通过免疫调节剂对机体的免疫功能进行调节，主要是针对免疫检查点进行作用。按照调节效应可以分为免疫正调控增强剂与免疫负调控抑制剂，分别有增强或抑制机体的免疫应答的功能。

近年来，以抗 PD-1/PD-L1 治疗为代表的免疫治疗在肺癌治疗中取得重大进展的同时，也报道出不容忽视的不良反应，称为免疫相关不良反应（immune-related ADverse event，IRAE）。不同于传统放化疗或靶向治疗的不良反应，IRAE 的发生与药物直接作用无关，而是由于 ICI 过度活化自身免疫系统造成的自身炎症性反应。赫捷院士团队近期发表于《柳叶刀肿瘤学》的一项研究中，基于 161 项抗 PD-1/PD-L1 治疗的免疫联合治疗临床试验的不良反应结果，系统性描绘了基于抗 PD-1/PD-L1 的免疫联合治疗的毒性谱。安全性问题或成为免疫治疗进一步发展的挑战，而开发不良反应预测标志物、早期识别和全程监测不良反应是下一步应该解决的问题。

4. 肺癌的精准靶向治疗

由于癌细胞大多拥有多种可用于治疗的靶点，癌症成为精准靶向治疗的先驱。肺癌领域的精准靶向治疗主要有：EGFR、ALK、ROS1、c-MET、BRAF、RET、NTRK、HER2、KRAS、NRG1、TG53 和 RB1、Notch 信号通路、NYC 家族、PI3K 信号通路、BCL-2、CREBBP。

四、肺癌创新技术与临床应用相结合的产业化发展

1. 胸部肿瘤精准诊断相关成果转化研究

标志性成果 1：完成了自主研发并转化的 IDH1 定量检测试剂盒的多中心临床试验：肿瘤医院胸外科实验室与临床、病理科、放射科成员合作，将前期自主筛选发现的 IDH1 开发出定量检测试剂盒。

标志性成果 2：建立基于纳米技术的呼出气体有机成分（VOC）检测技术平台。

标志性成果 3：建立优化微流控 - 病毒示踪 - 多标志物联合检测循环肿瘤细胞的分离、鉴定技术平台。

2. 胸部肿瘤疗效预测标志物筛选验证与耐药机制研究

标志性成果 4：优化血液 ctDNA 肿瘤突变检测技术，筛选和构建了多个预测肺癌靶向、免疫治疗疗效的生物标志物谱：利用单细胞测序的 CNVs 分析，建立了基于

单个 CTC/ctDNA 的小细胞肺癌化疗疗效预测模型，可有效预测一线 EP 化疗方案的临床疗效（PFS），鉴别敏感和难治型 SCLC。

标志性成果 5：国家重点实验室成员与临床合作研究癌细胞凋亡机制，发现 HECTD3 能抑制 caspase-9 的激活，从而促进细胞增殖和存活，为食管癌治疗提供新思路，并与 PFS 和 OS 显著相关，可以作为化疗疗效和预后的标志物。

标志性成果 6：肺癌靶向治疗靶点表达量的分子病理检测技术研究及验证。

3. 胸部肿瘤复发转移和预后标志物筛选验证与机制研究

标志性成果 7：首次通过 WES 高通量测序技术平台，发现临床肺癌患者放射治疗重要剂量限制性毒性个体差异的遗传学基础，并阐明其作用机制，建立预测模型，为个体化精准放疗提供理论和实验依据。

标志性成果 8：手术患者复发转移和预后 RNA 标志物的筛选验证与分子机制的系列研究。

第四节　乳腺癌精准医学创新与产业发展研究

乳腺癌是当前女性中位列第一的恶性肿痛，严重危害着广大妇女的身心健康，中国已成为乳腺癌发病率增幅最大的国家之一，疾病负担也越来越重。近年来，在基础研究者和临床工作者的不懈努力下，随着乳腺癌筛查、诊断、治疗新技术和新策略的不断涌现，乳腺癌的诊治水平得到迅速提升，同时根据基础理论的创新带动了新药开发和应用，使得乳腺癌早诊率不断提高，治疗效果越来越好。

乳腺癌早期诊断、疗效评估和预后判断一直是困扰乳腺癌诊治的难题，乳腺癌肿瘤标志物的研究成为研究焦点。以 miRNA、CTC、ctDNA、uPA 为代表的新的特征分子逐渐与以往的标志物分子 CA153、CA199 等联合应用，对提高早期乳腺癌诊断和预后判断有较大价值，有助于在更高风险的群体中进行癌症筛查，并推动乳腺癌诊治进入个体化时代。

乳腺的精准诊疗体现在仪器设备不断更新，随着技术进步，钼靶、CT、MRI 实现更新换代，新的技术手段使我们运用影像学手段的高敏感度、高分辨率显示组织水平、细胞水平和亚细胞水平的特定分子，反映活体状态下分子水平的动态、可视、定量变化、探查及发生过程中在尚无解剖学改变前检出细胞和分子水平的异常，为乳腺癌的早期诊断和药物疗效的评价提供新的科学依据和方法，将对未来医学发展产生重大影响。

乳腺癌精准医学创新的另外一个体现点为新型抗乳腺癌药物的大量研发。根据乳腺癌分子分型的不同，内分泌治疗药物、化疗药物、靶向治疗药物等被选择性用于乳腺癌的治疗。新靶向药物的问世，改变了晚期乳腺癌的治疗困境。随着新药物的不断涌现，晚期乳腺癌患者也将有希望像高血压、糖尿病等慢性疾病一样，通过药物来长期治疗，延长生存期。

随着乳腺癌的分子机制探索和研究技术的不断发展，在多项肿瘤转化领域，如恶性肿瘤临床诊断试剂盒研发、肿瘤药物创新研发、新型RNA药物及载药体系创新研发、肿瘤新型疫苗创新研发、免疫细胞治疗技术研发、数字孪生智能软件系统研发、生物智造技术研发以及医疗设备研发等都催生出卓有成效的前期工作和发展前景。未来乳腺癌个体、智能、精准放疗目标的实现，有赖于理工信学科、分子功能影像学、智能、大数据以及临床各学科的集成、跨界与融合。因此加强乳腺癌现有体系的梳理，提出针对性的诊治思路非常重要。这对于基础研究、临床研究和产业化发展必将起到重要推动作用。我们需要不断吸收最新科研成果为乳腺癌的精准诊治和产业化发展服务，推动我国乳腺癌的整体诊治水平（图4-6）。

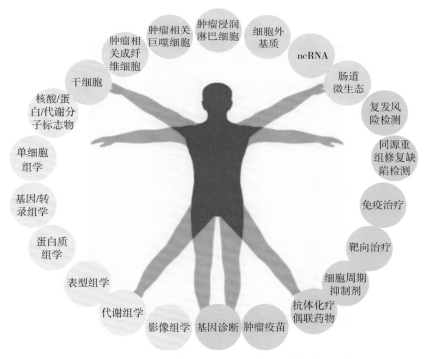

图 4-6 乳腺肿瘤的前沿机制及先进技术和精准诊疗平台

中国科学院院士宋尔卫及团队对乳腺癌流行病学及其特征、乳腺癌基础研究领域的前沿技术重大突破、乳腺癌精准防治的创新技术和临床应用进展，以及乳腺癌创新技术与临床应用相结合的产业化发展做了系统研究和阐述。

一、乳腺癌流行病学及发病特征

JAMA 其下子刊（*JAMA oncology*）报告了 2020 年全球范围内 195 个国家 / 地区、29 组癌症的发病率、死亡率、伤残调整寿命年（DALYs）等数据信息。2020 年，全球癌症新发病例约 2 450 万例（95% *CI*，2 200 万 ~ 2 740 万例），癌症死亡病例约 960 万例（95% *CI*，940 万 ~ 970 万例）。其中乳腺癌新发病例超 226 万例，占新发癌症的 11.7%，大多数为女性。乳腺癌造成 60.1 万名女性死亡，1.1 万名男性死亡。对于女性来说，乳腺癌是 2020 年癌症死亡的主要原因。乳腺癌发病显现以下特征：

①全球发病的地理分布差异十分明显，多年来，乳腺癌一直在工业化程度高的国家处于高发状态，北美、西欧、北欧地区是全世界发病率最高的地区，非洲和亚洲地区发病率最低，发达国家乳腺癌发病率是发展中国家的 4 倍；②年龄分布世界各在有差异，全球约 70% 的乳腺癌病例发生在 45 岁以上，以北美为代表的持续增长型，发病最高峰出现在 65 岁后的老年人群；以东欧为代表的平台维持型，发病最高峰往往出现在 55 ~ 65 岁；以东亚为代表的逐渐下降型，发病最高峰提前到 45 ~ 54 岁。3种类型的差异基本聚焦在女性绝经期及绝经后发病水平的变化。

二、乳腺癌基础研究领域的前沿技术重大突破

随着科学技术的进步，乳腺癌研究的逐步深入，乳腺癌的基础研究领域的前沿技术也取得了重大突破。研究主要分为 5 大方面，包括乳腺癌免疫、乳腺癌微环境、乳腺癌干细胞、乳腺癌生物标志物和乳腺癌多组学研究。

1. 乳腺癌免疫

乳腺癌不是一种单纯的基因突变造成的肿瘤，而是和整个机体免疫系统功能息息相关的功能单元。

肿瘤与免疫系统之间的相互作用是一个动态的过程，肿瘤细胞可以通过免疫逃逸机制躲过免疫监视和免疫清除从而产生增殖和侵袭。肿瘤的免疫逃逸机制包括肿瘤本身因素、肿瘤抑制性微环境转变等。乳腺癌免疫逃逸的自身因素包括自身弱免疫原性、主要组织相容性复合体（MHC）分子改变、抗原基因突变、抗原封闭与遮盖、共刺激分子表达异常、局部免疫赦免等，其也可分泌多种物质诱导微环境转变，形成有利于肿瘤发展的正反馈调节作用，从而实现免疫逃逸。

免疫治疗靶点研究。随着肿瘤免疫治疗的不断探索，越来越多的治疗靶点被挖掘（图 4-7）。除了 PD-1、CTLA-4、Tim3 抑制性靶点，新的靶点被不断发现，如抑制性分子 TIGIT（CD155）、DHX37、CD24-Siglec10。肿瘤微环境中的中性粒细胞外捕获网（NETs）中的 DNA 成分参与了肿瘤的远处转移。而肿瘤细胞膜的 CCDC25

分子可以通过识别胞外的 NET-DNA 介导肿瘤远处转移。这一研究成果为免疫治疗提供了新思路。

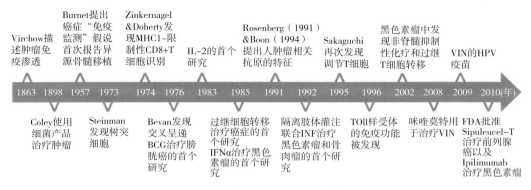

图 4-7 肿瘤免疫治疗的发展史

2. 乳腺癌微环境

Langley 等研究证实了 Paget 的"种子和土壤"假说，认为微环境可影响肿瘤细胞的增殖与存活。肿瘤微环境是指肿瘤相关成纤维细胞（CAFs）、肿瘤相关巨噬细胞（TAMs）、肿瘤浸润淋巴细胞（TILs）及细胞外基质（ECM）等在肿瘤耐药性、免疫逃脱和远处转移等肿瘤发生、发展的多个步骤中起关键性作用（表 4-2）。

表 4-2 肿瘤微环境相关细胞

名称	详情
CAFs	在乳腺 TME 中，CAFs 是最丰富的肿瘤间质细胞
TAMs	TAMs 是 TME 内最丰富的炎症细胞，按功能可分为 M1 型和 M2 型
TILs	TILs 是 TME 中调节肿瘤免疫反应的一类淋巴细胞，TILs 的浸润程度和乳腺癌的发生发展密切相关
ECM	血管内皮生长因子（vascular endothelial growth factor，VEGF）是目前已知的最关键、作用最强的血管生长刺激因子，乳腺癌的发生、侵袭及转移等生物学行为都有赖于肿瘤在缺氧状态下新生血管的生成

在肿瘤发生发展过程中，肿瘤微环境与肿瘤细胞相互作用，共同介导了肿瘤的免疫耐受，从而影响了免疫治疗的临床效果，因此肿瘤微环境也由此成为肿瘤治疗的靶标。

3. 乳腺癌干细胞

肿瘤干细胞被认为是具有肿瘤原始活性的细胞，具有自我更新的能力和无限增殖的能力，是肿瘤转移和复发的主要原因，也是导致恶性肿瘤患者死亡的主要原因。多种方法能够用于识别和分离 MaSC，其中最常用的方法便是利用 MaSC 的生物学特性，特别是其表面特征性膜分子表达差异进行流式细胞分选，这种方法的优势在于能够从新鲜分离的乳腺组织中分离 MaSC 细胞群。乳腺肿瘤干细胞的表面标志见表 4-3：

表 4-3　乳腺肿瘤干细胞表面标志物

标志物	详情
CD44	是一个跨膜糖蛋白，可与细胞外基质蛋白透明质酸相结合。在基底细胞样乳腺癌中可检测到 CD44 在基因和蛋白水平的高表达，且这类患者的临床治疗效果相对较差
CD133	是一个 5- 跨膜糖蛋白，首次是在造血干细胞中被描述。CD133 在乳腺癌形成过程中所起的作用还未被人们完全了解，其可能参与了乳腺癌的发生、细胞迁移以及血管生成
CD55	是以一种糖基的磷脂酰肌醇锚定蛋白，在肝、肺、胃肠、乳腺等正常组织器官中表达较少，而在大部分癌组织中高表达，但其表达水平即使是在同一病理类型的肿瘤组织中也不完全相同
ECM	ECM 是目前已知的最关键、作用最强的血管生长刺激因子，乳腺癌的发生、侵袭及转移等生物学行为都有赖于肿瘤在缺氧状态下新生血管的生成
乙醛脱氢酶 1（ALDH1）	是负责细胞内醛氧化的解毒酶，可以解毒细胞内氧化的醛，使氧化醛获得抵抗烷化剂的能力

多项研究提示：肿瘤组织中的一小群肿瘤细胞可能处于肿瘤干细胞状态和非肿瘤细胞状态的可逆变化过程，也就是说肿瘤细胞的肿瘤干细胞状态可能具有可塑性。已有文献报道发现肿瘤干细胞群可能自发发生样变并获得肿瘤干细胞样表面标记分子的表达，进而在免疫缺陷小鼠体内形成移梢瘤的能力也增高。

4. 乳腺癌生物标志物

乳腺癌生物标志物包络雌激素受体（ER）、孕激素受体（PR）、人表皮生长因子受体 2（HER2）、癌胚抗原（CEA）、CA153、细胞角蛋白片段（CYFRA-21）等。随着研究的深入，乳腺癌新的生物标志物不断出现（表 4-4）：

表 4-4　乳腺癌新的生物标志物

名称	详情
miRNA	miRNA 作为生物标志物区分乳腺癌患者与健康人群以及对乳腺癌进行分群。miRNA 作为生物标志物对乳腺癌侵袭转移和生存预后进行评价
CTC	是指自发或因诊疗操作由实体瘤或转移灶释放入外周血循环的肿瘤细胞，CTC 可以用于评价乳腺癌的临床疗效和预后
cfDNA	指的是以细胞外游离形式存在于血液中的 DNA，通常是以蛋白质复合体存在的 DNA 双链片段，其中肿瘤来源的循环游离 DNA 又被称为循环肿瘤 DNA。cfDNA 评估可应用于乳腺癌的早期检测
尿激酶型纤溶酶原激活剂（uPA）	uPA 是一种丝氨酸蛋白酶，由机体正常细胞或肿瘤细胞分泌，它与其受体（uPAR）、抑制剂（PAI）所形成的复合物在肿瘤侵袭转移中起着重要的作用。uPA 指导乳腺癌患者个体化治疗和预后评价

5. 乳腺癌多组学

探究生物系统中多种物质之间相互作用的方法，包括基因组学、表观基因组学、蛋白质组学、转录组学、代谢组学、肠道微生态组学等（图 4-8）。

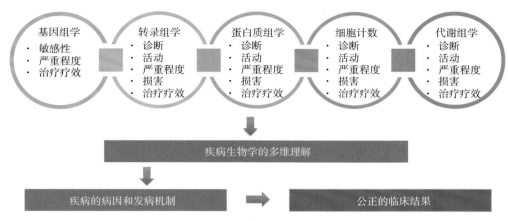

图 4-8　乳腺癌多组学研究

三、乳腺癌精准防治的创新技术和临床应用进展

乳腺癌的精准诊断包括影像学诊断、病理学诊断、驱动基因 / 生物标志物检测，精准治疗包括免疫治疗和靶向药物治疗（图 4-9）。

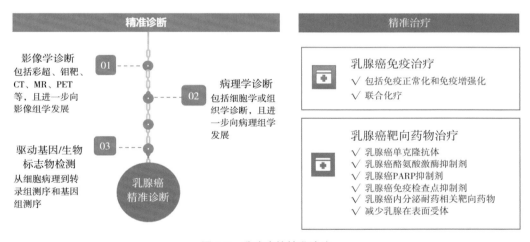

图 4-9　乳腺癌的精准诊治

1. 乳腺癌精准诊断

影像组学：影像学检查是目前乳腺癌最常用的检查手段，包括乳腺 X 线、CT、PET-CT、超声以及 MRI 等检查。分子影像学是现代分子医学与医学影像学结合而产生的新的新兴边缘学科。

miRNA 参与乳腺癌的发生发展全过程，研究发现乳腺癌干细胞 37 个 miRNA 表达异常，能够作为检测乳腺癌侵袭转移的生物标志物及潜在的治疗靶点。循环

miRNA 研究也证实三个 miRNAs（miR-17、miR-25 和 miR-133）参与乳腺癌的进展，可作为早期的潜在生物标志物用来检测乳腺癌。miR-629-3p、miR-4710 和三种临床病理因素（T 分期、淋巴血管侵犯和超声检查结果）的组合，可以作为一种新型的微创生物标志物的诊断模型，用于评估 ALN 状态，血清 miRNA 检测可能优于前哨淋巴结活检。

液基活检的生物标志物，主要包括 CTC、ctDNA 及外泌体种类型，但是其各有优缺点，可以采用互为补充、取长补短的原则，结合 CTC、ctDNA 及外泌体各自的优势应用到乳腺癌生物标志物的研究中。

2. 乳腺癌精准治疗

（1）乳腺癌免疫治疗：主要包括免疫正常化和免疫增强化（表 4-5）。

表 4-5　乳腺癌免疫治疗

方法	详情
免疫正常化	主要包括免疫靶点药物等应用。乳腺癌相关免疫靶点药物的应用中，PD-1 抑制剂（Pembrolizumab、Nivolumab）和 PD-L1 抑制剂（Atezolizumab、Avelumab、Durvalumab）等均已被批准上市
免疫增强化	主要包括肿瘤疫苗、过继性 T 细胞治疗、细胞因子治疗等。乳腺癌免疫增强化相关的免疫治疗主要包括乳腺癌疫苗和过继性 T 细胞治疗

（2）乳腺癌靶向药物治疗：包括乳腺癌单克隆抗体、乳腺癌酪氨酸激酶抑制剂、乳腺癌 PARP 抑制剂、乳腺癌免疫检查点抑制剂、乳腺癌内分泌耐药相关靶向药物等。

T-DM1 是乳腺肿瘤领域的第一个抗体偶联药物（ADC）药物，它将药物特异性转运到 HER-2 过表达的细胞内，既提高疗效又降低化疗的不良反应。但其难以透过血 - 脑脊液屏障，对于合并脑转移的乳腺癌患者急需小分子抗 HER-2 靶向药物的临床应用。Trastuzumab deruxtecan（DS8201；fam-trastuzumab deruxtecan-nxki；T-DXd；ENHERTU）是第三代靶向 HER2 的 ADC 药物，并被最新版 NCCN 指南纳入，成为 HER2 阳性转移性乳腺癌在曲妥珠单抗治疗失败后的首选用药。吡咯替尼作为中国自主研发的 TKI 药物，为 HER2 高表达肿瘤患者带来更好的肿瘤控制和生存预后。奥拉帕利将成为早期乳腺癌首个针对基因突变的精准治疗药物。

四、乳腺癌创新技术与临床应用相结合的产业化发展

近年来，医疗新技术不断涌现，在 2020 年数字化战略叠加 COVID-19 疫情的大背景下，包括人工智能、机器人、单细胞测序、CRISPR 等新技术在诊疗领域的应用已呈现商业化苗头。这些新技术对疾病的预防、预测、诊断、治疗和预后具有重要意义，将深刻影响医疗器械和诊断的发展方向。

通过理工信学科、分子功能影像学、智能、大数据以及临床各学科的集成、跨界与融合，新的产业技术不断深入临床应用，针对乳腺癌将产生新的诊治思路，乳腺癌的个性化、智能化的精准医学目标也将得以逐步实现（图 4-10）。

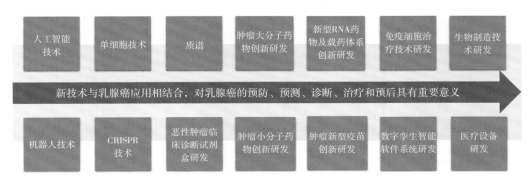

图 4-10　创新技术与临床应用相结合的产业化发展

第五节　心血管疾病精准医学诊治研究

心血管疾病已成为导致我国居民死亡的首要原因，严重影响我国国民经济发展和人民生命健康。随着人口老龄化的加剧，冠状动脉粥样硬化性心脏病（coronary atherosclerotic heart disease，简称冠心病）和心脏瓣膜病（Valvular heart disease，VHD）成为心血管疾病的主要类型。现有的重大心血管疾病治疗手段无法修复损伤组织和逆转疾病进程，因此通过对涉及心血管疾病损伤与修复的细胞、分子、代谢等调控机制的基础研究及相关前沿技术的开发，寻找心肌损伤修复的新干预手段迫在眉睫。

近 5 年来，基础研究领域的前沿技术如遗传谱系示踪技术、单细胞测序、空间转录组、代谢组学、干细胞及其衍生物与组织工程结合、心肌转分化或去分化、免疫治疗、3D 心脏打印、仿生电子血管等的重大突破，为寻找心肌损伤修复的新干预策略带来新的突破口（图 4-11）。

基于"3P"即预防（prevention）医学、预测（predictable）医学和个体化（personal）医疗，医学时代的到来，心血管疾病精准预防与诊断治疗是目前的难题和研究热点。

近年来，基于冠状动脉影像的血流储备分数分析途径、基于心脏影像的功能学分析系统的出现以及新型药物洗脱球囊的研发进一步推进了冠心病的精准防诊治。而在心脏瓣膜病的诊治领域，实时三维超声、多层螺旋 CT、心脏磁共振（cardiac magnetic resonance，CMR）、PET-CT 等精准化诊疗技术的发展以及经导管瓣膜介入治疗新技术越趋成熟为心脏瓣膜病的诊治带来了新的机遇。本报告就目前重大心血管疾病防诊治领域存在的重大挑战、基础研究领域的前沿科学技术重大突破及创新技术的产业化发展展开论述，旨在进一步推进冠心病及心脏瓣膜病等重大心血管疾病的精准防诊治发展。

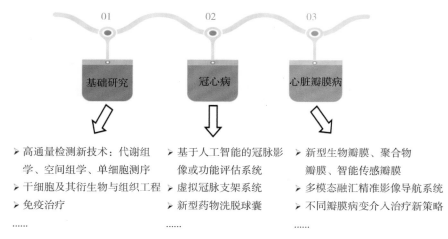

图 4-11　心血管疾病精准诊治

浙江大学医学院附属第二医院王建安教授及团队对近 5 年以来心血管疾病精准医学诊治开展了系统研究和阐述。

一、心血管疾病的流行病学及相关疾病

心血管疾病是人类健康的"第一杀手"，占我国居民所有死亡原因的 43.81%，其对人民生命健康的威胁在我国也日益凸显。目前，我国共有心血管疾病患者 3.3 亿人，平均每 10 秒就有 1 人死于心血管疾病，仅 2017 年我国用于心血管疾病的治疗费用就高达 5 406 亿元人民币。

冠心病指冠状动脉发生粥样硬化病变引起血管管腔狭窄或阻塞，导致心肌缺血缺氧或坏死而引起的心脏病。《中国心血管健康与疾病报告 2020》数据显示，我国现患冠心病人数为 1 100 万，自 2012 年以来呈现连续增长趋势。而农村和城市心血管病分别占死因的 46.66% 和 43.81%，占所有疾病死因构成比的首位。

心脏瓣膜病是一种严重影响人类健康的心血管疾病。主动脉瓣、二尖瓣、三尖瓣等任一心脏瓣膜出现结构或功能异常，将会对人体机能及寿命产生重大影响。随着人口老龄化和生活方式的改变，老年退行性病变所致的心脏瓣膜病发病率明显上升，75岁以上老年人心脏瓣膜病发病率高达 13.3%，发病率甚至有逐渐超过高血压、冠心病等常见老年心血管疾病的趋势，正成为威胁老年人心血管健康的重大隐患。

二、心血管疾病基础研究的前沿科技

心血管疾病基础研究是疾病诊治手段和效果革新的源头，新的理论突破往往带来新的诊治靶点及技术（图4-12）。现有重大心血管疾病治疗手段无法修复损伤组织和逆转疾病进程，其关键在于，心血管疾病损伤与修复涉及复杂的细胞、分子、代谢等调控机制，现有修复手段如干细胞及衍生物移植疗效受损伤组织微环境制约。基于这些机制的治疗和防控措施亦未能进一步降低心血管疾病的发病率及死亡率，因此开发新的研究心血管疾病前沿技术，寻找心肌损伤修复新干预策略已迫在眉睫。

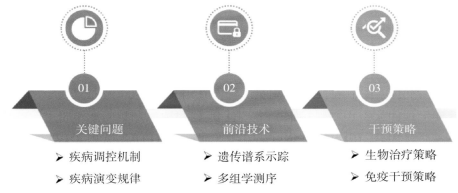

图 4-12 心血管疾病基础研究前沿科技

为了全面解析重大心血管疾病的细胞及分子调控网络与动态变化规律，原创性鉴定疾病发生发展过程中新的特征性细胞亚群、命运转归、功能属性及分子特征，近5年，遗传谱系示踪技术，基于单细胞分辨率的基因组、表观遗传组、转录组、蛋白质组等多组学测序方法取得了长足的发展。为了突破单细胞转录组测序无法表征单细胞空间分辨率下的基因表达特征和细胞类型图谱，空间转录组作为研究组织中空间原始位置上基因表达模式的重要手段应运而生，为构建心脏重构的多组学高分辨率整合图谱奠定基础。

代谢组学可对体内代谢物水平进行筛选、定性、定量及验证分析，是寻找心血管疾病生物标志物、发病机制及治疗靶点的有力手段。近5年已有多个研究小组利用代谢组学全方位解读了人类健康心脏和患病心脏的代谢图谱，并积极寻找与心血管疾病相关的机体代谢紊乱分子特征，为心血管疾病的诊断、预防及干预提供理论依据。近几年，肠道菌群被认为是机体功能强大的"内分泌器官"，能通过产生各组生物活性代谢产物，在调节宿主心脏代谢方面发挥重要作用。多个研究小组利用靶向及非靶向代谢组学探索促进心血管疾病的肠道微生物依赖性代谢产物，拓展了心血管疾病潜在肠道微生物机制方面的研究。

干细胞治疗因能激活心脏内源性修复机制和替代坏死心肌细胞，是目前治疗心力衰竭的潜在有效手段。通过组织工程与干细胞相结合形成细胞补片或可注射细胞支架，能提高干细胞在心脏损伤区域的驻留和存活，提高干细胞修复损伤心肌的疗效。细胞外囊泡（extracellular vesicles），又名外泌体，是干细胞旁分泌因子的重要组成部分，外泌体治疗为修复心肌梗死后损伤心肌提供了潜在的解决方案。为了将外泌体精准靶向至损伤心肌组织，促进其发挥更优势的修复疗效，多个研究小组设计并制造了磁性纳米颗粒作为外泌体的运输机，有效收集、运输和释放循环中的细胞外泌体至梗死心脏组织发挥疗效，或研发微创外泌体喷雾剂，避免了以血管注射、心肌注射或心肌补片方式递送外源外泌体而存在的驻留率低、开胸手术创伤大等缺点。上述技术的发展均为建立干细胞促进心肌损伤修复的新策略奠定了基础。

免疫相关研究，例如，新的免疫治疗靶点筛选、治疗新技术的研究和临床试验的验证是目前肿瘤领域中最前沿且极有转化前途的方向。在心脑血管疾病研究中，人们也已发现免疫调控和高血压、心肌梗死、心力衰竭、心脏瓣膜病、脑脑卒中等多种心脑血管疾病的发生发展及转归都有着重要的联系，具有"牵一发而动全身"的特点。目前心血管病免疫学治疗已经形成初步模式，包括抗炎症治疗、免疫调节治疗、免疫吸附治疗、药物阻止自身抗体效应的治疗、治疗性疫苗和单克隆抗体等。

目前临床上可使用的人工瓣仅有机械瓣和生物瓣，其主要并发症，如血栓和衰败，仍是临床应用过程中较严重的问题。聚合物作为研究最广泛的材料之一，使得聚合物瓣膜（polymeric valve）成为一种较有吸引力的替代品，随着材料科学的进步，更优越的聚合物不断诞生，尤其是近年来 TAVR 等技术的出现，加之临床迫切需要能够折叠且尽可能小的人工瓣膜，使得聚合物瓣膜领域又重新迎来了高光时刻。2019 年美国密歇根州的 Baumont 医院实行了世界上第一例主动脉聚合物瓣膜外科置换术，植入了 Flodax 公司的 Tria 瓣膜。Tria 瓣膜采用的材料为 LifePolymer（LP），即为 Siloxane poly（urethane-urea）（SiPUU），中文名：硅氧烷聚（氨脂－脲）。Tria 瓣膜可表现出心脏瓣膜小叶必不可少的特性，包括低动态模量（25 ~ 35MPa）、高拉伸强度（≥ 30MPa 极限拉伸强度）、最小蠕变和优异的生物稳定性。

三、心血管疾病精准防诊治进展

1. 冠心病（图 4-13）

21 世纪，人类的健康问题将逐渐步入"3P"医学时代，但在冠心病诊治领域，高效、便捷、准确的冠状动脉功能学评估和以药物洗脱球囊为代表的支架替代治疗手段仍处于完善阶段，其主要表现在两个方面：①许多患者未接受规范化的冠状动脉功能学评估。血流储备分数（FFR）已被证实是评估冠状动脉狭窄病变对血流影响程度的金标准，但在临床实践中，受患者依从性、经济能力及医生认知程度等因素的影响，此类治疗的普及率并不高，因此，急需在现有技术体系基础上，进一步开发更加便捷、高效和（或）无创性的冠状动脉功能学检测手段，以利于今后进一步推广和完善对冠状动脉狭窄病变的功能学评估。②支架替代治疗的技术手段有待进一步突破，其有效性及安全性有待进一步验证。以药物洗脱球囊为例，部分冠心病患者在使用过程中仍然发生临床血栓事件，以及病变节段内的再狭窄，除此之外，由于其并非适用于所有病变情况，所以需要大量的循证医学研究对其适用范围做出客观和科学的评估。

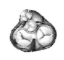

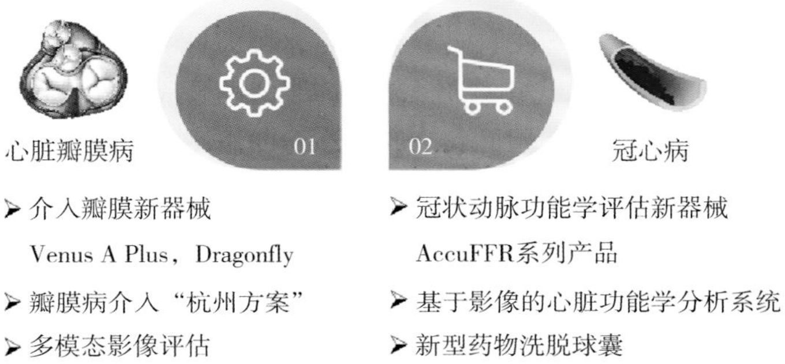

心脏瓣膜病　　　　　01　　02　　　　　冠心病

➤ 介入瓣膜新器械　　　　　　➤ 冠状动脉功能学评估新器械

　Venus A Plus，Dragonfly　　AccuFFR 系列产品

➤ 瓣膜病介入"杭州方案"　　 ➤ 基于影像的心脏功能学分析系统

➤ 多模态影像评估　　　　　　➤ 新型药物洗脱球囊

图 4-13　心血管疾病精准防诊治

近年来，基于冠状动脉 CTA 影像的无创 FFR（FFR-CT）分析成为研究冠状动脉功能性缺血的新途径，美国 HeartFlow 设计主持的多项研究表明 FFRCT 与有创 FFR 具有较高的相关性和准确性。除冠状动脉 CT 影像外，同样可以基于有创冠状动脉造影图像来计算 FFR。国内在这方面发展很快，涂圣贤通过三维定量冠状动脉造影（QCA），应用计算流体力学提出了一种新的 FFR 计算方法，判断患者是否需要进行 PCI 治疗的准确率为 85% 左右。冠状动脉腔内影像 IVUS（血管内超声）或者 OCT（光学相干断层扫描）同样可以用来进行 FFR 的计算分析，但在精准度以及运算时间上仍有较大的改进空间。近年来，国内外企业和高等科研院所正努力通过人工智能的手段来进一步提升基于冠状动脉影响测定 FFR 的便捷性和准确性。与我中心有深度合作关系的杭州脉流科技公司目前正在积极研发基于人工智能的心血管功能影像整合分析系统（AccuFFR），其主要通过对冠状动脉 CTA/ICA/IVUS/OCT 等医学影像的大数据分析，联合机器深度学习、医学影像三维重建等技术，研发基于医学影像、冠状动脉血流动力学、生物力学等大数据的人工智能筛查、诊断和评估系统，最终应用于心血管疾病的智能化决策和优化治疗支持，其主要特色在于：①通过人工智能方法对冠状动脉 CTA 影像进行三维重构，10 分钟内完成冠状动脉功能学的分析，为疑似冠心病患者的早期筛查提供可靠的方法；②开发有创冠状动脉造影 ICA 影像的功能学评估和虚拟支架系统，构建冠状动脉狭窄病变的诊断和治疗分析系统，为冠状动

脉狭窄病变的快速、准备评估以及治疗方案的确定提供有力依据；③通过人工智能对 IVUS 和 OCT 影像的精准识别，融合 ICA 进行冠状动脉血管的三维重构，进行功能学的精准分析，对冠状动脉狭窄的治疗提供指导，并且对治疗后的效果进行智能分析；④综合患者临床基线数据、ICA 或冠状动脉 CTA 影像，以及基于人工智能的冠状动脉功能学结果和冠状动脉血管腔内影像分析系统，建立冠心病的筛查和预后预测平台，完善形成一套覆盖冠心病诊断、治疗方案评估以及预后分析的流程体系。其完全开发成功后，可在我省乃至全国的医疗卫生机构进行广泛推广，更加准确地指导植入物的使用，具有很强的实用价值和市场前景。

除冠状动脉血流储备分数外，目前基于心脏影像的功能学研究同时涉及的领域还包括左心室重构。左心室（LV）壁在四个心腔中最厚，将含氧的血液泵出到整个身体的远处组织。从舒张期和收缩期左室容积得出的射血分数（EF）、左室重量（LVM）和壁增厚（WT）以及壁运动异常（WMA）等是定量分析心脏总体和局部功能的临床指标。因此，准确的 LV 体积分割对这些指标的准确性以及对 CVD 的诊断和治疗至关重要。在临床中，通常使用心脏超声评估心脏功能，但实际应用中左心室形状不规则，很难用单一形状几何体表示，故该方法虽操作简单，但准确性较低，测定和计算方法复杂，对操作人员要求较高，同时受左心室几何形态以及图像质量影响较大。另外，心脏 MR 尽管被认为是评估心脏功能的金标准，但需要长时间仰卧位并反复屏气检查，以致容易出现运动伪影，并在严重充血性心力衰竭和呼吸困难患者中受到限制。目前，人们已经意识到心脏 CT 血管造影（CCTA）是补充和完善心脏功能评估的可靠方法，其在保留非侵入性的基础上，更具有可重复性高、检查时间极大缩短、干扰因素少等主要优点。

药物洗脱支架是目前世界范围内处理冠状动脉发生狭窄病变最常用的处理手段，但是，其仍然面临着置入物长期存在，进而引发一系列支架相关并发症的问题。随着人们对冠状动脉狭窄病变认识的不断深入，介入无置入的治疗理念愈发深入人心，而药物洗脱球囊正是目前最常使用的支架替代治疗方法。近年来，其在设计工艺上又有了进一步的改进和完善。普通药物洗脱球囊在扩充时容易导致内膜撕裂，出现夹层，进而需要补救性支架置入。针对这一问题，目前国内已有厂家改良设计出新型的巧克力球囊，与普通球囊相比，其在内膜保护、药物释放时间、药物损失率以及远段血流阻断等方面有了明显的改善作用，降低了夹层、血栓等药物球囊治疗并发症的发生风险。

2. 心脏瓣膜病

目前心脏瓣膜病的防诊治主要依赖于体格检查以及相关辅助检查。超声心动图简便经济，可测量瓣膜钙化严重程度、瓣口面积、心室心房大小及心功能等，是诊断心脏瓣膜病的首选无创检查。实时三维超声可以提供额外的诊断信息，并且在外科瓣膜置换术中可以实时评估瓣膜工作情况，在经导管介入治疗领域可以提供术前诊断信息，对于术中操作指导有着至关重要的作用。多层螺旋 CT 目前并非是诊断瓣膜病的必要检查，但其不受负荷和血流动力学影响，可宏观量化钙化程度，辅助心脏瓣膜疾病的诊断，从而作为心脏彩超的有效补充，并为严重瓣膜病变患者手术提供资料，如为经导管主动脉瓣置换、经导管二、三尖瓣介入治疗提供术前筛查、手术规划等。心脏瓣膜病进展至后期，可出现心肌肥厚伴心肌缺血性坏死，患者常需治疗，CMR 可为手术治疗提供准确心脏瓣膜周径尺寸信息。除此之外，使用轧剂造影后的延迟轧增强（late gADolinium enhancement， LGE）成像能可视化定量心肌纤维化体积，有研究发现 LGE 的强化程度是主动脉瓣膜置换术后死亡的独立预测因子，并可作为疾病进展的重要影像学标记。目前，PET-CT 被广泛运用于科研，它可以反映瓣膜炎症的活动性，而炎症被认为是钙化的关键因素。研究表明，钙化性主动脉瓣疾病患者瓣膜 ^{18}F- 氟脱氧葡萄糖摄取增加，与疾病快速进展相关，从而可以很好地预测 CAVD 进展。

　　心脏瓣膜病的治疗是近年来研究热点，尤其在药物治疗方面，然而目前尚无抑制瓣膜钙化进展的有效药物上市，潜在药物治疗研究方向主要包括以下几类：降低 Lp(a) 水平，维生素 K_1，双磷酸盐等。手术干预分为外科瓣膜置换术和经导管瓣膜置换术。近 10 年，随着以 TAVR（经导管主动脉瓣置换术）为代表的瓣膜治疗新技术越趋成熟，在国外已成为外科主动脉置换术的有效替代手段。TAVR 过去主要解决外科中高危手术风险患者的治疗。近来使用率明显增加，目前已应用于从低危到高危的患者，美国国家住院患者样本数据显示 TAVR 的比例从 2012 年的 11.9% 上升到 2016 年的 43.2%。我国经导管瓣膜介入技术发展迅速，自主研发多种瓣膜，如 VenusA 系列针对二叶式主动脉瓣膜钙化患者，TaurusOne 瓣膜降低瓣周漏发生率，dragonfly 系列针对二(三)尖瓣反流患者。同时技术上创新性改进原 TAVR 手术方式，国内提出的"杭州方案"在国际具有重要影响力。

　　心脏瓣膜病精准预防与诊断是目前的热点，以多螺旋 CT、CMR、PET-CT 等为代表的精准化诊疗技术为心脏瓣膜诊治带来了新的机遇。目前经导管瓣膜介入治疗发展方兴未艾，经导管主动脉瓣置换术适应证已拓展至低危患者，改善患者预后及减少术后并发症是心脏病学家的研究重点，未来的研究将更多地聚焦于患者的个体术式选择，使得获益风险比最大化。目前钙化性心脏瓣膜疾病的药物治疗研究火热，药物将在心脏瓣膜患者治疗中起重要作用。

四、心血管疾病精准医学产业化进展

1. 基于冠脉影像的血流储备分数分析

AccuFFR 研究项目已经获得 3 个产品的 CE 认证（包括 AccuFFRct、AccuFFRangio 和 AccuFFRangioPlus 三种冠脉功能学筛查、诊断产品）和 2 项国内医疗器械注册证申请，正在进行 2 项临床试验，分别是"冠脉 CT 造影无创血流储备分数分析软件用于冠状动脉血管功能学评价的有效性和安全性的盲法评价、自身对照、多中心临床试验"和"AccuFFRangio Plus 评估冠状动脉狭窄血流储备分数的前瞻性、多中心、自身对照的有效性和安全性试验"。

（1）基于人工智能和冠脉 CT 影像的功能学评估辅助系统——AccuFFRct

人工智能方法可为冠心病患者的早期诊断提供可靠的依据，同时推行冠状动脉功能学早期筛查评估。对冠状动脉 CTA 影像进行三维重构，10 分钟内完成冠脉功能学的分析，对疑似冠心病患者进行早期的筛查，目前，已完成产品开发，为了验证 AccuFFRct 软件产品的计算准确率，已进行了回顾性临床研究，纳入 2016 年 1 月至 2017 年 9 月期间在参与研究的医院中接受冠状动脉 CTA 和有创 FFR 测量的疑似或已知冠心病患者，结果显示 AccuFFRct 的诊断准确率、灵敏度、特异度、PPV、NPV 分别为 89.5%、90%、89.3%、77.1%、95.7%，各项指标均达到世界水平，目前正在进行国内医疗器械注册证的申请以及前瞻性临床试验，后续将继续进行算法优化改进，以及上市后的临床试验。

（2）基于 ICA 影像的功能学评估和虚拟支架系统——AccuFFRangio

产品开发中，完成了安装 AccuFFRangio 系统的设备 AccuFFRangio Plus 的设计和第一代样机，已经完成基于 ICA 影像的功能学评估系统的回顾性验证，对于每一支血管诊断结果，准确率、灵敏度、特异度、阳性预测值、阴性预测值分别为 92.3%、85%、95%、86.1%、94.6%，各项指标达到国内领先水平，后续将进一步完善算法，进行国内医疗器械注册证申请，临床试验等。

（3）基于人工智能的冠脉血管腔内 IVUS 和 OCT 影像的功能学评估系统——AccuFFRivus 和 AccuFFRoct

AccuFFRivus 产品正在开发中，已经完成了冠状动脉血管腔内 IVUS 影像的内膜的人工智能模型的训练开发，准确率达 90% 左右，还需要进一步提高。目前正在进行更多的数据标注，后期能够训练出识别准确性到 95% 以上的模型，然后可以进行血管管腔的准确识别，用来重构管腔的三维模型，用于计算冠状动脉功能学评估的参数。同时还会进行血管斑块、结构和支架的识别，用于辅助介入手术的治疗。最终完成国内医疗器械注册的申请。AccuFFRoct 产品还在算法的开发中，其中已经完成

OCT 影像的管腔的识别的人工智能算法和传统图像算法的开发，目前正在和医院合作（此项目的协助单位），获取更多的 OCT 影像数据。后续将进行功能学评估算法、血管斑块、结构和支架的识别模型的研发。直至完成国内医疗器械注册证的申请。

2. 基于心脏影像的全自动心室功能学分析系统 AccuLV®

AccuLV 是一种基于心脏 CT 影像的全自动左心室功能学分析系统，其应用基于 8 层 U-Net 模型的深度神经网络模型对心脏 CT 图像进行高精确度的 AI 自动分割后，将左心室分割结果按三维坐标叠加起来，在获得左心室三维模型的同时，自动计算左心室质量与容积，再根据收缩末期与舒张末期的左心室容积，自动计算左心室功能学参数如心排血量、心脏指数以及射血分数等。与目前普遍应用的心脏超声相比，本系统提出一种结合了凸包算法与最大连通域法的左心室容积自动算法，不仅能够计算腔室内径、各壁厚度以及射血分数等常规指标，还可得到一系列左心室功能学参数如心排血量、心脏指数等，同时还可提供左心室室壁以及心腔的三维模型，供临床医生更加直观地检测到左心室病变情况；此外，本系统使用基于 8 层 U-Net 模型训练得到的深度神经网络自动从心脏 CT 影像得到左心室分割结果，比目前原型 U-Net 的精度及鲁棒性更高，比之心脏超声应用的传统医学图像分割方法则更是将检测时间缩短至 28 秒，同时整个处理过程无须人为干预，实现了全自动评估，避免了人为误差，可重复性更好，能很好地满足临床特殊人群的评估诊断需求，极大提高了心脏 CT 影像的使用价值。

3. 新型药物脱球囊研发

针对普通药物洗脱球囊在扩充时容易导致内膜撕裂、出现夹层的问题，国内厂家改良设计出的新型巧克力球囊，表面覆盖一层金属网架，网梁采用波浪形设计，使球囊能够可控而均匀地膨胀，并从网梁空隙中凸起约 0.2mm，在进一步塑形斑块的同时避免了"狗骨头"现象，降低夹层风险。除此之外，另一影响药物球囊治疗效果的就是药物释放，其主要受球囊扩张时间和药物转移效率两大因素影响。药物球囊理想扩张时间一般为 60 ~ 90 秒，但部分患者对血流临时阻断的耐受性较差，有的患者甚至不能坚持 30 秒。目前，国内厂家已通过在球囊导管头端上增加灌注孔来尝试解决这一问题，其可在球囊扩充时保证远端的最小血供，相对改善患者的耐受性。最后，我国国内厂家自主研发了晶体涂层技术，即三层结构药物涂层技术，该技术可使输送药物损失率 <10%，药物释放率 > 90%，药物在 30 秒内快速转移至血管壁，并可保留 28 天以上。

目前，国内相关产品的设计样例和内部验证已完成，在各项参数指标上都不弱于国外同类型进口产品，现正逐步进入 Ⅱ 期及 Ⅲ 期临床试验阶段，并将考虑开展适用于冠脉原发性病变的人体临床试验，其最终疗效和安全性，将在接下来的大规模临床研究中得到进一步的客观评价。

五、小结

1. 冠心病

近十余年来国家对心血管疾病诊治一直给予高度重视和大力支持，在新药引进创制、器械植入治疗以及体系中心建设方面取得了长足的进步和跨越式发展，但与此同时，我国心脑血管疾病患者也开始呈现出低龄化、快增长及个体聚集等新趋势，心血管疾病拐点远未到来，社会和经济负担正日渐加重。目前，我国在心血管疾病诊治领域仍存在着以下重大挑战。

（1）心血管疾病主要危险因素的防控仍不够到位：高血脂、高血压、高血糖、超重、不健康饮食习惯、吸烟和定期运动不足等是心血管疾病的主要危险因素，我国通过高血压国家防治行动在高血压防治方面取得了初步成效，但在其他危险因素防控方面仍存在不足，与其相关联的心血管发病和死亡率仍呈持续上升态势。另外，仍缺乏基于中国人群的重大心血管疾病的新型易感因素、预测模型和防控策略，迫切需要在中国人群队列中开展广泛研究，制定中国特色的预测模型和防控策略。

（2）重大心血管疾病的关键发病机制仍有待突破：心血管疾病关键发病机制研究是疾病诊治手段和效果革新的源头，至今仍无法形成统一共识，成为基础研究领域的世界前沿热点和难点问题。以冠心病为例，目前虽已形成诸多科学假说，但在治疗和防控措施基础上，心血管疾病的发病率仍未得到有效控制，急需突破新的发病机制及基于此的防治方法。我国在重大心血管疾病的发病机制方面做出了不少贡献，但在研究成果数量快速激增的同时，还需要进一步提高质量和影响力，突破性和代表性成果的产出仍有待创新和提升。

（3）降低心血管疾病死亡率和致残率治疗技术亟待创新：近20年来，我国心血管疾病治疗模式发生了重大变化，介入性治疗技术和外科手术的临床应用在国内县级以上各级医院均得到快速普及，但与之对应的，心血管疾病的致死率和致残率仍未能取得与治疗增长相同步的变化趋势，在诊治新技术的创新突破方面仍有很大的提升空间。且对于诊治新技术，我国往往是引进吸收得多，而真正源自我国的原创新技术少，因此，亟待大幅度突破我国原始创新的心血管疾病诊治新技术，以提升国际地位和影响力，降低我国心血管疾病的死亡率和致残率。

（4）重大心血管疾病的原创新药、新器械仍缺乏：我国医疗产业一直以中低端制造以及药物仿制为主，仍将长期面临"赶"和"转"的双重压力，如何使我国由"跟跑"变为"并跑"，由制造大国向制造强国转变，已经成为创新驱动发展的国家战略。目前，我国已从战略规划层面对新药新器械创制进行了系统布局，持续加大鼓励创新力度，《"健康中国2030"规划》更明确提出推动医药创新和产业转型升级，相信我国在重大心血管疾病领域的新药新器械的创新引领性方面将有大幅度提升。

2. 心脏瓣膜病

经导管心脏瓣膜病介入治疗技术，包含经导管主动脉瓣置换术、经导管二尖瓣修复术、经导管三尖瓣修复术等一系列技术。经导管心脏瓣膜病介入治疗作为近年心血管诊疗领域的一项里程碑式的进展，由于其创伤小、适用人群广等优势，已经成为心脏瓣膜病的一线治疗方案。目前经导管心脏瓣膜介入治疗器械研发是全球医疗领域热点，新器械的不断迭代进步将进一步优化心脏瓣膜病治疗方案，为瓣膜病患者带来更加精准化、智能化的体验。此外，做到创新技术与临床应用相结合，走产业化道路，需要产学研医等多方一致的理念及行动。临床医生、大学教授（材料学专家、基础研究科学家等）、企业工程师等角色之间如何形成紧密联系、通力合作研发临床新技术、新产品的良好氛围，跨团队、整合式的合作模式，将大大推动新技术研发的飞跃发展。

第六节　脑血管病精准医学研究与产业发展

脑血管病是严重危害国民健康的重大慢性非传染性疾病，给家庭和社会带来了沉重的疾病负担。随着社会经济的发展，国民生活方式发生了显著变化，尤其是人口老龄化及城镇化进程的加速，导致脑血管病的发患者数持续增加，脑血管病流行病学特点也发生了变化。近年来，中国脑卒中防治体系建设及精准医学研究取得了举世瞩目的进展，例如，基于药物基因组学的精准治疗方案、预测脑卒中残余复发风险的脂质与炎症指标相关研究、开展多组学技术探索新型诊断试剂及药物靶点和基于人工智能的脑血管病临床决策系统的建立。

首都医科大学附属北京天坛医院王拥军教授及其团队设计开展了 CHANCE-2 研究，并将成果发表于《新英格兰医学杂志》上，开启了脑血管病精准医学研究的新篇章。除此之外，随着医疗卫生信息化的不断发展，与脑卒中相关的创新技术及产业开始蓬勃发展。人工智能疾病辅助诊疗系统及快速精准基因分型检测技术被应用于临床，给疾病的预防和诊治带来了极大的便利。

《脑血管病精准医学研究与产业发展报告》（以下简称该《报告》，图4-14）就目前脑脑卒中的疾病负担、流行病学及卫生经济学做了详细介绍，并总结脑脑卒中领域前沿技术重大突破、脑卒中精准防治的创新技术和临床进展，以及脑卒中精准诊疗的产业化发展方向。该《报告》是公众和社会了解我国脑卒中精准医学研究和产业化发展的窗口。其内容全面，数据翔实，参考性强，对我国脑卒中防治工作具有重要的指导意义。

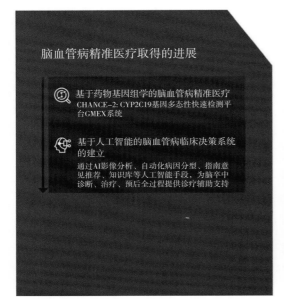
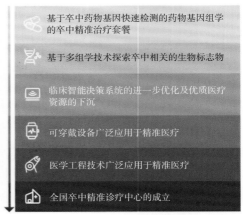

图 4-14　脑血管病精准医学进展及产业化机遇和方向

首都医科大学附属北京天坛医院王拥军教授及团队、复旦大学附属华山医院董强教授、南京大学医学院附属鼓楼医院徐运教授分别对脑脑卒中精准防诊治的相关进展进行了系统研究和阐述。

一、缺血性脑卒中流行病学及经济负担

脑血管病是危害人们身体健康和生命的主要疾病之一，具有高发病率、高致残率、高死亡率、高复发率、高经济负担五大特点。脑脑卒中为脑血管病的主要临床类型，包括缺血性脑卒中和出血性脑卒中，以突然发病、迅速出现的局限性或弥漫性神经功能缺损为主要临床特征，为一组器质性脑损伤导致的脑血管病。在我国，高达77.8%的脑血管病事件为缺血性脑卒中。缺血性脑卒中又被称为脑梗死，是指各种原因引起的脑血管病变，从而引起脑部血液供应障碍，导致局部脑组织缺血、缺氧性坏死，而迅速出现相应神经功能缺损的一类临床综合征。

《2019中国卫生健康统计提要》数据显示，2018年我国居民因脑血管病致死比例超过20%，这意味着每5位死亡者中至少有1人死于脑卒中。《2018中国卫生健康统计年鉴》显示，2017年我国缺血性脑卒中出院人数为3 122 289人，出血性脑卒中为523 488人，与2007年相比，分别增长了12倍和5倍。2017年我国缺血性脑卒中和出血性脑卒中患者人均住院费用分别为9 607元和18 525元，相比2007年分别增长60%和118%。

我国脑卒中流行病学特征主要表现为：①脑卒中的发病率、患病率和死亡率随着

年龄的增长而增高，随着人口老龄化的加剧，其造成的危害日趋严重，且近年来年轻脑卒中患者逐渐增多；②性别差异，男性高于女性；③地域差异，北高南低，中部突出；④城乡差异，农村高于城市。

二、脑血管病精准医学研究进展

1. 多组学技术在脑血管病精准医学中的研究进展

（1）基因组学：目前最新的和最大的脑卒中全基因组关联研究（GWAS），来源于 MEGASTROKE 项目，包括 72 147 名脑卒中患者和 823 869 例健康对照。在我国由首都医科大学附属北京天坛医院牵头使用高通量测序技术对中国国家脑卒中登记 - Ⅲ（The Third China National Stroke Registry， CNSR- Ⅲ）的万余例脑卒中患者样本进行全基因组深度测序，获得患者的全部遗传信息，完成了中国脑卒中人群基因图谱的绘制。MEGASTROKE 项目研究目前确定了 32 个与脑卒中相关的基因位点。其中 20 个位点与缺血性脑卒中亚型相关——大动脉粥样硬化型 6 个，心源性栓塞型 4 个，小动脉闭塞型 2 个。其中 2 个位点与青年缺血性脑卒中和颈动脉夹层特别相关，颈动脉夹层是青年脑卒中的主要病因之一。除此之外，研究还发现 FOXF2 基因组参与脑血管发育并与所有类型的脑卒中风险增加均有关，也与脑卒中相关死亡风险增加有关。

王拥军教授团队近期发表的 CHANCE-2 研究发现在携带 CYP2C19 失活等位基因的患者中，替格瑞洛联合阿司匹林预防脑卒中复发的疗效优于氯吡格雷联合阿司匹林，可相对降低 23% 的 90 天脑卒中复发风险。该结果对于亚洲人群缺血性脑卒中精准抗血小板治疗具有重要价值。研究中用于快速检测 CYP2C19 基因多态性的 GMEX® （Point-of-care）系统解决了启动抗血小板治疗前准确进行基因分型的问题，节省了药物基因组学指导治疗的成本效益，有益于指导个性化的抗血小板策略（图 4-15）。

（2）转录组学：转录组学研究侧重于外周血细胞中的基因表达和血浆中的 RNA 作为潜在的生物标志物。目前，多项研究已探索了转录组学在脑卒中诊断、病因分型等方面的应用。在脑卒中诊断方面：在血细胞中表达的基因 panel（9-97 个基因）能够区分缺血性脑卒中患者与出血性脑卒中患者。该基因 panel 中包含的基因转录本，包括编码 S100B、精氨酸酶、V 因子、CD28 和活化 T 细胞核因子（NFAT）。在病因分型方面：一个包含 40 个基因的基因 panel 能够区分心源性脑卒中和大动脉粥样硬化性脑卒中，灵敏度和特异度均为 >95%。同样，另一个包含 37 个基因的基因 panel 能够区分由心房颤动引起的心源性脑卒中与无心房颤动的心源性脑卒中，灵敏度和特异度均为 90%。此外，一个包含 41 基因的基因 panel 能够区分腔隙性和非腔隙性脑卒中，灵敏度和特异度均为 >90%。然而，以上结果仍需要在更大的队列中进行进一步评估，以完善并确定它们的临床意义。

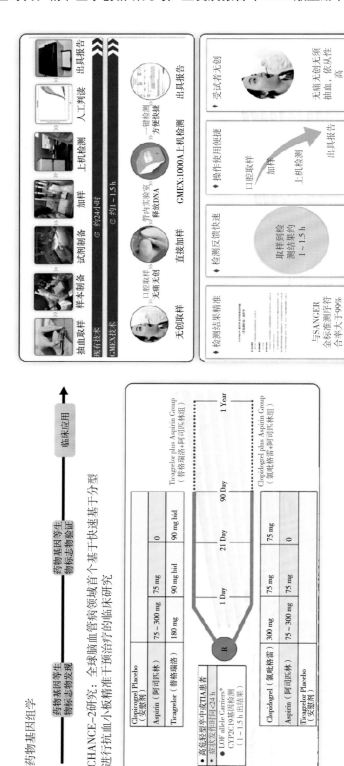

图 4-15　CHANCE-2 研究——基于药物基因组学的精准治疗方案

除 mRNA 以外，长链非编码 RNA 以及细胞内及细胞外的 miRNA 也被证实具有作为脑卒中生物标志物的潜力。它们通过调节细胞基因表达，在脑卒中这类疾病中发挥重要的信号传导作用。多项研究已确定脑卒中后一些长链非编码 RNA 及 miRNA 水平的改变，但需要对大型队列中已识别的标志物进行进一步评估和验证，才能将其转化为临床实践。

（3）蛋白质组学：蛋白质组学技术的进一步改进能够识别以前未检测到的肽类。目前，多项研究已探索了蛋白组学在脑卒中诊断、病因分型等方面的应用。在脑卒中诊断方面，脑卒中患者脑组织蛋白质组学提示脑卒中后脑组织的基质金属蛋白酶（matrix metalloproteinase，MMP）表达增加，包括 MMP1、MMP2、MMP3、MMP8、MMP9、MMP10、MMP13。外周循环中 MMP9 和金属蛋白酶组织抑制剂 2（tissue inhibitor of metalloproteinases 2，TIMP2）表达增加。此外，外周循环中谷胱甘 S-转移酶 P1（glutathione S-transferase P1，GSTP1）、过氧化还原蛋白 1（peroxiredoxin 1，PRDX1）、蛋白质 S100B、肌酸激酶 B 型（creatine kinase B-type，CKB）、胞苷磷酸激酶（cytidine monophosphate kinase，CMPK）在脑卒中患者血浆中的水平也高于健康对照组；脑卒中患者脑脊液中脂肪酸结合蛋白（fatty acid-binding protein，FABP）、蛋白质 / 核酸脱糖酶 DJ-1（也称为 PARK7）的含量亦有增加。此外，近年来研究发现在梗死核心区与星形胶质细胞增生相关的胶质纤维酸性蛋白（glial fibrillary acidic protein，GFAP）水平升高，有证据进一步表明，缺血性脑卒中后血浆中 GFAP 的水平能够反映脑损伤的程度，未来有望可以作为简易试剂盒用于脑卒中的诊断。在脑卒中预后方面，外周循环中凝溶胶蛋白、二氢嘧啶酶相关蛋白 2（DRP2）和胱抑素 A 的水平是脑卒中预后不良的独立预测因子，有望作为脑卒中预后的血液生物标志物。神经元特异性腺苷高半胱氨酸酶 2（SAHH2）成为一种潜在的血液生物标志物，可用于预测早期脑卒中预后——较低的 SAHH2 循环水平与缺血性脑卒中后的神经功能改善相关。钙 - 钙调蛋白依赖性蛋白激酶 II 亚基 -β（calciumcalmodulin-dependent protein kinase II subunit-β，CaMK2B）和 CMPK 显示出作为预测脑卒中功能结局生物标志物的潜力。

尽管蛋白质组学的巨大进步使我们更接近于寻找缺血性脑卒中的诊断、预后的生物标志物。然而，单一的蛋白标志物的特异性或敏感性尚不足以用作体外诊断工具。未来可考虑将几种标志物联合在一起形成蛋白 panel，以期实现临床转化。

（4）代谢组学：脑缺血引起局部和全身的代谢改变，如细胞能量代谢途径的改变和全身的应激反应。代谢物是来自脂类、氨基酸、碳水化合物和核苷酸等实体的小分子（通常 <1.5kDa）。外周循环中代谢物的数量 >25 000，但能够被量化的代谢物的数量约为 3 000。代谢物被认为比蛋白质更容易穿过血 - 脑脊液屏障。此外，代谢物的半衰期范围很广，这意味着它们的循环水平可以比其他分子实体更早地反映急性发作的疾病。在此基础上，已经进行了多项研究以确定代谢物是否可以作为缺血性脑卒中急性期的生物标志物。

在脑卒中风险预测方面：较高的亚油酸水平与较低的心血管疾病和缺血性脑卒中风险相关，较高水平的十四烷二酸酯和十六烷二酸酯与心源性脑卒中风险相关；在脑卒中的诊断方面：心源性脑卒中患者的缬氨酸、亮氨酸和异亮氨酸水平低于短暂性脑缺血发作患者；天冬酰胺、丁酰肉碱、精氨酸/鸟氨酸比值、缬氨酸/苯丙氨酸比值以及肉碱酯类（C0、C2、C3、C16、C18：1）/瓜氨酸比值能够正确识别 79% 的脑卒中患者。在确定脑卒中亚型方面：心源性脑卒中患者血浆总游离脂肪酸浓度高于非心源性脑卒中患者；另一项研究用质谱法对 144 种循环代谢物进行了量化，并评估了个别代谢物区分心源性和非心源性脑卒中的能力。心源性栓塞患者的三羧酸循环中间体琥珀酸、α-酮戊二酸和苹果酸水平显著高于非心源性栓塞型脑卒中患者。琥珀酸也与左心房扩大和亚临床心房功能障碍有关，表明心源性栓塞和结构性心脏异常患者的能量代谢发生改变，但未来需要更多针对脑卒中事件风险的研究来证实琥珀酸在介导或预测脑卒中中的重要作用。王拥军教授团队利用 CNSR-Ⅲ 队列，探讨了不同病因亚型下血浆中菌群相关代谢产物氧化三甲胺与缺血性脑卒中复发之间的关系。研究结果发现血浆 TMAO 水平是 1 年内脑卒中复发风险的独立预测因素，进一步根据 TOAST 分型分层，结果发现血浆 TMAO 水平与小动脉闭塞型患者脑卒中复发存在相关性。

2. 影像技术在脑血管病精准医学中的应用

国际上，RAPID 快速精准影像分析软件系统是被美国 FDA 认可的用于取栓适应证的分析软件，已在全球 50 余个国家的 1 600 多家中心应用。其 30 秒～2 分钟可完成影像分析，帮助医生快速诊断决策、第一时间筛选出适合血管内治疗的急性缺血性脑卒中患者。此外，2018 年 AHA/ASA 指南推荐对超时间窗急性缺血性脑卒中患者按照 DAWN、DEFUSE 3 研究的入组标准进行影像筛选（Ⅰ类推荐，A 级证据）。

在我国，首都医科大学附属北京天坛医院联合 BioMind，通过影像学神经网络模型训练的创新技术，研发出经过临床验证、有循证医学证据的急性缺血性脑卒中再灌注治疗智能决策平台（简称"iStroke 平台"），为脑卒中患者的救治提供完整的一站式功能模块（图 4-16）。iStroke 作为"急性脑梗死再灌注治疗质量改进国家行动"的智能化工具，能快速进行病变的精确分割和性质判定，同时给出精确的病灶解剖定位、病灶总体积等精准定量评估，并自动生成辅助诊断的结构化报告，帮助医生快速精准决策，提升患者良好预后率。

3.基于人工智能的脑血管病临床决策系统

随着基于深度学习的卷积神经网络（convolutional neural network，CNN）架构的发展和完善，人工智能已从最初的计算机视觉应用示范逐渐转向医学图像处理领域，并显示出巨大的应用前景。基于脑卒中影像的人工智能诊断系统或平台已逐步在临床实现应用转化（表4-6）。

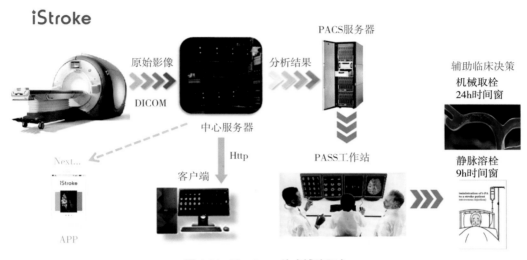

图 4-16　iStroke 一站式辅助平台

表 4-6　脑血管病人工智能诊断应用

人工智能技术	应用
脑卒中自动分诊	基于人工智能的分类沟通平台，将CT扫描仪自动连接到基于云的处理引擎，用于对缺血性脑卒中患者进行快速分类和医生沟通
梗塞病灶的定位	基于人工智能的CT缺血性脑卒中图像处理软件，将训练有素的CNN网络用于生成与DWI图像在强度和拓扑结构上相似的模拟图像
梗塞体积的估计	基于2D CNN的U-Net架构用于缺血区域的自动分割DWI和ADC图像。该模型使用了两条收缩路径，一条用于DWI，另一条用于ADC图像，通过对二维切片分割和堆叠，以重建、评估三维体积
大血管闭塞的识别	利用先进的深度学习来自动分割神经血管解剖结构以确定可疑大血管闭塞的位置，以及生成CTP图以供人工和自动分析
自动化病因分型	TOAST 分型

基于上述技术的发展，中国国家神经系统疾病临床医学研究中心、神经疾病人工智能研究中心于2019年6月联合发布BioMind™"天泽"脑血管病诊疗辅助决策系统（CDSS）。该系统通过AI影像分析、自动化病因分型、指南意见推荐、知识库等人工智能手段，为脑卒中诊断、治疗、预后全过程提供诊疗辅助支持（图4-17）。

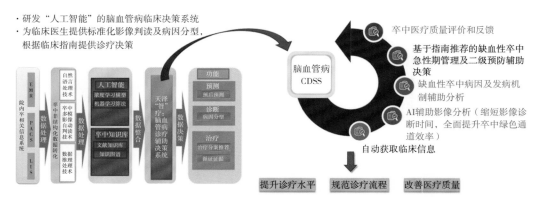

图 4-17　BioMind™"天泽"脑血管病诊疗辅助决策系统（CDSS)

三、脑血管病精准医学产业化机遇和方向

精准医学的发展正迎来医疗行业的快速变革，在生物科学方面（如新的靶向治疗、基因组学和其他组学的进展）和技术方面（如改进了用于治疗选择的人工智能）都取得技术进步（表 4-7）。

表 4-7　精准医学技术

多组学技术	人工智能＋影像技术	医学工程技术
药物基因组学	临床智能决策系统（CDSS）	器官芯片 OoCs
- rt-PA		3D 打印
- 抗血小板药物	iStroke	- 蛋白、DNA
- 口服抗凝药物		- 细胞
- 他汀类药物	可穿戴设备	- 神经、血管、组织
生物标志物	- 心率	- 心、肝、肾等器官
- 识别高风险人群	- 血压	诱导性多能干细胞 iPSCs
- 识别脑卒中发生时间窗	- 房颤	- 替代或修复治疗
- 识别疾病进展高风险	- 动态体力活动	- 疾病建模

为实现临床诊疗与研究技术的创新发展，首都医科大学附属北京天坛医院王拥军教授带领团队率先获批全国脑卒中精准临床诊疗与研究中心，在精准影像、大数据和基因组学等方面先后获得突破性进展，助推精准医学产业化（图 4-18）。

精准医学利用个人的生物学（包括遗传）、医学、行为和环境信息，根据每位患者的基因组、精细临床表型，通过大数据分析方法，把不同的患者个体进行精细化分层，调整疾病的预防和治疗方法。基于药物基因组学、蛋白质组学、影像学等个体化精准诊疗策略的深入研究，将是脑卒中领域未来发展的新方向。脑卒中精准医学是一个新兴事物，它的建设和发展需要多方共同努力。从整个产业角度看，精准医学最终的发展核心还是落脚在更好地满足公众的健康需求。

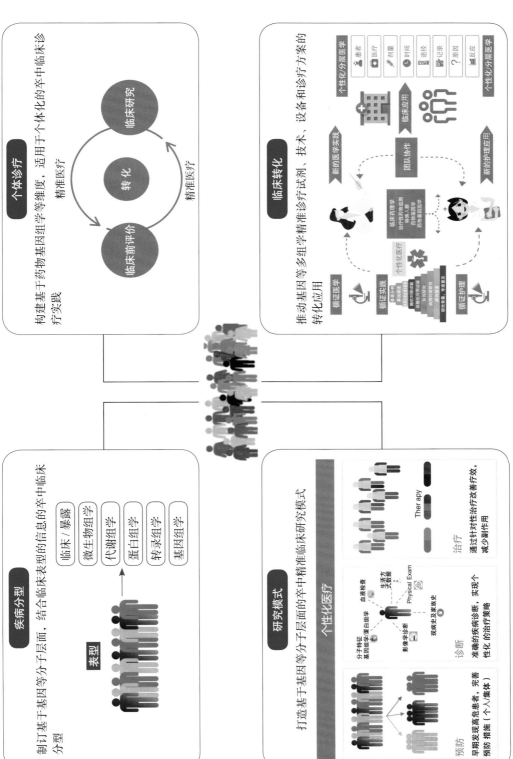

图 4-18　全国卒中精准诊疗中心的成立助推精准医学产业化

第七节　阿尔茨海默病精准防诊治

"十四五"期间，我国老年人口将突破3亿，中国将从轻度老龄化迈入中度老龄化。未来 10 年，是我国应对阿尔茨海默病（AD）的重要"机会窗口期"。AD 作为衰老相关疾病，也是老年期最常见的痴呆原因，已成为现阶段我国公共卫生和社会保健面临的最大的且日益严峻的挑战。

由于 AD 早期诊断困难以及病理机制不十分明确，至今仍无有效的治疗策略是临床和社会面临的严峻挑战。AD 药物研发进展缓慢步履维艰。"肠道菌群 - 肠 - 脑"多系统互作机制、单一靶向清除 Aβ 和 tau 蛋白药物临床试验的不断失败，以及可干预危险因素积极防控理论上可以预防或延缓全球 40% AD 相关痴呆发生，均强烈提示 AD 作为多因素、多病理途径参与的复杂脑疾病综合征，其精准防诊治必须摒弃近代西方医学的"某基因 - 某蛋白 - 某疾病"的简单还原论。需积极转变思路，将基于"ATN 标准"强调的 AD 动态病理过程，升级为 AD 的"四级预防"策略；从既往聚焦患者个体的改善症状、降低致残率，提前至促进全民脑健康、预防脑疾病，实现疾病纵向全流程的人群管理（广度）。同时，持续在两方面深耕开拓（深度）：一方面是利用基因组学、转录组学、蛋白组学、空间组学等多组学技术探索 AD 的病因及致病共性与个性，以实现精准诊断和治疗；另一方面大力增强自主创新能力、积极鼓励有前景的企业和技术研发院校所与临床机构深入持续合作，不断推动医学转化，孵化自主创新的 AD 防诊治策略，以实现对 AD 的全方位、多维度管理，进一步探索 AD 干预研究新的突破点。

《"健康中国 2030"规划纲要》提出努力实现"以健康为中心"的战略转变和主动应对"健康老龄化"的战略需求。本报告以"健康中国 2030"战略目标为指引，从 AD 流行病学、诊疗现状与挑战、多组学基础领域重大突破、精准防诊治策略、创新技术产业化发展等多方面展开汇报，梳理目前 AD 各方向的研究进展与差距，以及解决上述问题的潜在策略，探讨精准防诊治策略应对 AD 的前景、进展及意义，建议：①加快研制出台适合中国语境的、规范化的筛查量表，做到早期筛查和干预；②加快研制简便有效的血液生物标志物，助力早诊早治；③把 AD 早期筛查、早期干预纳入基本公共卫生服务项目，启动和推进"脑健康行动"，促进健康中国战略实施。

王拥军教授及团队、贾建军教授及团队、饶克勤教授及上海医疗质量研究中心分别对 AD 相关的精准防诊治进展开展了系统研究和阐述。

一、阿尔茨海默病流行病学及负担

随着老龄化程度日益加剧，AD 等与衰老相关的神经退行性疾病在疾病谱中的位置也不断前移。世界卫生组织（World Health Organization，WHO）报告指出，2015 年全球罹患痴呆人数约为 4 747 万；国际阿尔茨海默病协会（Alzheimer's Disease International，ADI）预测 2030 年这一人数将增至 8 200 万，2050 年将超过 1.52 亿。据 2020 年我国第七次全国人口普查结果显示，全国 60 岁及以上人口为 264 018 766 人，占全国人口 18.70%。我国最新流行病学调查显示，60 岁以上 1 507 万痴呆人群中，AD 患者高达 983 万（65.23%）。2016 年全球疾病负担研究表明，痴呆是全球第五大死亡原因（240 万），伤残调整生命年也高达 2 880 万。2015 年，全球痴呆医疗照护成本约高达 8 180 亿美元，2018 年为 1 万亿美元，预计到 2030 年，这一数字将增至 2 万亿美元，并且 85% 的费用来自非医疗护理的家庭和社会支出。另一项全国性的研究显示，2015 年，我国 AD 患者的年治疗费用为 1 677.4 亿美元，且这一费用成本逐年升高，预计至 2050 年将高达 18 871.8 亿美元。

二、阿尔茨海默病精准诊断

AD 作为多病理、多途径共同作用的临床综合征，发病机制仍不十分清楚。近年来越来越多的证据提示 Aβ 瀑布学说、tau 蛋白磷酸化学说和神经 - 血管假说等并不能完全揭示 AD 的病因与发病机制。新近研究通过整合系统生物学框架分析 AD 的基因组、转录组、蛋白质组和代谢组数据，识别 AD 特异性代谢组学变化及其潜在的上游遗传和转录调控因子，为开发敏感和特异的 AD 诊断生物标志物和识别 AD 发病的新分子机制奠定基础。

1984 年，美国国立神经病、语言障碍和脑卒中研究所 - 阿尔茨海默病及相关协会发布第一个国际公认的 NINCDS-ADRDA 标准，认为 AD 与许多其他脑部疾病一样，是一种临床 - 病理整体。2007 年，国际工作组（International Working Group，IWG）发表 NINCDS-ADRDA 诊断标准的修订版，即 IWG-1 诊断标准，首次将生物标志物纳入 AD 诊断，并提出 AD 是一个连续过程，强调情景记忆损害是 AD 的核心特征。2011 年，NIA-AA 发布了 AD 诊断标准强调了 AD 疾病过程的连续性，将 AD 分为三个阶段，即 AD 临床前阶段、AD 源性轻度认知障碍和 AD 痴呆阶段。2014 年 IWG 发表了 IWG 标准的修订版——IWG-2 标准，首次将 AD 生物标志物分为诊断标志物和进展标志物。2018 年，NIA-AA 更新并统一了 AD-ATN 系统的诊断建议，将活体中 AD 的定义从临床症状 / 体征转变为生物学结构评价。ATN 诊断标准强调以 Aβ 阳性为首选必要条件，不管患者是认知功能正常、MCI 还是痴呆，只要脑内 Aβ 沉积阳性，就纳入 AD 疾病谱系（Alzheimer's continuum）。

将生物标志物纳入研究型框架，并不意味着单纯依靠生物标志物来诊断 AD，生物标志物尚不能取消临床在 AD 诊断的必要地位。同时，也要积极开展其他辅助检查，如神经心理学测试、功能影像学等，建议发展早期诊断模型以增加精准诊断的准确性与敏感性。建议尽早创建 AD 特异性神经心理学量表、血清标志物以及功能磁共振等为一体的诊断模型，并在真实世界验证其敏感度与特异度，对于 AD 的精准诊断具有重要意义。

三、阿尔茨海默病精准治疗

ABC 全面管理专家共识的发布强调了重视 AD 患者药物治疗与非药物干预相结合，以及多学科综合管理。现阶段 AD 患者主要治疗策略见表 4-8。

表 4-8　现阶段 AD 患者主要治疗策略

药物治疗	策略
改善认知功能	胆碱酯酶抑制剂 (ChEIs)：多奈哌齐、卡巴拉汀、加兰他敏等； NMDA 受体拮抗剂：美金刚 甘露特钠胶囊（GV-971） 单抗药物 ADucanumab
控制 BPSD	FDA 尚未批准任何药物用于 AD 的 BPSD 治疗，目前临床所用药物均属于超适应证使用（off-label） 个体化非药物干预措施 抗痴呆药物：多奈哌齐、美金刚 不典型抗精神病药物：利培酮、阿立哌唑、奥氮平等 选择性 5- 羟色胺再摄取抑制剂类抗抑郁药物：氟西汀、帕罗西汀、西酞普兰等
非药物治疗	
患者非药物治疗	认知干预；BPSD 的非药物调控；日常生活能力训练；物理疗法；运动疗法；传统医学；早期、联合营养干预
照料者干预	照料者培训与支持

胆碱酯酶抑制剂是现阶段最常用的改善认知药物；美金刚（NMDA 受体拮抗剂）适用于中至重度 AD 患者，其与 ChEIs 联合用药治疗中至重度 AD 患者，可以延缓认知功能下降、改善总体认知功能，耐受性好。

2019 年年末，中国国家药品监督管理局批准新药——甘露特钠胶囊（GV-971）用于轻至中度 AD，改善患者认知功能，但该药在真实世界的有效性和安全性仍需进一步研究证实。

2021 年 7 月，美国 FDA 宣布加速审批单抗药物 ADucanumab 上市，用于治疗 AD 源性轻度认知障碍（mild cognitive impairment，MCI）及轻度 AD，但该药在 AD 领域的疗效和安全性争议不断。

2021 年 12 月，徐俊教授和石汉平教授牵头的中华医学会肠外肠内营养学分会脑健康营养协作组发布"阿尔茨海默病脑健康营养干预专家共识"，提出早期、联合营养干预对于改善早期 AD 患者认知功能，以及中晚期 AD 患者的营养状况具有重要作用。因此，"以患者为中心"满足患者与照料者双重需求的多靶点、多学科协作干预可能是 AD 的最佳、精准治疗方案。

四、阿尔茨海默病精准预防——四级预防策略

最新的综述和荟萃分析表明，全面控制痴呆相关危险因素在理论上可以预防或延缓全球 35% ~ 40% 的 AD 相关痴呆。鉴于此，王拥军教授团队借鉴血管健康领域研究进展，提出维持脑健康、提高脑认知储备的 AD "四级预防"策略（图 4-19）。

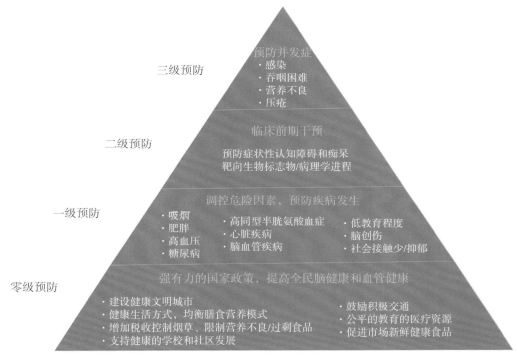

图 4-19　阿尔茨海默病 "四级预防" 策略模型

1. 零级预防

零级预防又称初始预防，最初是 1978 年美国学者 Strasser 提出的一个预防医学概念，指通过全人群健康干预，全面预防疾病相关危险因素的出现，从而提高人群的健康水平。在过去的 10 年中，越来越多的证据表明在心血管疾病和脑卒中研究领域促进零级预防对预防疾病发生的有效性。例如，FAMILIA（整合系统生物学促进健康的少数民族社区基于家庭的方法）试验表明，与对照组相比，幼儿健康生活促进组总体知识、态度和习惯得分的平均相对变化比基线高 2.2 倍。

2. 一级预防

AD 的一级预防是指早期识别可调控的危险因素并积极干预，以预防或延缓疾病

发生。AD 的危险因素分为不可干预因素和可干预因素，不可干预因素主要包括年龄、性别、父母家族史和遗传因素，其中最重要的危险因素就是衰老。AD 的可干预因素各研究团队所述略有不同，大致均分为生活方式与居住环境、受教育程度和经典血管危险因素。

3. 二级预防

AD 的二级预防是指基于 AD 遗传学和生物标志物的早期检测识别临床前阶段高危无症状个体，以预防其临床认知功能下降。过去 20 年中，针对 AD 痴呆阶段的 Aβ 和 tau 的药物治疗研究成功率极低，表明该阶段已经超过了干预的最佳治疗窗。相应地，AD 疾病谱的临床前阶段或可成为治疗或干预的最佳时间窗，以阻止或延迟认知功能下降和痴呆的发生。然而，关于如何进行早期干预，目前却没有明确可行的推荐方案。并且，目前证据显示几项针对临床前 AD 的无症状参与者的二级预防试验结果不十分理想。例如，DIAN-TU 研究结果显示，与安慰剂获得的结果相比，靶向 Aβ 的单克隆抗体 solanezumab 和 gantenerumab 均没有减缓遗传性 AD 无症状受试者认知功能下降，且在多项认知和功能次要结果指标上也没有看到治疗获益。

4. 三级预防

据 WHO 对预防的分类和定义，三级预防是指包括对症治疗和康复治疗在内的，在疾病的临床期为了减少疾病的危害而采取的措施，主要目的是预防并发症和降低致残率，以提高患者生存质量。对于 AD 患者而言，吞咽困难、营养不良、感染以及压疮等均是常见并发症，明显增加了死亡率。前瞻性纵向研究显示，吞咽困难在 AD 患者中十分常见，并与营养不良、呼吸道感染和死亡率增加有关，而制定新的营养管理策略有利于提高吞咽困难患者的依从性和治疗效果。

五、阿尔茨海默病领域的创新技术与临床应用

目前，AD 领域的创新技术有纳米技术、元宇宙、特医食品和营养配方、声光电磁、改良干细胞，其临床应用见表 4-9。

数字、智能时代的到来，精准医学作为医学的重要发展方向备受关注。我国目前仍存在认识率低、管理不规范、多研究方向亟待探索等问题。因此，各领域专家应积极应对"健康中国"战略需求，在国务院发展研究中心社会发展研究部、国家发改委和国家卫生健康委等多个部委和机构的引领与支持下，重心下沉，向基础研究领域的前沿技术扎根、利用多组学技术探索 AD 的发病机制与病因；战线前移，以 AD 连续性病理过程为基础向"四级预防"策略延伸，积极推动专病队列建设，突出医学转化、强化医工结合，鼓励具有前景的技术与企业化发展，构建以"AD 患者为中心"，多领域协作的 AD 精准防诊治策略，以维持全民脑健康，健康老龄化。

表 4-9 AD 领域的创新技术与临床应用

创新技术	临床应用
纳米技术	纳米给药——纳米颗粒小于 20nm，具有亲水性，可穿过 BBB，增加药物到达靶目标的效率 纳米辅助诊断——理想的用于 AD 诊断的纳米颗粒应当能与 AD 的早期生物学标志物结合，具有荧光特性或磁性以便以无创检查方式显像
元宇宙	基于人工智能、XR 与脑机接口的临床应用价值 系统性综述表明，MCI 和痴呆患者使用 VR 和 ER 可以提供认知刺激和提高幸福感，进而改善患者生活质量
特医食品和营养配方	益生菌或益生元（如乳酸菌和双歧杆菌）可能通过抑制神经炎症预防 AD 认知功能损害 地中海饮食模式、MIND 饮食模式、Souvenaid、生酮饮食配方
声光电磁	研究证据支持神经振荡可以作为一个可靠的预测因子识别 MCI 患者是否有转化为 AD 的风险； 绘制使用各种脑刺激方法后的神经变化图，证实了 γ 带刺激在改善 AD 相关记忆障碍和神经病理学方面的神经保护作用
改良干细胞	动物研究结果表明，间充质干细胞来源的外泌体可以刺激室下区的神经发生，减轻 $A\beta_{1-42}$ 诱导的认知障碍，亦有干细胞药物 AstroStem 已商业化，干细胞治疗 AD 仍然存在一些问题有待解决，治疗价值仍值得进一步探索

第八节 儿童先天性心脏病精准防诊治

先天性心脏病（简称先心病）是胎儿胚胎发育过程中发生的心脏及大血管的结构畸形，我国资料显示先心病在活产婴儿中的发病率为 8.98‰，是最常见的出生缺陷，也是导致婴幼儿死亡的最常见的疾病之一。先心病病因复杂，涉及环境、遗传、表观遗传、营养和代谢等诸多因素，这些因素也使先心病表型及预后存在高度异质性。随着人类基因组学测序技术的革新、生物信息技术和大数据分析技术的发展，我国在先心病的病因及发病机制研究方面取得了新的突破，并将其应用于产前基因诊断和遗传学咨询。先心病的筛查和诊断时间节点前移至胎儿期及新生儿早期，筛查手段日趋完善。先心病的诊断和治疗新技术也突飞猛进，尤其是国内近年来进行的新手术器械研发和临床应用很多处于国际领先水平，使越来越多的先心病患儿通过外科手术和介入治疗获得良好预后。因此，将常规的临床和健康记录数据与先进的多组学数据及诊治新技术新方法结合起来，有助于开展精准的预防、诊断、治疗以及全流程的管理。

复旦大学附属儿科医院黄国英教授及团队从先心病的病因和发病机制、产前诊断、新生儿先心病筛查（图 4-20），以及先心病诊治新技术的研发与应用（图 4-21）四个方面进行阐述。病因和发病机制方面，随着基础医学研究进展，先心病相关研究在遗传、表观遗传、环境层面取得了新的突破，为进一步构建先心病精准医学提供了

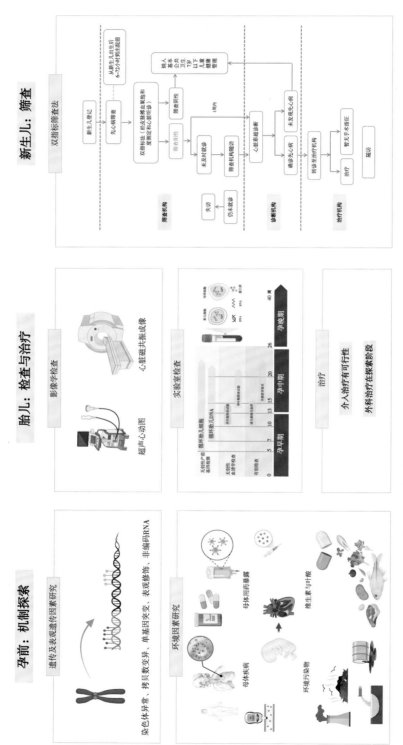

图 4-20 先心病的病因和发病机制、产前诊断、新生儿先心病筛查

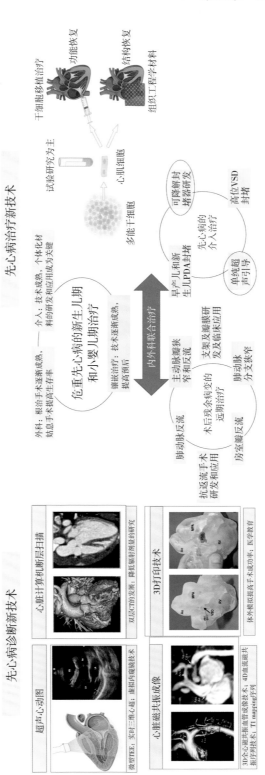

图 4-21　先心病诊断及治疗新技术

丰富的理论基础；产前诊断方面，先心病的产前诊断技术也得到了不断发展，逐步形成了产前、产后一体化诊治模式，从遗传学、影像学、环境学多维度提供计划充分的产科检查、新生儿分娩、产后治疗指导；新生儿筛查方面，准确、简便、低成本的经皮氧饱和度结合心脏杂音"双指标"筛查新方案目前已成为我国绝大部分省市的新生儿筛查项目，已经在研发的可减少筛查主观性的心脏杂音智能化采集成为今后发展的方向；诊治新技术方面，新诊断技术开发、新装置研发、新型治疗方式探索均取得了长足的进步，已有许多成果被应用于临床，有些则展现了潜在的转化应用价值。

一、先心病的病因及发病机制的前沿研究

1. 先心病发病的遗传因素研究进展

由于心脏发育受到特异细胞因子、诱导信号及核心转录因子构成的调控网络的多环节影响，任一环节的失调都可能导致先心病的发生。近年来，随着 CRISPR/Cas9 基因编辑技术和人胚胎干细胞定向心肌细胞分化技术的成熟，以及单细胞测序技术的发展，先心病的病因及发病机制研究取得了新的突破。

在转录及转录后调节层面，黄国英教授课题组发现了 QKI 基因及 SMYD4 为心脏发育中的关键基因。QKI 基因作为 pre-mRNA 选择性剪接的调控因子，可以通过调控 Z 线结构基因 ACTN2 等的 mRNA 可变剪切，对心脏发育成熟发挥重要作用；组蛋白甲基转移酶 smyd4 是一个关键的表观遗传调节因子，参与调节内质网介导的蛋白质加工和斑马鱼心脏发育的重要代谢途径。

在关键转录因子层面，研究表明 CTCF 对心脏的发育至关重要，能通过影响周围存在的心脏特异增强子的多个发育调节基因在心脏发育过程的转录调控网络中起重要作用。此外，Isl1 作为一种先驱转录因子在心脏发育中起着关键作用，能促进染色质重塑，在协调心脏发育和建立心肌细胞命运的表观遗传记忆中起着至关重要的作用。

在信号通路方面，Hippo 信号通路作为一个调控器官生长大小的重要信号通路，被发现能够抑制 Wnt 信号通路，限制心肌细胞增殖并控制心脏大小。而 Hedgehog 信号通路与纤毛运动高度相关，其相关基因的异常会导致内脏异位合并先心病的发生。

单细胞测序技术能够对每个细胞进行高分辨率及高测序深度的转录组分析，帮助研究心脏复杂精细发育过程。在小鼠模型，研究人员利用单细胞 RNA 测序和谱系追踪确定了心脏祖细胞中常表达的 Mesp1 基因在心血管谱系分离最早阶段发挥作用，并识别了一系列相关的分子标志物。在人类胚胎心脏，利用进行空间转录组测序，构建了完整三维心脏发育模型，证实神经嵴细胞对于心室流出道形成的重要作用。在干细胞领域，对多能干细胞诱导分化的心肌细胞进行单细胞测序，绘制了相应的细胞图谱，为精准医学的干细胞治疗提供参考。

2. 先心病发病的表观遗传因素研究进展

除编码心脏发育关键基因的序列本身外，表观遗传修饰调控也对其表达产生重要作用。越来越多的研究表明，进化上高度保守的心脏发育相关基因及信号通路的时空规律表达不仅受到自身编码序列的影响，也受到表观遗传修饰的调控，来确保其表达的有序。研究表观遗传调控在先心病发生发展中的作用，能够为先心病的病因研究及后续精准治疗提供理论基础。

在研究较为广泛的 DNA 甲基化和组蛋白乙酰化中，本课题组发现 TBX20 基因启动子区高甲基化通过影响 Sp1 转录因子的结合，影响自身基因表达，与法洛四联症的发生相关；NR2F2 启动子异常低甲基化促进了与 RXRα 的结合，激活 NR2F2 异常表达，也与法洛四联症发生相关。此外，研究表明，Tbx1 通过影响关键心脏分化转录因子 Mef2c 的前生心区特异性增强子的乙酰化水平，参与调节心脏发育；而组蛋白去乙酰化酶 HDAC3 能够通过组蛋白的去乙酰化调节表观基因组，也能在第二生心区以非去乙酰化酶依赖性方式导致 Tgf-β_1 的表观遗传沉默。

新近研究表明组蛋白甲基化修饰也在先心病发生中起重要作用，Kmt2d 作为一种 H3K4 甲基转移酶，心肌 Kmt2d 缺失导致增强子和启动子的 H3K4me1 和 H3K4me2 降低，进而调节一系列与心脏发育相关的基因；Chd7 与 H3K4 甲基转移酶复合物的核心成分 WDR5 的相互作用，能影响组蛋白 H3K4 甲基化，也与先心病发生发展存在关联。

在非编码 RNA 中，miR-592 等短链非编码 RNA 及 lncRNA-TBX5-AS1：2、Braveheart（Bvht）等长链非编码 RNA 也均被报道能调控相关基因表达影响心脏发育及先心病发病。

3. 先心病发病的环境因素研究进展

在人群散发样本研究中发现，即便携带了相同遗传学改变的个体，也会表现出明显的表型异质性，这一现象提示除遗传因素、表观遗传因素外，环境因素也一定程度参与了先心病的发病。因此环境暴露（外环境）和母体内环境（母体内分泌、代谢和营养）因素在先心病发生中的作用受到重视。以往环境因素与先心病的关系研究多数是以环境监测数据和出生缺陷监测数据或以问卷调查收集资料为基础，此类研究由于收集的信息不够准确和全面，研究结果可靠性和重复性相对较差。本课题组前期组建了目前国内最大样本的孕前父母 - 子代前瞻性队列（SPCC 队列），将通过积累大量临床信息及生物样本，为研究围孕期的环境暴露及遗传因素对子代先心病发生的影响提供宝贵的资源。

在环境致畸物中，目前研究表明锂、酒精、PM$_{2.5}$ 等常见的环境因素与先心病发病之间存在相关性，相关的致病机制研究也得到关注。例如，锂及酒精均可使经典 Wnt/β-catenin 信号和其介导的转录调节因子 Hex 和 Islet-1 失调，进而影响在早期心脏发生过程中的基因网络，导致先心病的发生；服用适量叶酸可以降低锂及酒精等环境致畸物导致的先心病发病风险。而双酚A（BPA）暴露可能通过影响CnAβ-DRP1信号导致线粒体异常分裂和ATP生成异常，损害心肌细胞，且这种效应存在性别差异。

在内环境方面，母体疾病（如妊娠期糖尿病、肥胖）、用药暴露、感染等因素也会通过改变子宫环境而影响胚胎发育。这些因素会导致致畸物质的积累，如葡萄糖或苯丙氨酸。另外，母体疾病可以更直接地改变子宫环境，如母体体温过高。此外，尽管在全球范围内向育龄妇女推荐围孕期补充叶酸以预防其后代的神经管缺陷，叶酸补充与先心病的关系仍需要更多的多中心队列研究来提供准确的结论；有研究显示围孕期补充叶酸，能够降低先心病的发病率，但其生物利用度受FIGN及MTHFR等基因的调控而呈现个体差异。因此调控环境因素时，应该引入精准医学的概念，例如补充叶酸可能需要针对个体进行量化。

二、先心病的产前诊断及遗传咨询

先心病发病机制研究的快速进展，以及人类基因组学测序技术的革新和组学大数据的发展，为先心病的早期诊断和遗传咨询提供了坚实的基础，因此先心病的筛查和诊断时间节点自然地前移至胎儿期，筛查手段也与先心病的病因学研究并轨，在普及影像学筛查的同时，进行遗传病因层面、孕期环境因素层面的检测和分析。

中国妇幼健康事业发展报告（2019）指出，随着政策制度和服务链条的不断完善，我国逐步实现了从胎儿到生命终点的全程健康服务和保障，全国产前检查率也稳步提高，由1996年的83.7%上升到了2018年的96.6%。在此背景下，先心病的产前诊断技术也得到了不断发展，逐步形成了产前产后一体化诊治模式。除了传统的胎儿超声心动图，多种先进的胎儿影像技术拓展了胎儿心脏结构和功能的评价；胎儿心电图和快速心电地形图的发展和应用，使得对胎儿心律的评价得到了加强。此外，产前基因检测技术，如采集羊水、脐血或母体血液进行染色体核型分析及各层面的基因检测技术进行遗传因素分析，以及外环境、母体内环境致畸因素分析也迅速发展。影像学检测联合遗传与环境因素分析，可从多维度对胎儿先心病进行宫内筛查和诊断，协助临床医师更好地判断胎儿预后，为孕妇及其家属提供准确的咨询建议和再发风险评估，并为孕妇及孩子提供计划充分的产科检查、新生儿分娩、产后治疗等全方位保障，甚至为某些特定病例开展宫内治疗，大大提高患儿存活率及长期生存质量。

1. 先心病产前遗传学筛查与诊断

遗传学筛查和诊断可以识别高风险孕妇，进而开展有效的妊娠干预（如胎儿手术或选择性终止妊娠）。在过去10年中，产前基因筛查迅速发展，筛查方式也从传统的侵入性方法（例如羊膜穿刺术或绒毛取样）逐步演变为基于孕妇血液采样的非侵入性方法。但在临床实践中，采集母体血液进行无创性产前基因检测（noninvasive prenatal testing，NIPT）能否取代有创性产前诊断的问题仍未完全得到解决。目前，羊膜穿刺术或脐带穿刺术结合染色体分析仍是诊断胎儿染色体疾病的金标准。

遗传学筛查包括染色体检测、非整倍体检测、拷贝数变异分析、全外显子测序（WES）、靶向二代测序（tNGS）、全基因组测序（WGS），以及产妇血液循环中的胎儿生物标志物及表观遗传学分析。对于胎儿超声心动图或 MRI 检查明确胎儿心脏或大血管发育异常的病例，应建议孕妇进行羊水（或绒毛）穿刺和常规染色体核型分析，或者进行更进一步的基因相关分析。NIPT 的母体循环胎儿 DNA 测序也可作为非整倍体的筛查工具。随着测序技术的进步，DNA 检测长度的增加，人们将可以通过单次检测同时可靠地检测单核苷酸多态性和拷贝数变异。NGS 可以捕获与感兴趣疾病相关基因的特定区域，与 WES 相比，其成本更低，测序时间更短（检测周期为 3 周），变异的解释也更为简单，便于及时进行产前干预。产妇血液循环中的胎儿物质，如 DNA、RNA、miRNA、lncRNA、蛋白质能在一定程度上揭示胎儿的发育特点，研究其与先心病的相关性将有望找到先心病的早期非侵入性生物标志物。

作为产前诊断领域的创新技术，NIPT 有望改变 21、18 和 13 三体的产前筛查方式。在低危和高危女性中，NIPT 对这些常见染色体异常检测的敏感性和特异性均优于妊娠早期筛查（FTS），尤其是非侵入性，增加了其在产前筛查中的应用。但单独进行 NIPT 具有潜在的缺点，例如可能会遗漏在妊娠早期超声检测到的严重结构异常和可能通过 FTS 检测到的非典型染色体异常。目前产科医生纳入 NIPT 的方式包括：单独进行 NIPT，NIPT 与胎儿颈项透明层（nuchal translucency，NT）测量或 FTS 组合筛查，以及在不同的 FTS 指标下将 NIPT 作为偶然性测试。这些方法中的每一种都有其各自的优势与劣势，需要积累更多经验制订 NIPT 纳入产前筛查的最佳方式的共识。

NIPT 是基因测序在生育健康领域的临床应用，据 IMARC 集团估计，2020 年全球 NIPT 市场规模达到 21.3 亿美元。展望未来，预计到 2026 年市场价值将达到 39.1 亿美元，在预测期内（2021—2026 年）将以 10.70% 的复合年增长率增长。由于生命科学和医疗保健行业的技术进步，在 NIPT 市场中运营的领先企业前景利好。除此之外，随着孕产妇年龄的增加，致命的妊娠并发症（包括流产的高风险）发生率升高，再加上对非侵入性方法的偏好，全球对 NIPT 的需求日益增长。全球 NIPT 行业包括：安捷伦科技公司、贝瑞基因有限公司、华大基因有限公司、欧路科技集团、罗氏公司、通用电气公司、Igenomix、Illumina、Natera、珀金埃尔默公司、赛默飞世尔科技公司和 Yourgene Health Plc。我国 NIPT 的发展也很迅猛，1997 年，我国香港中文大学李嘉诚健康科学研究所的卢煜明（Dennis Ming Yuk Lo）教授发现了孕妇外周血中存在游离的胎儿 DNA，并发展出了一套新技术来准确分析和度量母亲血浆内的胎儿 DNA，是 NIPT 的奠基人。2005 年，第二代测序技术出现，可检测胎儿性别、染色体比例情况，NIPT 进入稳定发展阶段。自 2014 年起，华大基因、达瑞生物、博奥生物等公司 NIPT 产品陆续获得我国药监局认证，产前 NIPT 进入快速发展阶段。目前，华大基因和贝瑞基因成为龙头企业，并且在国家和地方对 NIPT 的政策推动下，NIPT 产品普及增速，整体平均渗透率将超 50%。NIPT 的主要用户是育龄产妇，尤其是高龄产妇。我国高龄产妇占比约为 15%，NIPT 渗透率在 65% 左右，而非高龄产妇 NIPT 渗透率在 35% 左右，整体平均渗透率约为 40%。NIPT 平均价格约为 1 400 元，因此可以大致预测我国 NIPT 市场规模约为 70 亿元。随着技术升级，NIPT 市场还有较大的开发空间。在未来，我国 NIPT 的覆盖率将不断提升，技术进一步加强；相关政策将得到进一步完善，NIPT 的产品与服务也将更加丰富。

2. 先心病产前影像学诊断的发展与突破

孕早期胎儿影像学筛查方法主要有胎儿超声 NT 和静脉导管血流测量以及胎儿超声心动图。研究表明，NT 厚度增加与胎儿先心病有显著关联，用 NT 的第 99 个百分位数作为孕早期胎儿超声异常的指征，可发现约 30% 的先心病。将 NT 筛查与静脉导管血流测量相结合，可进一步提高先心病的早期预测能力。20 世纪 90 年代末，经腹超声心动图开始逐渐应用于早孕后期先心病的筛查。目前高频、高分辨率超声探头的可用性、信号处理技术的改进和放大技术彻底改变了对早期妊娠胎儿心脏的评估现状，许多中心可以在妊娠 11 周时进行胎儿超声心动图检测。早期胎儿超声心动图可能漏诊潜在进展性病变（如房室瓣反流）并具有一定的诊断局限性，建议在妊娠第 18 ～ 22 周进行随访。

孕中期及以后胎儿影像学检查的方法和内容更加丰富，通过整合及应用不同类型的胎儿超声心动图检查，并结合其他诊断工具，如胎儿 MRI 和母体高氧试验（预测胎儿肺动脉高压），可以提高先心病产前诊断的检出率。目前孕中期胎儿超声心动图规范化检查包括二维超声、M 超和多普勒等方法，随着我国产前诊断技术的发展，国内的孕中期胎儿超声心动图检查规范已日益完善。对于心脏结构复杂的胎儿，由于二维超声的局限性，实时三维超声心动图成为一种理想的检测方法，其具有可重复、操作简单、方便等优点，可动态、立体获取胎儿心脏复杂结构信息，经三维重建，为医生提供清晰的胎儿心脏立体解剖图。而在三维超声的基础上加入了第四维时间矢量的四维超声，使用矩阵阵列传感器技术实时获取体积数据，使用时空图像相关性消除运动伪影，因此可使用完整的四维数据集对整个心脏进行序贯评估，进一步扩展了宫内评估心脏形态和功能的能力。除超声检查外，胎儿 MRI 检查也是近年来日益发展的一项产前影像技术，可观察胎儿心脏及大血管解剖结构，量化胎儿心腔和大血管内血流量，测定胎儿血氧饱和度和血细胞比容。在过去的 15 年中，胎儿心脏 MRI 已从静态、单次成像转变为胎儿心脏和周围血管系统的多维、运动容忍和高分辨率动态成像。胎儿 MRI 中国专家共识指出，对于产前超声怀疑结构异常但不能明确，或错过超声筛查适宜时机的孕晚期胎儿，MRI 可作为一项重要的辅助检查手段（检测时间窗为孕期 20 ~ 40 周）。

除胎儿心脏结构畸形外，近年来胎儿心功能的产前评估亦受到重视。除了传统的 M 超、血流多普勒超声评估外，彩色组织多普勒成像可定量评估心肌运动，二维斑点追踪技术量化心肌变性，四维时空关联成像（STIC）可测量心室容积，更准确地计算心排血量和射血分数。胎儿心脏 MRI 则可能在多个平面上提供胎儿心脏的高分辨率图像，并产生比超声更高分辨率的容积数据集，从而定量评估心脏功能和心腔容积。这些新型影像技术为胎儿先心病的产前诊断提供了更为细节的血流动力学和心功能参数，从而有助于更精确地进行产前诊断、妊娠咨询和围生期监护处理。

三、新生儿先心病筛查

在发达国家，先心病的产前检出率为 30% ~ 60%，即使在医疗保健覆盖率很高的国家，先心病的总体产前检出率也未超过 60%。因此，在新生儿期筛查危重先心病已成为许多国家的共识，美国、加拿大、德国、西班牙等越来越多国家已经将采用脉搏血氧饱和度测量（POX）筛查新生儿危重先心病列为新生儿疾病筛查的常规项目之一。但单纯 POX 测量不能及时发现无明显低氧血症但严重的先心病，如严重的左心梗阻性病变以及大的左向右分流类病变。另外，高原环境下的筛查阳性阈值应低于低海拔地区，但目前尚未建立不同海拔地区脉搏血氧饱和度测量筛查危重先心病的阈值。

2018 年前，我国许多地区也曾先后开展了先心病筛查工作，但缺乏统一、简便、易行的先心病筛查方案，且筛查的目标人群不是针对新生儿。2011—2014 年，本课题组开展了两项多中心、超大样本的前瞻性研究，建立了准确、简便、低成本的 POX+ 心脏杂音"双指标"筛查新方案，解决了国际上采用的 POX 筛查检出率低的问题。同时，项目组在国际上率先建立了基于信息化管理的筛查 - 诊断 - 治疗 - 随访体系。基于云架构、通过移动端 APP 和计算机端（www.nchd.org.cn）的新生儿先心病筛查信息管理系统，建立了筛查、诊断、治疗、随访全流程的综合干预体系，为开展新生儿先心病筛查提供了强大的技术支撑。该筛查方案和体系于 2016 年率先在上海推广应用。2017—2020 年，上海市约 67.7 万名新生儿接受新生儿先心病筛查，筛查率超过 99.40%，2 700 多名新生儿被确诊先心病，其中 650 余名危重先心病患儿接受手术，成功率 94.2%；上海市婴幼儿死因中先心病占比从 2016 年的 25.93% 降至 2020 年的 17.02%，婴儿死亡率逐年下降。

2018 年 7 月，国家卫生健康委妇幼司在通过广泛调研论证的基础上，在全国 24

个省（区、市）启动实施了新生儿先心病筛查项目。2019年1月—2021年8月，新生儿先心病筛查项目覆盖范围已扩大至全国28个省（区、市）222个市（地、州、盟）1 528个县（市、区、旗），合计筛查863万余人，筛查率达87.66%，且筛查率呈逐年稳步提升趋势，34 000多名先心病患儿得到及时诊治。

我国新生儿先心病筛查项目已成为继新生儿遗传代谢疾病和新生儿听力筛查后第三大新生儿疾病筛查项目。心脏杂音的智能化采集是今后发展的方向，可减少筛查的主观性。此外，也需要开展多中心研究明确中高海拔地区新生儿脉氧的阈值。

四、先心病诊断和治疗进展

1. 先心病的诊断新技术

（1）超声心动图新技术：随着组织多普勒显像、应变与应变率显像、斑点追踪技术、实时三维超声、速度向量显像等技术的运用普及，通过超声心动图评估心室整体和节段收缩舒张运动、心室相互作用、心肌生物学特性分析等得以实现。同时，探头设备小型化能够允许对2.5kg以下婴儿进行三维经食道超声心动图（TEE）检查，大大提高了复杂危重先心病手术的准确率和成功率。

（2）心脏磁共振成像：近年来发展的血流分析技术能够获得以往心导管检查才能获得的参数，包括每搏心排血量、心排量、体循环和肺循环血流比、瓣膜狭窄程度、反流指数等。4D血流磁共振序列是近年来研发的新技术，能够从一次扫描中获得心血管系统流速编码电影，且后期在工作站上可以从任意时间、位置和角度测量血流流量等参数，简化先心病MRI操作流程。

（3）虚拟内镜技术：虚拟内镜技术被广泛用于静态空腔脏器的评估，主要依赖于CT、MRI等图像后处理技术。实时三维心超技术发展和三维TEE探头的发展使得实时的TEE虚拟内镜在介入手术中获得真实运用场景。飞利浦EchoNavigator结合了实时X线和三维超声引导，通过DSA球管与TEE联动而实现同角度成像，可同时获得心导管和封堵器的实时投影和三维空间位置，提高结构性心脏病介入治疗效率和安全性。

（4）3D打印技术：3D打印技术可用于复杂先心病的诊断和体外手术模拟。近年来阜外医院通过3D打印技术应用动脉导管未闭（PDA）封堵器进行下腔型房间隔缺损（ASD）经皮导管封堵术。该技术同样适用于冠状动脉瘘、乏氏窦瘤破裂等伴有复杂解剖的介入治疗，以及经导管主动脉和肺动脉瓣植入术和复杂的血管支架置入术。

3D打印技术应用于复杂先心病诊治的外科领域报道更为多见，例如右室双出口、主动脉弓离断、大动脉转位和永存动脉干等的辅助诊治，可在术前显示真实的腔内和血管的三维结构，提高手术的成功率。

2. 先心病治疗新技术

（1）胎儿先心病治疗

1）胎儿先心病介入治疗：胎儿先心病介入手术近年来在国内取得突破性发展，技术已覆盖国际胎儿介入治疗的主要疾病，并于 2019 年制定了适合国情的胎儿先心病介入治疗专家共识，将为我国逐步推广该技术提供依据。①胎儿肺动脉瓣成形术（FPV）：2016 年 9 月广东省人民医院与国外专家合作完成了国内首例 FPV。2018 年 6 月上海儿童医学中心与复旦大学附属儿科医院合作完成 1 例 FPV，实现由国内医生团队独立完成胎儿介入手术的突破。随后青岛市妇女儿童医院团队也独立完成多例 FPV。手术适应证为三部分右心室且生后有望非单心室结局的胎儿。干预时机多数为孕 32 周前（国内 26 ～ 29 周）。②胎儿主动脉瓣成形术（FAV）：2018 年上海新华医院专家团队为 1 例先天性重度主动脉瓣狭窄胎儿进行 FAV，实现国内技术突破。手术适应证为进行性左心室发育不良。手术时机多建议在孕 20 ～ 26 周。③胎儿房间隔造口术（FAS）：限制性心房间分流和肺静脉高压为手术适应证。FAS 干预时机多为孕 16 ～ 24 周。2018 年青岛市妇女儿童医院团队为 1 例左心发育不良胎儿实施房间隔球囊造口术，虽然随访显示手术效果欠佳，但为该技术在国内开展积累了经验。

2）胎儿先心病外科治疗：外科治疗胎儿先心病尚处于研究探索阶段，目前主要有胎儿镜手术、胎儿体外循环手术和产时胎儿宫外心脏手术三个主要方向。目前仅有的报道为胎儿镜引导下放置心脏起搏电极治疗胎儿心律失常。胎儿体外循环手术目的在于对胎儿心脏畸形实施宫内解剖纠治，但该技术尚处于动物实验阶段。产时胎儿宫外心脏手术已经成功用于胎儿心房肿瘤、心包肿瘤和心包填塞等的治疗，但体外循环下心内解剖纠治尚未见报道。

（2）危重先心病的早期治疗：危重先心病主要包括动脉导管依赖型先心病和部分青紫型先心病，这些疾病的循环维持依赖于动脉导管或卵圆孔等生命通道，一旦关闭生命通道，则多数在婴儿早期发生循环衰竭。目前绝大多数危重先心病在婴儿早期即可获得根治。

1）外科治疗：介入治疗和杂交手术的发展使外科干预方式有了更多选择。此外随着手术技术提高，以往需要分期手术的复杂畸形可在新生儿或婴儿早期获得根治。①根治手术：近年国内新生儿期一期根治手术的实施数量明显提高，对完全性大动脉转位在新生儿期行大动脉调转术已在国内儿童心脏中心开展，部分先进中心已经可对 2 000g 左右的早产儿生后立即进行手术。梗阻型完全性肺静脉异位引流的新生儿期手术成功率也有显著提高。法洛四联症的手术时间也逐渐提前，在 3 个月龄之前获得的根治也可达到良好预后。②姑息手术 / 分期手术：新生儿期无法根治的危重型先心病均需要进行姑息手术。包括肺缺血型先心病的体肺分流术和肺充血型先心病的肺动脉环缩术。目前，使用 Gore-Tex 人工管道进行改良 B-T 术是最常使用的体肺分流术式。随着手术器械的发展，可扩张型环缩带近年也被广泛应用，后期应用高压球囊扩张环缩部位能解除环缩，可简化手术流程和减少血管瘢痕。

2）介入治疗：介入治疗新生儿危重先心病具有创伤小和避免多次开胸手术的优势，为后续外科治疗争取时间和创造良好手术条件。目前房间隔造口术、PDA 支架置入、肺动脉瓣球囊扩张成形术（PBPV）、主动脉瓣球囊扩张成形术（PBAV）和主动脉缩窄（COA）球囊扩张成形术已在新生儿期得到广泛开展。随着技术的进步，目前对于右室发育良好的合并室间隔完整（IVS）的重度肺动脉瓣狭窄（PS）或肺动脉瓣闭锁（PA）患儿，绝大多数可在新生儿期接受 PBPV，部分联合 PDA 支架置入，极大延迟甚至避免外科手术。此外，支架置入术治疗严重的长段主动脉缩窄能够减少外科手术风险和人工血管使用，复旦大学附属儿科医院团队已顺利开展 2 例心力衰竭合并严重高血压的中间主动脉综合征婴儿患者的支架置入，预后良好。外科方法进行血管环缩容易造成管腔狭窄和瘢痕形成，而介入方法能够直接进行压力测量和血流动力学参数研究，进行肺血流限制具有理论优势。但是目前为止，以往通过介入方法实行的血管内肺动脉环缩术均有较多并发症和不良预后，该技术仍然处于动物实验中，研究合适的器械和释放途径是目前研究的重点方向。

3）内外科镶嵌治疗：对于一些复杂先心病，介入技术的微创优势与外科手术的适应证优势相互结合，这种模式已经成为先心病治疗的趋势和发展方向。如新生儿或小婴儿 COA 合并室间隔缺损（VSD），PA/IVS，左心发育不良综合征和合并粗大体肺侧枝的复杂发绀型先心病，都可通过内外科结合的方式减少单纯开胸手术的创伤，并增加手术成功率。

（3）常见先心病的介入治疗进展：在常见先心病介入治疗技术日趋成熟，治疗病种也相对固定的情况下，新型手术方式的探索和新装置的研发将成为近几年的研究热点。

1）早产儿和新生儿 PDA 封堵：以往受限于器材，经皮 PDA 封堵术要求患儿年龄 >4 个月，体重量 >5kg。随着雅培公司 ADO Ⅱ AS 封堵器和血管塞（Ⅰ代和Ⅱ代）的应用，国际上认为对于体重 700g 以上，PDA 内径 <4mm 的早产儿行封堵治疗安全有效，但 ADO Ⅱ AS 封堵器尚未在国内批准应用。

2）高位 VSD 封堵术：随着 ADO Ⅱ 封堵器的运用，嵴内形 VSD 通过介入封堵治疗比例大幅提高。以往认为嵴上型 VSD（双动脉瓣下型）是介入治疗禁忌证，近年来我国大陆及台湾地区均有封堵成功报道，对主动脉瓣影响还需进一步随访。

3）可降解封堵器的研制及应用：国内完全可降解封堵器的研发和临床应用走在世界前列，国外尚无完全可降解封堵器应用于临床的研究报道，深圳先健公司左旋聚乳酸（PLLA）ASD 封堵器正在进行全国多中心临床试验，有望获得成功并上市。

4）单纯超声引导经皮介入治疗先心病：北京阜外医院的单纯超声引导经皮介入的成功率达 99%，病种包括 VSD、PDA、AS、二尖瓣狭窄、PS、COA 等，这项技术将来有望获得更广泛的应用。

（4）先心病外科术后残余病变的治疗进展

1）术后瓣膜功能不良的治疗

①肺动脉瓣反流（PR）：以法洛四联症为代表的复杂先心病外科手术后常见的并发症。严重 PR 可以导致右心衰竭、恶性心律失常甚至猝死等，绝大多数需要再次进行外科手术，病死率较高。经皮肺动脉瓣置换术（TPVR）是最早应用于临床的经皮瓣膜置换技术，我国自 2013 年完成首例 TPVR 以来，多个中心已陆续开展，共完成了近百例手术，在技术规范、器械创新等层面取得了创新和进展。目前国际上的 TPVR 球扩瓣膜系统主要包括 Medtronic Melody 瓣膜和 Edwards Sapien 瓣膜。针对右室流出道扩张的患者，我国自主研发了自膨胀 TPVR 瓣膜系统，包括杭州启明医疗的 Venus-P 瓣膜和北京迈迪顶峰的 PT-Valve 瓣膜，均取得良好疗效。TPVR 由于需要较粗的鞘管引入，多用于年长儿和成人病例。对于小年龄患儿仍然需要外科手术，复旦大学附属儿科医院心血管中心研制的肺动脉带瓣外管道在治疗该类患儿中取得了较好的近远期疗效，有很好的转化前景。②主动脉瓣病变：Ross 手术和大动脉调转术后患者远期可能出现主动脉瓣反流情况，传统治疗方法是进行主动脉瓣机械瓣膜置换手术。当前手术技术力求将此类患者 AR 发生时间推迟至成人期特别是中年以后，届时经皮/经心尖部主动脉瓣置换术（TAVI）将为此类病变的处理提供更加微创和安全的治疗方案。TAVI 目前是老年 AS 患者的一线治疗手段，我国 TAVR 发展相对缓慢，2010 年 10 月 3 日开展了首例 TAVI，但自 2017 年两款国产瓣膜（Venus-A 和 J-Valve）上市以来，我国 TAVI 进入快速、全面发展阶段。③房室瓣反流：房室瓣反流病变在外科术后尤为常见。近年来成人经皮三尖瓣置换手术（TTVI）的开发成为治疗前沿。TTVI 可避免复杂先心病患者反复开胸手术，具有广泛的应用前景，但先天性心脏病房室瓣解剖复杂，器械放置难度颇高，目前 TTVI 仍未得到广泛应用，尤其是在儿童患者。

2）术后分支肺动脉狭窄：以往通过球囊扩张或成人外周血管支架置入术进行治疗，术后再狭窄和再干预概率高。由上海儿童医学中心领衔的联合研究团队研制出了钴基合金材料的球囊扩张型肺动脉专用支架，针对肺动脉结构特点设计，在不影响支撑强度的条件下增加了支架的柔顺性，是目前国际上唯一获批且上市的用于肺动脉狭窄的支架，并取得了较好的临床效果，其小巧的输送系统也更加适用于小年龄患儿，并可随着年龄增长进行再扩张治疗。

3. 干细胞治疗在儿童先心病中的应用

干细胞是一类具有分化为特定细胞类型的祖细胞。胚胎干细胞是一种高度未分化细胞，它具有发育的全能型，能分化除成体动物的所有组织与器官，但是移植胚胎干细胞有可能形成胚胎瘤，所以通常认为应先将胚胎干细胞诱导分化再进行移植。

先心病中的干细胞治疗，主要聚焦于将干细胞靶向特定心脏区域，使其达到修复心脏结构或者功能的作用。在干细胞移植治疗中，由于先心病发病机制复杂，干细胞治疗在结构性畸形中的应用仍较少，目前研究多集中在先心病导致的心功能下降修复（如左心发育不良综合征分期手术后及法洛四联症根治术后的右心室功能减低）及组织工程学材料的研发。Hidemasa 研究团队在一年半的随访中发现，冠状动脉内输注自体心肌球源性干细胞的左心发育不全综合征术后儿童，表现出更高的右室射血分数。同时有研究将人属的心源中胚层细胞输注进入法洛四联症模型猪中，发现心肌纤维化程度有所降低。目前仍处于实验研究阶段。

在组织工程学重建材料领域，有研究团队进行了早期尝试，例如在模型羊的右室流出道部位，植入由羊的内皮细胞和骨髓间充质干细胞覆盖的支架材料，发现无明显并发症（如狭窄或动脉瘤样改变）；利用体外分化的多能干细胞诱导分化心肌细胞覆盖在生物材料上，并植入猪缺血心肌部位，发现能明显提高左心室收缩功能缩小缺血面积。

总之，过去 10 年，先心病的病因和发病机制、产前诊断、新生儿先心病筛查以及先心病诊治新技术的研究均取得了长足的进步，有许多成果已经被应用于临床，有些则展现了潜在的转化应用价值，该领域的技术研发和成果转化应用促进了儿童先天性心脏病精准防诊治工作。

第九节　传染病精准诊疗进展

传染病领域精准诊疗相关的基础研究与临床应用进展研究为创新技术与临床应用相结合的产业化发展提出建议。报告分为四个部分：一是汇集国内外较为权威的最新统计与测算数据，介绍全球及我国传染性疾病的流行情况及其造成的疾病负担。二是阐述了过去五年传染病基础研究领域的前沿技术重大突破。报告基于医学信息学研究思路，通过情报学方法系统性检索、清洗并梳理文献，遴选传染病学基础研究领域近五年来前沿技术的重大突破，并从病原学研究和药物、疫苗靶点发现及筛选两个重点方向进行解读。三是传染病精准防诊治的创新技术和临床应用进展。报告结合国际前沿研究与临床实践经验，针对传染病精准防 - 诊 - 治的具体环节，阐述临床应用的重要创新技术，包括精准预防阶段的疫苗与疫苗策略、传染病流行病学大数据利用等实施路径，精准诊断阶段的宏基因组二代测序、核酸检测、人工智能等技术手段，精准治疗阶段的靶向抗病毒药物、宿主导向抗菌治疗、治疗药物监测等临床策略；介绍了以生物样本库、大数据平台和生物信息学为主的精准诊疗技术支撑体系，并进一步梳理了我国重点关注的新型冠状肺炎、结核病、新发及急性传染病等领域的精准诊疗创新技术应用现状。四是创新技术与临床应用相结合的产业化发展。根据前述内容，为我国传染病精准诊疗领域的创新技术与临床应用相结合的产业化发展提出建议，归纳了分子诊断技术、临床辅助决策支持系统、传染病智能预警与溯源系统等创新技术的发展现状、发展前景及发展策略。

一、传染病流行病学信息及经济负担

传染性疾病一直是危害人类健康的重要疾病，近年来，新发传染病不断出现，常造成形势严峻的大流行，2003 年暴发的传染性非典型肺炎（严重急性呼吸道综合征，SARS）引起全球关注。自世界卫生组织 2005 年设置国际关注的突发公共卫生事件（Public Health Emergency of International Concern，PHEIC）机制以来，已宣告 6 次，分别为 2009 年甲型 H1N1 流感大流行、2014 年脊髓灰质炎病毒的国际传播、2014 年西非埃博拉疫情、2016 年寨卡病毒感染、2018 年刚果金埃博拉疫情以及 2020 年 COVID-19 疫情。《2021 世界卫生统计报告》称 COVID-19 已成为全球的主要死因，造成了巨大数量的人口额外死亡。

我国于 2020 年对 COVID-19 造成的疾病负担进行研究，计算了 2019 年 12 月至 2020 年 3 月武汉市不同年龄组人群新冠肺炎的发病率、就诊率、住院率和死亡率，估计了 COVID-19 的临床严重性；还以无 COVID-19 流行的往年同期流感样病例的就医负担、严重急性呼吸道感染和肺炎的住院负担为参照，定量估算了 COVID-19 对医疗服务系统的冲击，结果表明 COVID-19 负担比 2009 年流感大流行或季节性流感高，临床严重程度与 1918 年流感大流行相似（图 4-22）。

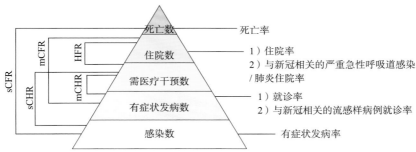

sCFR：symptomatic case-fatality risk，有症状病人的病死风险
sCHR：symptomatic case-hospitalization risk，有症状病人的住院风险
mCFR：medically attended case-fatality risk，就诊病人的病死风险
mCHR：medically attended case-hospitalization risk，就诊病人的住院风险
HFR：hospitalization-fatality risk，住院病人的死亡风险

图 4-22　COVID-19 的严重程度和分析方法示意图

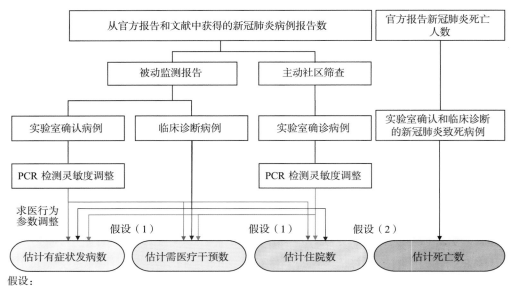

假设：
1）在基线分析中，鉴于医疗卫生系统没有超载，假设社区普遍筛查中发现的一部分轻症病例，以及所有普通型至危重症病例最终都会就医。并假设来自监测系统的病例具有与他们相同的求医行为；
2）在基线分析中，所有普通型/重症/危重症新冠肺炎病例都需要住院治疗，而轻症病例则不需要住院治疗。

图 4-22　（续）

二、传染病基础研究领域的前沿技术重大突破（2016—2021年）（图4-23）

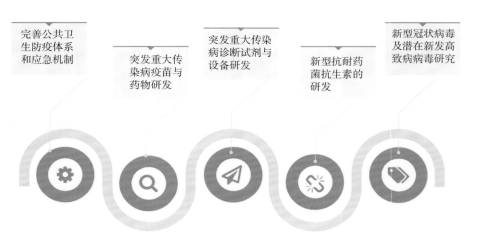

图 4-23　传染病重大技术突破的五方面

1. 重大传染病及潜在新发传染病病原学研究

病毒、细菌、寄生虫、真菌等病原体构成重大传染病流行的风险持续存在，伴随着现代人类生活方式的改变和交通工具的发展，特定区域的传统传染病在新的地理区域出现造成再发流行。约有75%的引起人类重大危害的新发传染病来自跨物种传播，各地陆续发现的一些新发传染病提示感染事件暴发地区未必是病原体起源地，研究病原体结构与序列、寻找与病原体存在地理和生态联系的物种，是确定传染病源头与中间宿主的关键环节。目前已知有 7 种冠状病毒可感染人类，有关病毒起源、结构、进化、变异规律，病毒增殖和感染的生命活动规律及免疫保护机制，病毒物种间传播等的研究不断涌现。

病毒的基因组不断产生适应性变异以提高传播能力和降低致病性，常形成新的流行毒株，为降低其对人类的威胁性与危害性，需要对传播能力强、高致病性的传染病病原体的致病机制展开深入研究与揭示。

2. 关键传染病药物、疫苗靶点发现及筛选

药物靶点包括基因、受体、酶、离子通道、转运体、核酸等，是药物与人体作用的结合位点，通过药物与位点的结合实现药物的治疗作用。高内涵药物筛选技术（high content screening，HCS）采用高分辨率的荧光数码影像系统，在筛选样品时可以保持细胞结构和功能完整性，筛选效果优于高通量药物筛选；计算机虚拟筛选技术减少实验的盲目性，缩短先导化合物的周期，提高发现概率。

抗病毒药物的作用靶点包括抑制病毒进入、抑制病毒 DNA 或 RNA 合成、抑制病毒复制过程或抑制复制相关的关键蛋白酶以及抑制病毒组装与出芽释放等。由于新发病毒性传染病发现时间短，临床上尚缺乏特异性高、毒性小的抗病毒类药物，小分子药物对治疗病毒性传染病存在巨大潜力。利用天然产物库或上市药物库中的合成化合物筛选抗病毒活性物质，具有研发时间短、开发成本低等优势，有助于解决新发传染病病原体感染机制不明情况下药物研发的盲目性。

受到病原菌耐药和不明原因细菌感染带来的压力，新型抗菌药物的研发策略一直是热点话题。从降低细菌致病因子和细菌合成的角度来发现药物靶点和靶点群，利用特洛伊木马策略和代谢云干预策略，修饰特异性的代谢位点，有助于更好地发现潜在药物靶点和开发先导化合物。近年来，为了治疗耐药菌引起的感染，针对耐药相关的关键酶设计的酶抑制剂也成为药物开发的热点，系列新型的抗菌药物均属于抗生素与酶抑制剂的复合类抗菌药物。

在疫苗出现之前，人类在与传染病斗争的历史中丧失了无数生命，目前约 2/3 的传染病已经研发出相应疫苗，但仍有约 20 余种疾病如疟疾、丙型肝炎、HIV、登革热等缺少有效疫苗。SARS-CoV-2 引起的新冠肺炎暴发以来，以 mRNA 疫苗为代表的核酸疫苗与腺病毒载体新冠疫苗等新型疫苗开始大范围被用于预防新冠肺炎的感染，标志着核酸疫苗与病毒载体疫苗开始被广泛用于临床。此外，基于蛋白质疫苗的反向疫苗学近年来也成为研究热点，反向疫苗学颠覆了传统的巴斯德疫苗学方法，并不针对蛋白质进行候选疫苗的研究，而是利用计算机技术结合生物信息学软件对病

原体的基因组信息进行分析，从基因推导的蛋白序列中预测和筛选可用的蛋白候选疫苗，比传统的疫苗学方法更为安全可靠。在结核病、丙型肝炎、布鲁菌、HIV、梅毒螺旋体等多种病原生物疫苗研制中都开始了反向疫苗学研究。

三、传染病精准防诊治的创新技术和临床应用进展（图 4-24）

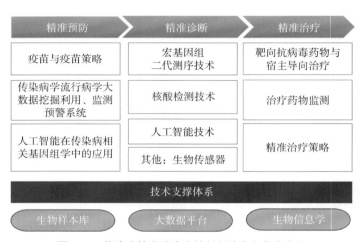

图 4-24　传染病精准防诊治的创新技术和临床应用

1. 传染病精准预防

（1）疫苗与疫苗策略：疫苗接种是预防、控制传染病的有效策略，在降低人群病死率、重症率、延长预期寿命等方面发挥了重要作用，精准预防至少包含以下两个要点：①多种技术路线在传染病疫苗中的应用。新兴技术逐步在传染病疫苗中显现价值，其中以核酸疫苗技术和重组病毒载体疫苗技术适用范围最广、发展最迅速。②在疫苗研发与疫苗策略中体现精准医学理念。疫苗的精准设计要求加强对传染病病原体、免疫应答机制的基础研究；临床试验方案的精准设计有助于充分探索疫苗的生物学特性，针对新冠病毒、寨卡病毒等的候选疫苗，为指导制订不同人群的疫苗策略提供证据。

（2）传染病学流行病学大数据挖掘利用、监测预警系统：传统传染病监测预警方法存在监测信息互通局限性问题，造成"数据孤岛"、预警时间滞后或能力缺失现象发生。目前国内外用于传染病预测预警的统计学模型主要有时间序列模型、灰色系统理论、ARIMA 模型等，基于大数据的监测预警系统主要包括 4 种思路（图 4-25）。

2. 传染病精准诊断

（1）宏基因组二代测序技术：下一代基因测序（next generation sequencing，NGS），又称高通量测序或大规模并行测序，是一种同时并独立对数千到数十亿 DNA 片段进行测序的技术。其中，宏基因组二代测序（metagenomic next generation sequencing，mNGS）具备无偏倚、广覆盖、高通量、快速精准等优势，在传染病临床诊治中发挥着越来越重要的作用。

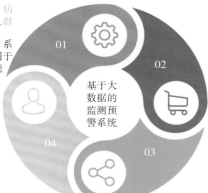

基于医疗大数据（检验结果、病历数据、费用数据等）进行人群早期症状监测
电子病历系统的普及使持续、系统、广泛收集病例临床信息用于早期识别并预警疾病成为可能

基于病原体监测大数据实现传染病监测预警
传染病暴发识别、病原体追踪、传播模式的发现以及发现新的克隆群，并促进不同地区的网络化实验室监测，为实现传染病精准监测提供技术保障

基于互联网大数据进行疾病流行预测
假设为人们患病后会通过搜索引擎或社交媒体查找疾病相关信息、搜索关键词的频率与疾病发生率存在相关关系，主要应用于流感、登革热、新冠疫情等预测

基于人群大数据进行传染病进展预测
将人类活动、临床迹象、病原分析与实时进展结合，为传染病精准防控提供新的思路，辅助趋势研判

图 4-25　基于大数据的监测预警系统的 4 种思路

（2）核酸检测技术：核酸检测是传染病病原学诊断的直接证据之一，相较于 CT 扫描，分子诊断凭借准确、快速、便捷、更适于大规模检测的优势，成为疑似病例诊断的一线方法，病毒基因测序、实时荧光 RT-PCR 检测、血清特异性抗体检测三种方法其原理、优缺点和适用范围各不相同，其中又以核酸检测为确诊疑似病例与患者治愈出院的"金标准"。

（3）人工智能技术：影像数据的易获取性与易处理性，图像识别与深度学习技术在传染性肺部疾病的影像诊断中得到了实际应用。COVID-19 防控中，海量读片需求、疾病肺部特征不典型、一线医生人力缺乏等痛点，推动了相关产品在新型冠状病毒肺炎诊断中应用。

（4）其他：①临床辅助决策支持系统（clinical decision support system，CDSS）打通电子：病历数据与传染病循证知识库，辅助医生进行传染病诊断。②生物传感器基于纳米或微技术平台，利用生物感应元件与目标检测物相互作用，产生阳性响应信号，实现对传染病病原体的实时灵敏检测。

3. 传染病精准治疗

传染病病原体的结构特征、感染与传播机制的不断揭示，指导着精准药物研发与精准治疗策略的发展，传染病精准治疗主要包括以下几个方面。

（1）靶向抗病毒药物：乙型肝炎治疗中，直接靶向肝细胞中 HBV 生命周期的候选药物在临床试验中表现出潜力，但诱导宿主恢复 HBV 特异性免疫应答的调节剂表现一般。而针对流感病毒，直接作用抗病毒药物难以克服其变异快、易耐药的特点，靶向宿主成为新型抗流感药物研发的热点。

（2）宿主导向抗菌治疗：由于个体对抗菌药物的耐受性存在差异，以宿主导向的抗菌药物研究成为治疗细菌感染的热点，完整揭示病原菌、抗菌药物、宿主细胞、宿主体内微环境之间的相互作用机制与发生发展规律，可以指导精准药物研发与精准抗菌治疗策略。

（3）治疗药物监测：目前被广泛用于癌症治疗领域，并已被开始应用于抗生素以及干扰素、洛匹那韦/利托那韦、磷酸氯喹等抗病毒药物使用中。

（4）技术支撑体系：①生物样本库。生物样本库是精准诊疗的基础支撑。传染病学监测、传染病流行及恢复期的生物样本采集和管理，对传染病诊断、流行分析和科学研究具有重要意义。②大数据平台和生物信息学。在应对传染病的"流行性"和"传染性"中，大数据平台整合病原体序列大数据、网络实验室监测大数据、流行病学大数据、网络大数据、国民经济数据等多源数据，为传染病智慧监测预警和精准预防奠定基础。

4. 我国重点关注传染病中的创新技术应用

（1）新型冠状病毒肺炎（图 4-26）

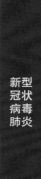

新型冠状病毒肺炎	病毒基因测序、实时荧光RT-PCR检测、血清特异性抗体 3种检测方法原理、优缺点和适用范围各不相同。
	在应对新冠肺炎疫情过程中，张文宏团队对创新精准诊疗相关技术进行了大量实践与应用： ①解码新冠病毒基因组，奠定新冠肺炎精准诊断基础； ②开发应用多种精准诊断技术，牵头建立基于精准诊断的上海发热门诊预警流程体系； ③阐明新冠病毒致病机制，筛选优化上海抗病毒方案； ④揭示新冠病理生理改变，首次实践基于免疫基础的激素治疗策略； ⑤创建特殊人群临床诊治方案； ⑥推动国内首个中和抗体临床试验研发潜在药物靶点，得到了国内和国际同行认可。
	人工智能技术在辅助新冠精准诊疗中的作用主要包括四大战略方向： ①疾病分类、诊断和风险预测；②药物再利用和开发；③药物基因组学和疫苗；④医学文献挖掘。 精准医学思路下的疫苗组学和逆向组学，使COVID-19疫苗开发极具未来前景。

图 4-26　新冠肺炎的创新技术应用

数据来源：Clinical Trails；机构官方新闻。截至 2021 年 11 月 6 日

1）精准预防

新冠疫苗的研发随着时间推移，疫苗有效性积累了越来越多的临床和真实世界研究证据。已进入临床的不同技术路线的新冠疫苗均揭示了较好的重症预防效果，尚有多款疫苗处于临床试验不同阶段，针对 Delta 等变异毒株、加强接种、序贯接种等的研究证据不断积累，有助于疫苗研发的路径优化与更加精准的疫苗策略制订。

2）精准治疗

治疗性药物是实现新冠疫情防控常态化、感染后精准临床治疗的有效辅助手段，

在新型冠状病毒肺炎治疗药物研发中，最受瞩目的是中和抗体和小分子口服药物。据不完全统计已有30余种药物进入临床试验阶段（表4-10）。

表4-10　新冠主要治疗药物（中和抗体及口服药物）

企业	药物名称	研发状态
GileAD	Remdesivir	FDA授权
Roche/Atea	AT-527（oral）	Phase Ⅲ
Merck	Molnupiravir（MK-4 482；oral）	英国获批
Pfizer	Paxlovid；oral	Phase Ⅲ
Lilly	Baricitinib（oral）	FDA授权
开拓药业	Proxalutamid（oral）	乌拉圭授权
Regeneron	Casirivimab&Imdevimab	FDA授权
Lilly& 君实	Bamlanivimab & Etesevimab	FDA授权
GSK/Vir	Sotrovimab	FDA授权
Astrazeneca	AZD7442	Phase Ⅲ
腾盛博药	BRII-196 & BRII-198	Phase Ⅲ
Celltrion	Regdanvimab	Phase Ⅲ

（2）结核病（图4-27）

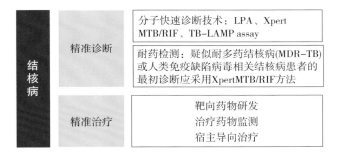

图4-27　结核病的精准诊断和治疗

精准医学理念在结核病，尤其是耐药结核的管理和治疗中具有极为广阔的探索空间：耐药结核病生物样本库有助于揭示个体患者的基因型或表型与具体的药物治疗反应之间的相关性；利用测序数据来编译耐药突变数据库和在线工具（如TBDreaMDB、MUBII-TB-DB等），驱动知识向临床实践的转变；通过个性化药物方案、结核病风险分层与针对性治疗实现精准预防和治疗，改善患者管理等。

（3）新发与急性传染病（图4-28）

1）精准预防

新发与急性传染病疫苗研发的难度大、成本高、失败率高，但在各界共同努力下取得了一定进展。埃博拉病毒疫苗研发大多采取了重组病毒载体疫苗技术路线，进展也相对较快。MERS与SARS同为冠状病毒疾病，少数MERS-CoV疫苗进入临床试验，大多数SARS-CoV疫苗处于临床前发现阶段。

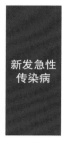

新发急性传染病	病原体诊断是传染病精准诊疗的基础和关键	分子诊断技术，尤其是宏基因组二代测序技术，将是极具价值的创新技术应用，也将有力准动传染病精准诊疗发展
	信息技术和数据科学研究成果应用场景广泛	实时数据监测采集、流行病学时间序列与空间序列模型、大数据分析和机器学习技术，已被用于广泛应用于对埃博拉病毒的预防与监测研究、新冠肺炎疫情预测模型等场景

图 4-28　新发与急性传染病的创新技术应用

2）精准医疗

在新发与急性传染病中，病原体诊断是传染病精准诊疗的基础和关键。因此，分子诊断技术，尤其是宏基因组二代测序技术，将推动传染病精准诊疗发展。2016年，复旦大学附属华山医院张文宏团队在国内首先开展了感染病学科领域临床二代测序病原学分子诊断的应用研究，同时建立感染性疾病病原深度测序平台，并联合其他分子生物学检测手法，建立了国内首个感染病精准诊断平台，为发热待查疑难感染性疾病的快速精准诊断与精准治疗提供技术基础。

四、创新技术与临床应用相结合的产业化发展

根据前述内容，为我国传染病精准诊疗领域的创新技术与临床应用相结合的产业化发展提出建议，归纳了分子诊断技术、临床辅助决策支持系统、传染病智能预警与溯源系统等创新技术的发展现状、机遇与挑战及发展策略（表4-11）。

表 4-11　创新技术的发现现状、机遇与挑战及发展策略

创新技术	发展现状、机遇与挑战	建议
分子诊断技术	PCR技术已吸引了众多企业的商业化开发和运作，尤其在呼吸道传染疾病领域，多重PCR试剂盒已投入使用 NGS技术在传染病精准诊疗中的作用已得到了广泛认可，具有广阔的应用前景和市场潜力 基础研究中发现诊疗标志物，一般都具备成果转化和产业化价值	针对大型临床医疗机构及实验室常规检测场景，开发自动化分析设备 针对传染病现场调查、患者随访、患者居家自我管理等场景开发小型便携式即时检测设备 2020年11月美国FDA已批准了首个家用新冠病毒检测试剂盒
临床辅助决策支持系统	国外CDSS系统产品发展迅速，在成熟的综合性临床决策支持系统产品中，可检索到传染病相关内容 2018年，国家卫健委推进以电子病历为核心的医疗机构信息化建设工作，使CDSS成为部分医疗机构的刚性需求	国内传染病CDSS应用尚不成熟，缺乏对传染病本体构建的研究，在规范传染病术语、提高一致性、克服共享障碍、促进实际应用落地、充分发挥临床价值上需要进一步深入研究
传染病智能预警与溯源系统	基于大数据的传染病智能预警与溯源系统的理论研究与工作摸索已取得长足的发展和进步，与区块链、物联网、人工智能等先进技术进行有机结合，并逐步走向成熟 国家重大公共卫生事件医学中心正式在华中科技大学同济医院启用云数据中心	从市场前景来看，不同规模和级别的利益相关机构在需求和购买力上存在差异，因此在大规模成果转化和产业化落地上，更依赖于疾控机构及政府部门等的官方推动和买单

参考文献

[1] Aberle D R, ADams A M, Berg C D, et al. Reduced lung-cancer mortality with low-dosecomputed tomographic screening [J]. N Engl J Med, 2011,365(5):395-409.

[2] Becker N, Motsch E, Trotter A, et al. Lung cancer mortality reduction by ldctscreening-results from the randomized german lusi trial [J]. Int J Cancer, 2020,146(6):1503-1513.

[3] BehzADi P, Baráth Z, Gajdács M. It's not easy being green: A narrative review on the microbiology, virulence and therapeutic prospects of multidrug-resistant Pseudomonas aeruginosa [J]. Antibiotics, 2021, 10(1): 42.

[4] Bessey L J, Walaszek A. Management of Behavioral and Psychological Symptoms of Dementia [J]. Curr Psychiatry Rep, 2019, 21(8):66.

[5] Bullard J, Dust K, Funk D, et al. Predicting infectious severe acute respiratory syndrome coronavirus 2 from diagnostic samples [J]. Clinical infectious diseases, 2020, 71(10): 2663-2666.

[6] Burrel M, Reig M, Forner A, et al. Survival of patients with hepatocellular carcinoma treated by transarterial chemoembolisation (TACE) using Drug Eluting BeADs. Implications for clinical practice and trial design [J]. Journal of hepatology, 2012, 56(6): 1330-1335.

[7] Cazap E: Breast Cancer in Latin America: A Map of the Disease in the Region [J]. American Society of Clinical Oncology educational book American Society of Clinical Oncology Annual Meeting 2018, 38:451-456.

[8] Chan Tian, Tao Deng, Xiuhuang Zhu, et al. Evidence of compliance with and effectiveness of guidelines for noninvasive prenatal testing in China: a retrospective study of 189,809 cases [J]. Science China. Life sciences 2020, 63(3):319-328.

[9] Chapman A M, Sun KY, Ruestow P, et al. Lung cancer mutation profile of egfr, alk, and kras: Meta-analysis and comparison of never and ever smokers [J]. Lung Cancer, 2016,102: 122-134.

[10] Choi J Y, Kim J S, Kim J H, et al. High free fatty acid level is associated with recurrent stroke in cardioembolic stroke patients. Neurology 2014, 82 (13), 1142-1148.

[11] Chu Chen, Yingliu Yan, Yunyun Ren, et al. Prenatal diagnosis of congenital heart diseases by fetal echocardiography in second trimester: a Chinese multicenter study. [J]. Acta Obstetricia et Gynecologica Scandinavica, 2017, 96(4):454-463.

[12] CuADrADo E, Rosell A, Penalba A, et al. Vascular MMP-9/TIMP-2 and neuronal MMP-10 up-regulation in human brain after stroke: a combined laser microdissection and protein array study. J Proteome Res 2009, 8 (6), 3191-3197.

[13] Dayon L Hainard A, Licker V, et al. Relative quantification of proteins in human cerebrospinal fluids by MS/MS using 6-plex isobaric tags. Anal Chem 2008, 80 (8), 2921-2931.

[14] Dayon L, Turck N, Garcí-Berrocoso T, et al. Brain extracellular fluid protein changes in acute stroke patients. J Proteome Res 2011, 10 (3), 1043-1051.

[15] de Koning H J, van der Aalst C M, de Jong PA, et al. Reduced lung-cancer mortality with volume ct screening in a randomized trial [J]. N Engl J Med, 2020,382(6):503-513.

[16] Deng Q W, Li S,Wang, H, et al. Differential long noncoding RNA expressions in peripheral blood mononuclear cells for detection of acute ischemic stroke [J]. Clin Sci (Lond) 2018, 132 (14), 1597-1614.

[17] Deyong Xiao, Huijun Wang, Lili Hao, et al. The roles of SMYD4 in epigenetic regulation of cardiac development in zebrafish [J]. PLoS Genet, 2018, 14(8): e1007578.

［18］Diéras V, Miles D, Verma S, et al. Trastuzumab emtansine versus capecitabine plus lapatinib in patients with previously treated HER2-positive ADvanced breast cancer (EMILIA): a descriptive analysis of final overall survival results from a randomised, open-label, phase 3 trial［J］. Lancet Oncol, 2017, 18(6):732-742.

［19］Dingmei Wang, Yi Zhang, Yuang Jiang, et al. Shanghai Preconception Cohort (SPCC) for the association of periconceptional parental key nutritional factors with health outcomes of children with congenital heart disease: a cohort profile［J］. BMJ Open, 2019, 9(11): e031076.

［20］Dong M B, Wang G C, Chow R D, et al. Systematic Immunotherapy Target Discovery Using Genome-Scale In Vivo CRISPR Screens in CD8 T Cells［J］. Cell 2019, 178(5):1189.

［21］Douglas PS, Pontone G, Hlatky MA, et al. Clinical outcomes of fractional flow reserve by computed tomographic angiography-guided diagnostic strategies vs. usual care in patients with suspected coronary artery disease: the prospective longitudinal trial of FFR(CT): outcome and resource impacts study［J］. Eur Heart J, 2015, 36(47): 3359-3367.

［22］Dykstra-Aiello, C,Jickling GC, Ander BP,l. Altered Expression of Long Noncoding RNAs in Blood After Ischemic Stroke and Proximity to Putative Stroke Risk Loci［J］. Stroke, 2016, 47 (12), 2896-2903.

［23］Emrin Horgusluoglu, Ryan Neff, Won-Min Song, et al. Integrativemetabolomics-genomics approach reveals key metabolic pathways and regulators of Alzheimer's disease［J］. Alzheimers Dement. 2021.

［24］Ertle J M, Heider D, Wichert M, et al. A combination of α-fetoprotein and des-γ-carboxy prothrombin is superior in detection of hepatocellular carcinoma［J］. Digestion, 2013, 87(2): 121-131.

［25］Eyileten C,Wicik Z, De Rosa, et al. MicroRNAs as Diagnostic and Prognostic Biomarkers in Ischemic Stroke-A Comprehensive Review and Bioinformatic Analysis［J］. Cells 2018, 7 (12).

［26］Faubert B, Solmonson A, DeBerardinis RJ. Metabolic reprogramming and cancer progression［J］. Science, 2020,368(6487).

［27］Fernandez-Jimenez R, Jaslow R, Bansilal S, et al. Child health promotion in underserved communities: the FAMILIA trial［J］. J Am Coll Cardiol. 2019, 73:2011-2021.

［28］Gao L, Wang L, Wei Y, et al. Exosomes secreted by hiPSC-derived cardiac cells improve recovery from myocardial infarction in swine. Sci Transl Med 2020, 12(561).

［29］Gao Q, Zhu H, Dong L, et al. Integrated Proteogenomic Characterization of HBV-Related Hepatocellular Carcinoma［J］. Cell, 2019, 179(2).

［30］García-Berrocoso T, Penalba A, BoADa C, et al. From brain to blood: New biomarkers for ischemic stroke prognosis. J Proteomics 2013, 94, 138-148.

［31］Gernapudi R, Yao Y, Zhang Y, et al. Targeting exosomes from preADipocytes inhibits preADipocyte to cancer stem cell signaling in early-stage breast cancer［J］. Breast cancer research and treatment, 2015, 150(3):685-695.

［32］Goossens N, Sun X, Hoshida Y. Molecular classification of hepatocellular carcinoma: potential therapeutic implications［J］. Hepat Oncol, 2015, 2(4):371-379.

［33］Goossens N, Sun X, Hoshida Y. Molecular classification of hepatocellular carcinoma: potential therapeutic implications［J］. Hepatic oncology, 2015, 2(4): 371-379.

［34］Guo W, Yang X R, Sun Y F, et al. Clinical Significance of EpCAM mRNA-Positive Circulating Tumor Cells in Hepatocellular Carcinoma by an Optimized Negative Enrichment and qRT-PCR-Based Platform［J］. Clinical Cancer Research, 2014.

［35］Hansen C H, Michlmayr D, Gubbels S M, et al. Assessment of protection against reinfection with

SARS-CoV-2 among 4 million PCR-tested individuals in Denmark in 2020: a population-level observational study［J］. The Lancet, 2021, 397(10280): 1204-1212.

［36］ Harris P S, Hansen R M, Gray M E, et al. Hepatocellular carcinoma surveillance: An evidence-based approach［J］. World J Gastroenterol, 2019, 25(13): 1550-1559.

［37］ Heneghan HM, Miller N, Lowery AJ, et al. Circulating microRNAs as Novel Minimally Invasive Biomarkers for Breast Cancer［J］. Ann Surg, 2010, 251(3):499-505.

［38］ Holdt L M, Teupser D., Long Noncoding RNA ANRIL: Lnc-ing Genetic Variation at the Chromosome 9p21 Locus to Molecular Mechanisms of Atherosclerosis［J］. Front Cardiovasc Med 2018, 5, 145.

［39］ Huang A, Zhang X, Zhou S L, et al. Detecting Circulating Tumor DNA in Hepatocellular Carcinoma Patients Using Droplet Digital PCR Is Feasible and Reflects Intratumoral Heterogeneity［J］. J Cancer, 2016, 7(13): 1907-1914.

［40］ Jia J, Wei C, Chen S, et al. The cost of Alzheimer' s disease in China and re-estimation of costs worldwide［J］. Alzheimers Dement, 2018, 14(4): 483-491.

［41］ Jickling G C,Ander, B P, Zhan, X, et al. microRNA expression in peripheral blood cells following acute ischemic stroke and their predicted gene targets［J］. PLoS One, 2014, 9 (6), e99283.

［42］ Jickling GC,Stamova B,Ander, BP,et al. Profiles of lacunar and nonlacunar stroke［J］. Ann Neurol 2011, 70 (3), 477-485.

［43］ Jickling GC,Xu H,Stamova B,et al. Signatures of cardioembolic and large-vessel ischemic stroke［J］. Ann Neurol, 2010, 68 (5), 681-692.

［44］ Kalari S, Jung M, Kernstine KH, et al. The DNA methylation landscape of small cell lung cancer suggests a differentiation defect of neuroendocrine cells［J］. Oncogene, 2013,32(30):3559-3568.

［45］ Kang C, Wang D, Zhang X, et al. Construction and validation of a lung cancer diagnostic model based on 6-gene methylation frequency in blood, clinical features, and serum tumor markers［J］. Comput Math Methods Med, 2021(9987067).

［46］ Kim J, Bae J S. Tumor-associated macrophages and neutrophils in tumor microenvironment［J］. Mediators of inflammation, 2016: 1466-1861.

［47］ Kim W T, Ryu C J. Cancer stem cell surface markers on normal stem cells［J］. BMB Rep, 2017, 50(6):285-298.

［48］ Kimberly W T, Wang Y, Pham L, et al. Metabolite profiling identifies a branched chain amino acid signature in acute cardioembolic stroke. Stroke 2013, 44 (5), 1389-1395.

［49］ Lampelj M, Arko D, Cas-Sikosek N, et al. Urokinase plasminogen activator (uPA) and plasminogen activator inhibitor type-1 (PAI-1) in breast cancer - correlation with trADitional prognostic factors ［J］. RADiology and oncology, 2015, 49(4):357-364.

［50］ Langley R R, Fidler I J. The seed and soil hypothesis revisited--the role of tumor-stroma interactions in metastasis to different organs［J］. International journal of cancer 2011, 128(11):2527-2535.

［51］ Lescuyer P, Allard L, Zimmermann-Ivol C G, et al. Identification of post-mortem cerebrospinal fluid proteins as potential biomarkers of ischemia and neurodegeneration. Proteomics 2004, 4 (8), 2234-2241.

［52］ Li L, Zhang W, Hu Y, et al. Effect of convalescent plasma therapy on time to clinical improvement in patients with severe and life-threatening COVID-19: a randomized clinical trial［J］. Jama, 2020, 324(5): 460-470.

［53］ Li Q, Xu Y, Lv K, et al. Small extracellular vesicles containing miR-486-5p promote angiogenesis after myocardial infarction in mice and nonhuman primates［J］. Sci Transl Med, 2021, 13(584).

［54］ Lindeman N I, Cagle P T, Aisner D L, et al. Updated molecular testing guideline for the selection of lung cancer patients for treatment with targeted tyrosine kinase inhibitors: Guideline from the college of american pathologists, the international association for the study of lung cancer, and the association for molecular pathology［J］. Arch Pathol Lab Med, 2018,142(3):321-346.

［55］Liu S, Chen X, Bao L, et al. Treatment of infarcted heart tissue via the capture and local delivery of circulating exosomes through antibody-conjugated magnetic nanoparticles［J］. Nat Biomed Eng, 2020, 4(11): 1063-1075.

［56］Livingston G, Huntley J, SommerlAD A, et al. Dementia prevention, intervention, and care: 2020 report of the Lancet Commission［J］. Lancet. 2020, 396(10248):413-446.

［57］Lovly CM, Pao W. Escaping alk inhibition: Mechanisms of and strategies to overcome resistance［J］. Sci Transl Med, 2012,4(120):120-122.

［58］Mann J, Reeves H L, Feldstein A E. Liquid biopsy for liver diseases［J］. Gut, 2018, 67(12): 2204-2212.

［59］Marklund M, Wu J H Y, Imamura F, et al. Biomarkers of Dietary Omega-6 Fatty Acids and Incident Cardiovascular Disease and Mortality. Circulation 2019, 139 (21), 2422-2436.

［60］Meyerowitz E A, Richterman A, Gandhi R T, et al. Transmission of SARS-CoV-2: a review of viral, host, and environmental factors［J］. Annals of internal medicine, 2021, 174(1): 69-79.

［61］Moreno-Pérez O, Merino E, Leon-Ramirez J M, et al. Post-acute COVID-19 syndrome. Incidence and risk factors: A Mediterranean cohort study［J］. Journal of Infection, 2021, 82(3): 378-383.

［62］MousavizADeh L, Ghasemi S. Genotype and phenotype of COVID-19: Their roles in pathogenesis ［J］. Journal of Microbiology, Immunology and Infection, 2021, 54(2): 159-163.

［63］Nakauchi C, Kagara N, Shimazu K, et al. Detection of TP53/PIK3CA Mutations in Cell-Free Plasma DNA From Metastatic Breast Cancer Patients Using Next Generation Sequencing［J］. Clin Breast Cancer, 2016, 16(5):418-423.

［64］Nakazato R, Park HB, Berman DS, et al. Noninvasive fractional flow reserve derived from computed tomography angiography for coronary lesions of intermediate stenosis severity: results from the DeFACTO study［J］. Circ Cardiovasc Imaging, 2013, 6(6): 881-889.

［65］Nkomo V T, Gardin J M, Skelton T N, et al. Burden of valvular heart diseases: a population-based study［J］. The Lancet, 2006, 368(9540): 1005-1011.

［66］Okamura K, Abe Y, Fukai K, et al. Mutation analyses of patients with dyschromatosis symmetrica hereditaria: Ten novel mutations of the ADAR1 gene［J］. Journal of Dermatological Science, 2015.

［67］Onuma Y, Dudek D, Thuesen L, et al. Five-year clinical and functional multislice computed tomography angiographic results after coronary implantation of the fully resorbable polymeric everolimus-eluting scaffold in patients with de novo coronary artery disease: the ABSORB cohort A trial［J］. JACC Cardiovasc Interv, 2013, 6(10): 999-1009.

［68］Pluta R, M, Januszewski S, et al. Gut microbiota and pro/prebiotics in Alzheimer's disease［J］. Aging (Albany NY), 2020, 12(6):5539-5550.

［69］Qin C, Zhou L, Hu Z, et al. Dysregulation of immune response in patients with coronavirus 2019 (COVID-19) in Wuhan, China［J］. Clinical infectious diseases, 2020, 71(15): 762-768

［70］Reungwetwattana T, Liang Y, Zhu V, et al. The race to target met exon 14 skipping alterations in non-small cell lung cancer: The why, the how, the who, the unknown, and the inevitable［J］. Lung Cancer, 2017,103: 27-37.

［71］Simats A, García-Berrocoso T, Ramiro L, et al. Characterization of the rat cerebrospinal fluid proteome following acute cerebral ischemia using an aptamer-based proteomic technology. Sci Rep 2018, 8 (1), 7899.

［72］Singhi E K, Horn L, Sequist L V, et al. ADvanced non-small cell lung cancer: Sequencing agents in the egfr-mutated/alk-rearranged populations ［J］. Am Soc Clin Oncol Educ Book, 2019,39: e187-e197.

［73］Stephen Salloway, Martin Farlow, Eric McDADe, et al. A trial of gantenerumab or solanezumab in dominantly inherited Alzheimer's disease ［J］. Nat Med. 2021, 27(7):1187-1196.

［74］Sun D, Tiedt S, Yu B, et al. A prospective study of serum metabolites and risk of ischemic stroke. Neurology 2019, 92 (16), e1890-e1898.

［75］Sung H, Ferlay J, Siegel RL, et al. Global cancer statistics 2020: Globocan estimates of incidence and mortality worldwide for 36 cancers in 185 countries ［J］. CA Cancer J Clin, 2021,71(3):209-249.

［76］Thein K Z, Biter A B, Hong D S. Therapeutics targeting mutant kras ［J］. Annu Rev Med, 2021,72: 349-364.

［77］Tsilimigras D I, Oikonomou E K, Moris D, et al. Stem Cell Therapy for Congenital Heart Disease: A Systematic Review ［J］. Circulation, 2017, 136(24):2373-2385.

［78］Tu S, Barbato E, Koszegi Z, et al. Fractional flow reserve calculation from 3-dimensional quantitative coronary angiography and TIMI frame count: a fast computer model to quantify the functional significance of moderately obstructed coronary arteries ［J］. JACC Cardiovasc Interv,2014, 7(7): 768-777.

［79］Wang W, Gao F, Zhao Z, et al. Integrated Analysis of LncRNA-mRNA Co-Expression Profiles in Patients with Moyamoya Disease ［J］. Sci Rep 2017, 7, 42421.

［80］Wang Y, Xia Y, Lu Z. Metabolic features of cancer cells ［J］. Cancer Commun (Lond), 2018,38(1):65.

［81］Wang, J,Ruan, J,Zhu, M, et al. Predictive value of long noncoding RNA ZFAS1 in patients with ischemic stroke ［J］. Clin Exp Hypertens 2019, 41 (7), 615-621.

［82］Wishart D S, Feunang Y D, Marcu A, et al. HMDB 4.0: the human metabolome database for 2018. Nucleic Acids Res 2018, 46 (D1), D608-d617.

［83］Xiaotian Chen, Yi Zhang, Hongyan Chen, et al. Association of Maternal Folate and Vitamin B12 in Early Pregnancy with Gestational Diabetes Mellitus: A Prospective Cohort Study. Diabetes Care, 2021; 44(1):217-223.

［84］Xie N, Hu Z, Tian C, et al. In Vivo Detection of CTC and CTC Plakoglobin Status Helps Predict Prognosis in Patients with Metastatic Breast Cancer ［J］. Pathology oncology research: POR 2020, 26(4):2435-2442.

［85］Xinyun Chen, Ying Liu, Chen Xu, et al. QKI is a critical pre-mRNA alternative splicing regulator of cardiac myofibrillogenesis and contractile function ［J］. Nat Commun, 2021, 12(1): 89.

［86］Xu J H, Zhao J X, Jiang M Y, et al. MiR-193 promotes cell proliferation and invasion by ING5/PI3K/AKT pathway of triple-negative breast cancer ［J］. European review for medical and pharmacological sciences, 2020, 24(6):3122-3129.

［87］Xu J, Cheng A, Song B, et al. Trimethylamine N-Oxide and Stroke Recurrence Depends on Ischemic Stroke Subtypes. Stroke 2022, 53 (4), 1207-1215.

［88］Yao J, Huang K, Zhu D, et al. A Minimally Invasive Exosome Spray Repairs Heart after Myocardial Infarction ［J］. ACS Nano, 2021.

［89］Zeng H, Ran X, An L, et al. Disparities in stage at diagnosis for five common cancers in china: A multicentre, hospital-based, observational study ［J］. Lancet Public Health, 2021,6(12):e877-e887.

［90］Zhang H, Ye M, Chen G, et al. 0.1 mm ePTFE versus autologous pericardium for hand-sewn trileaflet valved conduit: a comparative study ［J］. J Artif Organs 2019, 22(3):207-213.

［91］Zhao QM, Liu F, Wu L, et al. Prevalence of Congenital Heart Disease at Live Birth in China［J］. Journal of Pediatrics, 2018;204:53-58.

［92］Zhao, QM, Ma XJ, Ge XL, et al. Pulse oximetry with clinical assessment to screen for congenital heart disease in neonates in China: a prospective study［J］. Lancet, 2014, 384 (9945):747-754.

［93］潘湘斌，曹华，李红昕，等 . 单纯超声心动图引导经皮介入技术中国专家共识［J］. 中国循环杂志 ,2018,33(10):943-952.

［94］泮思林 . 胎儿结构性心脏病介入治疗专家指导意见 (2019 年制定)［J］. 中国实用儿科杂志 2019,34(6):458-460,469.

［95］王晓颖，高强，朱晓东，等 . 腹腔镜超声联合三维可视化技术引导门静脉穿刺吲哚菁绿荧光染色在精准解剖性肝段切除术中的应用 %J 中华消化外科杂志［J］. 2018, 17(5): 452-458.

［96］中国老年医学学会认知障碍分会，认知障碍患者照料及管理专家共识撰写组 . 阿尔茨海默病患者日常生活能力和精神行为症状及认知功能全面管理中国专家共识 (2019)［J］. 中华老年医学杂志 , 2020, 39(1):1-8.

［97］中国医师协会心血管内科医师分会结构性心脏病专业委员会 . 经导管主动脉瓣置换术中国专家共识 (2020 更新版)［J］. 中国介入心脏病学杂志 ,2020,28(6):301-309.

［98］中华医学会肠外肠内营养学分会脑健康营养协作组，阿尔茨海默病脑健康营养干预专家共识撰写组，徐俊等 . 阿尔茨海默病脑健康营养干预专家共识［J］. 中国科学 : 生命科学 , 2021, 51:1762-1788.

［99］中华医学会放射学分会儿科学组，中华医学会儿科学分会放射学组 . 胎儿 MRI 中国专家共识［J］. 中华放射学杂志 , 2020, 54(12)：1153-1161..

第五章 精准医学相关重点领域及案例研究

第一节 概　述

以精准检测疾病演变、精准预测临床预后和疗效、个性化诊疗为特征的智能医学时代已经到来。精准医学的发展与多个研究领域相关（图 5-1），专家团队选取了转化医学、医疗大数据、人群队列三大与精准医学发展相关的重点领域展开研究，形成了专题报告 9 ~ 11，同时本研究以阿尔茨海默病案例为研究案例形成专题报告 14。

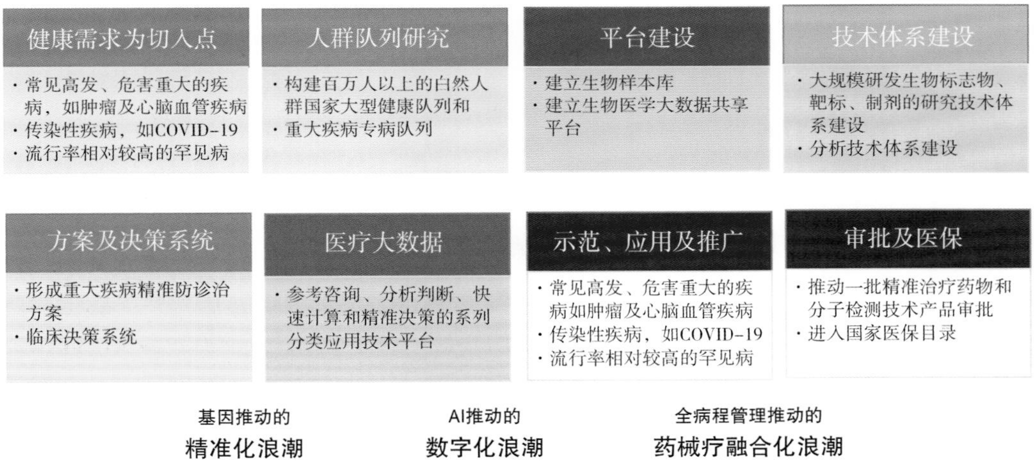

健康需求为切入点	人群队列研究	平台建设	技术体系建设
·常见高发、危害重大的疾病，如肿瘤及心脑血管疾病 ·传染性疾病，如COVID-19 ·流行率相对较高的罕见病	·构建百万人以上的自然人群国家大型健康队列和重大疾病专病队列	·建立生物样本库 ·建立生物医学大数据共享平台	·大规模研发生物标志物、靶标、制剂的研究技术体系建设 ·分析技术体系建设

方案及决策系统	医疗大数据	示范、应用及推广	审批及医保
·形成重大疾病精准防诊治方案 ·临床决策系统	·参考咨询、分析判断、快速计算和精准决策的系列分类应用技术平台	·常见高发、危害重大的疾病如肿瘤及心脑血管疾病 ·传染性疾病，如COVID-19 ·流行率相对较高的罕见病	·推动一批精准治疗药物和分子检测技术产品审批 ·进入国家医保目录

基因推动的　　　　　　　AI推动的　　　　　　全病程管理推动的
精准化浪潮　　　　　　**数字化浪潮**　　　　　**药械疗融合化浪潮**

图 5-1　精准医学的目标及研究领域

一、转化医学

转化医学的主要目的就是要打破基础医学与药物研发、临床及公共卫生之间的固有屏障，在其间建立起直接关联；从实验室到病床，把基础研究获得的知识成果快速转化为疾病诊治新技术、新方法。就卫生政策和宏观管理学而言，转化医学研究为政府决策提供可靠的依据，通过循证决策对医疗卫生和科研资源进行更有效的配置。

中国工程院陈赛娟院士及团队梳理了我国转化医学的进展，包括基础研究、临床实践和政府决策三者之间的双向知识转化的目的和途径。我国转化医学研究设施已纳入国家重大科技基础设施建设项目，分别在上海交通大学（瑞金医院）、北京协和医院、解放军总医院、解放军空军军医大学和四川大学（华西医院），建设五个国家级转化医学国家科技基础设施，形成了覆盖全国主要区域的转化医学研究支撑网络。研究认为通过转化研究实现精准医学，是转化医学的方向和目标，转化医学是实现精准医学的必由之路（图 5-2）。

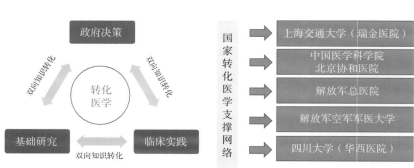

图 5-2　转化医学目的及国家五大转化医学中心

二、健康大数据

清华大学张宗久教授及团队从医疗大数据的发展、临床的实践、产业的应用和医学伦理问题出发，梳理了精准医学研究与产业发展的链条前、中、后端与大数据信息的相关性。链条的前端是个人健康信息和生命组学产生的大量数据、大规模人群队列研究产生的信息以及临床记录的检测与诊断产生的信息，需要规范标准的大数据收集技术、存储技术；精准医学研究的后端需要对大量的数据、临床医疗记录进行分析形成可供医生使用的临床决策支持系统，以及需要对大数据分析形成药物靶标和生物标志物，这需要高水平的大数据挖掘、分析方法。为此，健康大数据研究是精准医学相关的重要领域之一（图 5-3）。

研究厘清健康医疗大数据的现状、应用模式以及发展脉络，提供产业布局和市场规模信息及预测，分析医疗大数据未来发展趋势以及关键成功要素，并梳理健康医疗大数据产业生态体系，提供面向未来的健康医疗大数据发展策略及建议，着力破解健康医疗大数据基层应用瓶颈，是实现优质医疗资源精准覆盖各类人群全生命阶段的目标的重要途径。

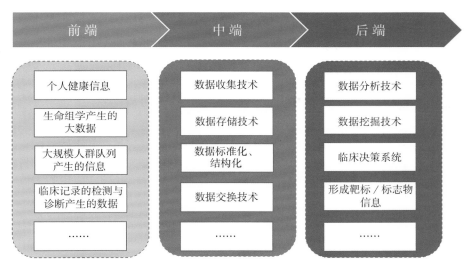

图 5-3　精准医学发展需要大数据技术的支持

研究报告提出了医疗大数据发展的方向建议：①构建与精准医学高度融合的数据标准；②创新以患者为中心的分级诊疗新模式；③依托大数据和智能化助力精准医学。

三、人群队列研究

精准医学是一种对个体基因、环境与生活方式差异综合考虑的疾病防控新策略，通过纳入分子水平预测工具，制订个体化防控方案并评价其防治效果。精准医学模式充分考虑到个体间差异和疾病异质性，其核心环节在于利用大样本人群探索用于预防、诊断、治疗的特异性预测因素，这也是后续开发分子水平预测工具的前提。大规模前瞻性队列研究，是目前在人群规模上对肿瘤相关预测因素进行定性和定量研究最有效的手段，也是精准医学和转化医学研究的基础性支撑平台。图 5-4 是本次课题人群队列研究总结的模型（以肺癌为例）。

以肿瘤人群队列研究为例，自然人群队列纳入的是无症状的普通人群，有助于研究者观察到肿瘤自然史的全过程，可用于前瞻性探索肿瘤预防位点，明确肿瘤防控时机；相对于自然人群队列，肿瘤专病队列研究具有更明确的针对性，通常在肿瘤高危人群或者肿瘤患者中进行，有助于优化肿瘤筛查和诊疗标准。大数据导向的人群队列研究，能够为精准医学实践提供循证医学的最佳证据。本研究以我国六种常见恶性肿瘤（肺癌、食管癌、胃癌、结直肠癌、乳腺癌和宫颈癌）为例，分别总结了肿瘤队列研究的进展情况，并通过研究实例展示其在精准医学中的作用，以期为精准医学的创新和发展提供参考（表 5-1）。

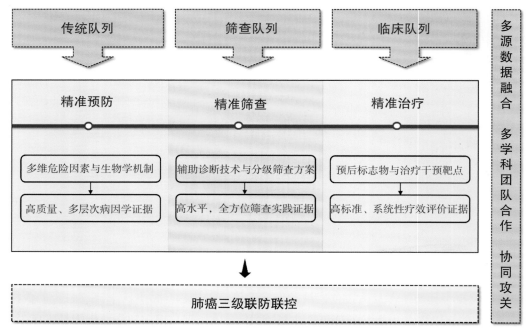

图 5-4　人群队列研究促进疾病精准防诊治（以肺癌为例）

表 5-1　我国六种常见恶性肿瘤研究单位及参与人员

队列领域	单位	参与人员
总论及肺癌	中国医学科学院北京协和医院	代敏教授团队
食管癌	中国医学科学院肿瘤医院	魏文强教授团队
胃癌	北京大学肿瘤医院	潘凯枫教授团队
结直肠癌	浙江大学医学院附属第二医院	丁克峰教授团队
乳腺癌	天津医科大学肿瘤医院	陈可欣教授团队
宫颈癌	中国医学科学院肿瘤医院	赵方辉教授团队

四、精准案例——阿尔茨海默病精准防诊治华山方案

AD 是我国现阶段公共卫生和社会保健面临的重大挑战之一。基于大量临床实践，复旦大学附属华山医院郁金泰教授及团队提出了适合我国的阿尔茨海默病精准防诊治华山方案（图 5-5）。

该方案建议，针对 AD 不同阶段的人群，应开展从社区到医疗中再到康养中心的全程综合管理。针对健康衰老年人群，应在社区开展 AD 危险因素筛查及个体化精准预防，最大程度降低 AD 发病；针对 AD 高危人群，应在社区开展定期认知筛查，警惕 AD 早期症状的发生；已出现 AD 症状的人群，应到区域医疗中心进行全面的神经心理测评及相关检查，评估认知受损程度，初步分诊，必要时到高级认知中心通过腰椎穿刺或 PET 等进一步检查明确诊断，及早启动 AD 精准靶向治疗；对于病情严重、生活不能自理或精神行为症状明显的患者，可根据情况到康养中心进行治疗和管理。

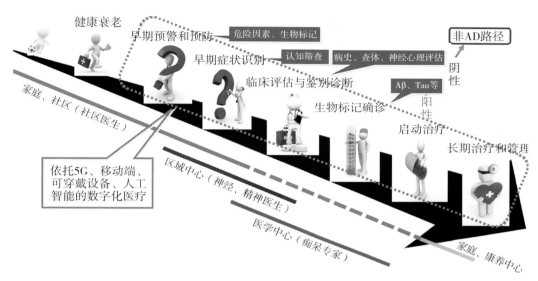

图 5-5 阿尔茨海默病精准防诊治华山方案

第二节 转化医学

一、转化医学概念及国内外进展

"从实验室到病床"（bench to bedside，B to B）的概念在 1992 年在美国《科学》（Science）杂志上被提出，1994 年开始出现转化研究，1996 年的《柳叶刀》（Lancet）杂志首次出现了新名词"转化医学"（translational medicine）（图 5-6）。为实现其

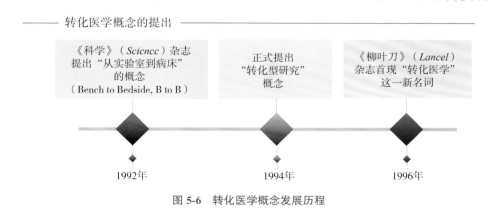

图 5-6 转化医学概念发展历程

最终目标，转化医学应包括基础研究、临床实践和政府决策三者之间的双向知识转移。通过转化研究实现精准医学是转化医学的方向和目标。

中国在"十一五"期间，医院、科学院、制药企业相继成立了一批以转化医学研究为重点的研究中心，但难以支撑转化医学研究领域的重大突破和重大科研成果的输出。到"十二五"卫生工作发展规划明确提出要"以转化医学为核心，大力提升医学科技水平，强化医药卫生重点学科建设"。国务院发布的《国家重大科技基础设施建设中长期规划（2012—2030年）》将转化研究设施列入"十二五"优先建设的重大科学基础设施。

2003年，美国国立卫生研究院（NIH）宣布了发展生物医学的长期计划，2004年首期投资1.25亿美元，每年投入5亿美元用于促进转化医学研究。2006年，NIH推动临床转化医学奖励计划。2011年，成立国家转化医学促进中心，旨在开发新技术，设计新操作方法，以克服现有转化障碍，加速转化过程，最终促进科学发现转化成新的治疗方法，减少研发成本，降低转化失败率。

欧盟国家主要通过制订计划和实施项目来促进转化医学研究的发展。2007年，欧盟第七框架计划提出了一项系统性资助转化研究的计划。英国于2004年推出"科学和创新投资框架（2004—2014）"，确立了国家创新研究目标和投资框架，初步体现了转化医学研究的理念。德国于2009—2012年，针对糖尿病等多种疾病以联盟的方式成立了六个健康研究中心。图5-7列出了各国的发展情况。

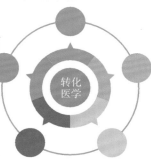

中国
- "十一五"期间，医院、科学院和药企等层面建立了一批以转化医学研究为主旨的研究中心
- "十二五"发展规划中"以转化医学为核心，大力提升医学科技水平，强化医药卫生重点学科建设"
- 国务院发布的《国家重大科技基础设施建设中长期规划（2012—2030年）》将转化研究设施列入"十二五"优先建设的重大科学基础设施
- 目前我国相继成立了130多家转化医学中心或研究院

英国
- 2004年推出"科学和创新投资框架（2004—2014）"，确立国家创新研究目标与投资框架，初步体现转化医学研究概念
- 2007英国健康研究战略协调办公室、医学研究理事会和国家健康研究所共同提出基础研究需要将新发现转化为新的治疗方法，服务于临床实践的医学研究战略，并成立了转化医学委员会

美国
- 2003年，美国国立卫生研究院（NIH）宣布了发展生物医学的长期计划
- 2004年初步投入1.25亿美元，并且以每年5亿美元的资助力度推进转化医学研究
- 2006年NIH推行了临床转化医学奖励计划
- 2011年，又在该计划基础上成立国家转化医学促进中心

德国
- 德国于2009—2012年，针对糖尿病、感染性疾病、心血管疾病、癌症、退行性疾病和肺病以联盟的方式成立了六个健康研究中心
- 2013年，成立柏林健康研究所

欧盟
- 2007年欧盟第七框架计划提出了系统资助转化研究的方案

转化医学

图5-7 转化医学国内外发展历程

二、国家级转化医学平台的建立

1. 转化医学国家重大科技基础设施

早在20世纪下半叶，国内一些医学家就开始探索和实践实验室与临床的双向转化，其中就包括瑞金医院上海血液研究所的研究团队。自1980年以来，他们汇聚东西方智慧，将分子生物学、细胞遗传学和基因组学的最新研究成果与中国医学实践紧密结合，创造性地将全反式维甲酸和砷应用于协同靶向治疗。历经40余年，在APL基础和临床研究的基础上，探索成功治愈APL的"上海计划"，成为中国乃至世界转化医学成功实践的典范，引领了中国转化医学的发展。"十二五"时期，上海交通大学（瑞金医院）、北京协和医院、解放军总医院、解放军空军军医大学和四川大学（华西医院），5个国家级转化医学国家科技基础设施已建成，转化医学研究支撑覆盖全国主要地区也已经形成，研究领域各有不同。

2. 国内促进转化医学发展关键政策

临床验证是新药创制、医疗器械研制的关键环节，对转化医学和生物医药技术创新具有重要意义。得益于国家转化医学发展的相关政策，2016—2020年，临床试验注册批数达4 814批，截至2021年11月19日，我国共有药物临床试验机构1 165家，覆盖全国各省。图5-8梳理了近年来的政策发展，这些政策对促进新药新技术更快转化为临床应用发挥了重要作用。

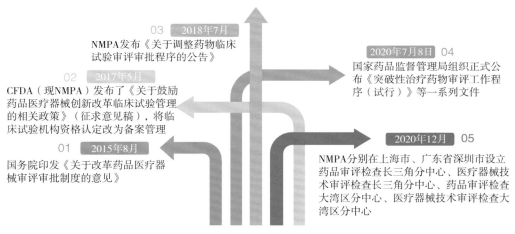

03 2018年7月
NMPA发布《关于调整药物临床试验审评审批程序的公告》

2020年7月8日 **04**
国家药品监督管理局组织正式公布《突破性治疗药物审评工作程序（试行）》等一系列文件

02 2017年5月
CFDA（现NMPA）发布了《关于鼓励药品医疗器械创新改革临床试验管理的相关政策》（征求意见稿），将临床试验机构资格认定改为备案管理

01 2015年8月
国务院印发《关于改革药品医疗器械审评审批制度的意见》

2020年12月 **05**
NMPA分别在上海市、广东省深圳市设立药品审评检查长三角分中心、医疗器械技术审评检查长三角分中心、药品审评检查大湾区分中心、医疗器械技术审评检查大湾区分中心

图5-8 中国转化医学——临床研究的政策发展关键点

三、临床研究是转化医学的关键环节

随着对临床研究日益重视，研究型病房作为临床研究的重要载体和平台也受到越来越多的医疗机构管理者的重视。在五大转化医学国家重大科技基础设施重点建设

中，研究型病房都是不可或缺的核心组成部分。上海是目前全国单体规模最大的临床研究基地，拥有 300 张床位，其中包括血液肿瘤转化医学病房床位 150 张，具备了为不同学科疾病及首次人体试验（first in human）创新药临床研究提供支撑的能力。五大转化医学国家重大科技基础设施建设的期望是能够充分利用好研究型病房，积极探索新药研发机制和制度创新，推动改革方案的实施和完善。

四、多组学技术推动临床转化

基于单一组学的临床试验，如基因突变检测、基因表达水平和血蛋白标志物定量，已被广泛应用于临床实践。目前国家已经建立了完整的数据采集和综合分析体系，并已开始在临床队列中进行尝试，为临床研究深度表型分析、临床组学数据生成技术平台的类选提供了非常有价值的范例，设置了标杆。转化医学上海大设施建立了体系完善的多组学技术平台（图 5-9），将积极应用多组学技术整合多维度健康大数据推动创新药物开发及治疗方案的临床转化。

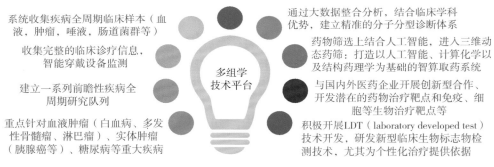

图 5-9　国内建立的体系完善的多组学技术平台

五、产学研合作促进转化医学发展

在科技成果转化中，由于创新主体之间存在机构壁垒和信息孤岛，使科技成果与社会需求脱节、科技成果转移转化途径不畅通等问题普遍存在，导致科技成果转化难、科技成果转化率低。产学研深度融合促进成果转化是转化医学的重要环节之一。

习近平总书记在党的十九大报告中提出"深化科技体制改革，建立以企业为主体、市场为导向、产学研深度融合的技术创新体系，加强对中小企业创新的支持，促进科技成果转化。"《中共中央关于制定国民经济和社会发展第十四个五年规划和二〇三五年远景目标的建议》也强调推进产学研深度融合，支持企业牵头组建创新联合体，承担国家重大科技项目。四川大学华西医院作为国家转化医学重大科技基础设施建设单位之一，是产学研融合的标杆。经过多年的实践，华西医院已探索出了促进医药科技成果转移转化的创新模式、全产业链的转化医学平台，组建专业化的技术服务机构和团队。

六、生物医药园区建设促进学研深度融合

生物医药园区依托产业集聚优势，在集聚技术、资金、人才、促进产学研深度融合、加快成果转化等方面发挥着不可替代的作用，逐渐成为生物医药产业发展的重要载体。生物医药产业园区的概念最早始于 20 世纪 60—70 年代美国（图 5-10）。我国生物医药产业园伴随高新技术区而生，虽然起步较国外晚了将近 30 年，但如今已形成了包括长三角地区、珠三角地区、环渤海地区和东北地区在内的产业集聚区，此外，中部地区的河南、湖北，西部地区的四川、重庆也展现出良好的产业基础。

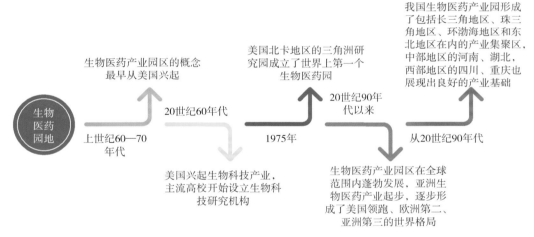

图 5-10　促进转化医学发展的生物医药园区发展历程

我国基础医学研究不断取得重大突破，医学科技原始创新能力不断提高，临床研究能力不断增强，生物医药产业蓬勃发展。国家转化医学重大科技基础设施建设带来了系统化、规模化、一体化的国家转化医学研究与服务平台，将带动我国转化医学整体研究速度提升 20% 以上。虽然我国临床研究整体水平有了较大提升，但仍面临诸多挑战，还需要更有效的规范化管理，稳定的经费，长效的激励机制，完善的人才教育培养体系和更多的科研人员来支持。

第三节 医疗大数据

一、医疗健康大数据快速发展

　　中国的医疗信息化历经多年数轮的优化迭代，已经成为医院重要的基建设施，以 HIS、LIS、PACS 等医院信息系统为核心搭建起了智能化医疗的根本架构。当前我国电子病历应用水平逐级提升，医疗数据标准化架构逐步落实，在逐步牢筑基础的情况下，医疗信息化正朝着"短期延长信息服务全链条、中期打造智慧医疗生态圈、长期实现医疗体系数字化 - 智慧化 - 个性化转型"的方向进发，健康大数据开始彰显其新的宝贵价值，满足健康中国战略的需要。

　　临床决策支持系统、远程会诊信息系统、个体健康管理系统等多种场景下的数字化应用迎来了水到渠成的发展机遇。在大数据驱动和人工智能技术的支持下，单一的信息化系统正向场景化、平台化、生态化转变，医疗大数据应用中正在从辅助诊疗功能，开始向预测性、精准化、个体化的医疗场景不断延伸（图 5-11）。慢性病患者的健康得以被长期追踪和保护，罕见病患者能够被精准筛选和发现，分子医学和生物标志物开创了诊断新纪元，人工智能和医疗影像特征识别成为了肿瘤和自身免疫疾病患者的病理诊断新利器。

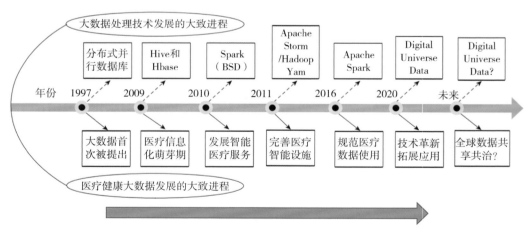

图 5-11　医疗健康大数据发展与处理技术时间轴

　　大健康数据和数字指挥中心已经成为支撑医院临床、运营、综合管理的必备条件，信息系统与健康数据对于医疗赋能的价值获得了广泛认可，各个医院临床场景下的实践是医院高质量发展和数字化转型的重要抓手（图 5-12）。医院临床的典型应用场景包括以心电监护为核心的智慧电生理监测系统，结合计算机图形学的医学数字影像信息系统，对患者诊疗安全至关重要的手术室信息系统，越来越精细化的介入引导放射系统，与远程医疗和 5G 技术紧密关联的实验检验信息系统，还有能提高诊疗效率的决策辅助支持系统等。这些嵌入医院实际场景的系统，顺应了患者、医生、医院和社会环境的整体需求，有助于推动临床决策支持与精准医学研究，推进了人民健康的根本福祉。

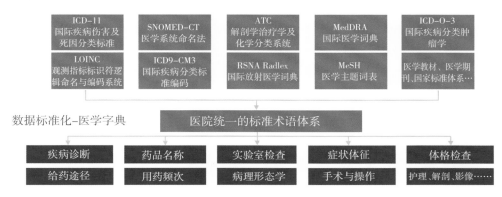

图 5-12　医疗健康大数据

当前医疗大数据平台呈现出遍地开花的发展态势，广泛应用于电子病历评级与互联互通测评、药物研发、临床转化、医疗质控、辅助诊疗等多个方面。在人工智能技术的加持作用下，医疗大数据未来朝着全面的预测性医疗方向发展。根据《IDC FutureScape：全球医疗健康行业 2022 年预测——中国启示》（IDC #CHC47814222，2021 年 12 月），到 2025 年将有 35% 以上的医疗机构采用人工智能驱动的解决方案和算法模型来支持预测性医疗模型。

2021 年中国医疗信息化核心软件市场规模达到了 323 亿元，其中临床信息化市场规模为 128 亿元，未来三年复合增速达 24.7%，具有产业规模增速快且市场集中度低的特点。医疗信息系统的发展前景吸引了众多厂商进入，其中既有新兴的专业厂商，也有传统的医疗信息化厂商，较为分散的行业集中度现状仍将维持较长一段时期，其未来产品形式和业务模式仍需要在实践中不断完善。

我国政府高度重视健康医疗大数据的价值，积极推进其建设投入。然而因各地存在医疗水平的基础性差异，不同区域的发展水平尚不能够完全同质化。为了迎头赶上发展潮流，推动卫生医疗服务体系数智化升级，摆脱医疗服务困境，中西部的信息系统建设投入较高（图 5-13）。

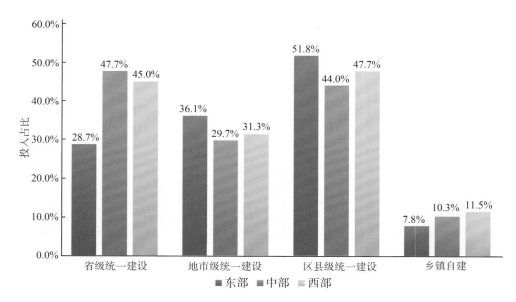

图 5-13　基层医疗卫生机构信息系统建设模式比较

从基本医疗服务功能点来看，住院病历书写、住院医嘱管理、护理记录、药品医嘱执行等方面较完善，临床检验信息系统、医生影像信息管理、电子病历质量管理、发药管理等方面正在发展，电生理信息系统、临床路径与单病种管理、危急值管理、手术分级管理、静脉药物配置管理等方面有待提高（表 5-2、图 5-14）。

表 5-2　住院重点功能点

投入及发展程度	住院重点功能点
高	住院病历书写 住院医嘱管理 护理记录
中	药品医嘱管理 电子病历质量管理 临床检验信息管理 医生影像信息系统
低	电生理信息系统 临床路径与单病种管理 危急值管理

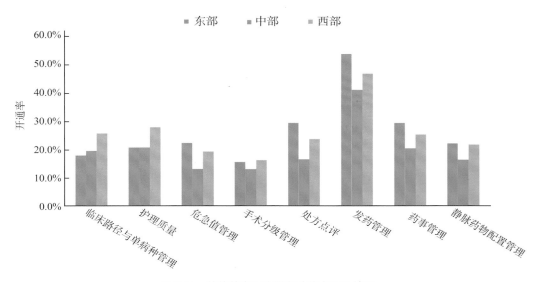

图 5-14　其他基本医疗服务功能点开通情况

二、医疗健康大数据与精准医学

"十四五"国家药品安全及促进高质量发展规划中明确提出支持医疗、医药、医保领域信息化数据共享，推动建立"三医联动"大数据。未来健康医疗大数据的发展将朝向更加精准化、智能化和安全化的方向发展。

首先，发展的具体方向体现在加强驱动临床决策支持与精准医学研究。利用基因芯片与基因测序技术，可以有效确认大量个体的蛋白质组、代谢组数据、基因组，加之大数据分析挖掘技术对疾病的早期诊断、疗效的研究，发现疾病治疗的相关靶标，促使疾病预防与诊疗水平大幅提升，逐渐成为精准医学研究与临床决策支持的重要支撑。

其次，我国电子健康档案需也应当向智能化方向发展。电子健康档案是我国全体居民都应拥有的个人全面健康信息标准化记录平台，能够更加有助于本人及医生准确全面获取健康医疗数据。建设电子健康档案云平台，可有效帮助人们了解自身健康状况，帮助医生跟踪病情，避免重复检查，提高医疗效率。除了数据展示与分析的基础功能，充分发挥电子健康档案的作用还需加入智能化元素，例如，药物相互作用提醒、疫苗接种提醒等功能开发等，可以向着集预防、治疗、康复与健康管理为一体的个人全生命周期的健康管理平台发展。及时监测异常公共卫生事件，促使公共卫生监控具有十分广泛的覆盖面与较高的响应速度。

进入数据共享的时代，应当重视数据的开放共享与隐私保护。医疗数据的开放共享为医学研究的多样性和医疗技术的发展提供了更多可能，也为健康医疗大数据的应用创新提供了保障。然而，实现数据开放必然会存在隐私安全等问题，因此在数据开放共享时，需要从以下两方面强化健康医疗信息安全的技术支撑：一方面，为确保信息安全监测、预警与应对能力的提高，需强化健康医疗行业网络信息安全等级保护、网络信任体系建设；另一方面，还需构建数据安全、信息安全认证审查机制与个人隐私影响评估体系等，推动信息安全向规范化与标准化发展。

总之，医疗大数据的应用和医疗信息化的建设可以使患者更易获得居家养老、居家护理与慢病管理等更加便捷化与个性化的健康服务；而利用高维分析、自我量化算法等大数据处理技术，也能够大幅提升老年人群、妇幼群体、慢性病患者等特殊人群个性化健康服务获取的效率，提高其生存质量。

第四节　人群队列研究

大型人群队列的建立可为精准医学发展提供绝佳的研究平台。自然人群队列有助于研究者观察到肿瘤自然史的全过程，可用于探索肿瘤危险因素，了解肿瘤发病机制，识别肿瘤发生位点，明确肿瘤防控时机；相对于自然人群队列，肿瘤专病队列研究具有更明确的针对性，通常在肿瘤高危人群或者肿瘤患者中进行，可用于识别肿瘤高危人群、生物标志物和治疗靶点，完善肿瘤分类，优化现有筛查和诊疗标准等。正因为如此，大数据导向的大型人群队列研究，能够为精准医疗实践提供循证医学的最佳证据。

一、国内外精准医学领域肿瘤队列的发展概况

在精准医学的大背景下，各国先后启动与此相关的大人群队列研究，以促进精准医疗的发展和平台建设，生物样本库遍布全球。相关统计表明，21 世纪初美国生物银行存储的人体组织样本数量超过 3 亿份，并以每年 2000 万份的速度增加。

1. 中国

2016 年 6 月，我国正式启动首批精准医学研究重点专项，其中包含多个肿瘤专病队列研究（肺癌专病队列研究、食管癌专病队列研究、胃癌专病队列研究、结直肠癌专病队列研究、肝癌/肝病专病队列研究、乳腺癌专病队列研究、前列腺癌专病队列研究）。

主要目标是在国家临床医学研究中心或疾病协同研究网络的基础上，针对特定癌种，系统整合大样本人群社区队列和临床队列，进行长期随访，建立样本库，整合临床诊疗信息，建立可开展预后研究的随访数据库体系。中国建立的肿瘤专病队列目前已初具规模，先后开展了一系列肿瘤个体化预防和精准化诊疗相关研究，研究结果对

于阐明肿瘤病因、发病机制和开展精准防诊治奠定了重要基础。

2. 美国

2015 年 1 月，美国在全国范围内开展精准医学计划。其初期目标便是以百万人群队列的基因组和临床信息大数据来支撑癌症及其他多基因病研究。基于此，美国于 2016 年开始构建由 100 万名参与者组成的"精准医学起始队列项目"，目前已更名为"全民健康研究项目"（All of Us Research Program，https：//allofus.nih.gov/）。该项目的主要目标是研究生物学、生活方式以及环境三者之间与健康的关系，以便后续找到治疗和预防疾病的方法。截至 2021 年 12 月，项目已纳入 43.8 万余名参与者，收集 26.3 万余份电子健康记录和 33.0 万余份生物样本。预计该研究计划将于 2024 年招募到 100 万核心参与者，并通过队列研究以及临床试验鉴定新的癌症亚型，检验精准疗法的临床效果，拓展对癌症疗法的新认知。

3. 英国

2012 年，英国政府宣布开展"10 万人基因组计划"（Genomics England，https：//www.genomicsengland.co.uk/），该计划主要由英国国家卫生研究院和英国国家医疗服务体系共同资助并合作开展，主要目标是针对 17 种癌症以及约 1 200 种罕见病进行全基因组检测。2018 年 10 月，英国政府进一步宣布将在未来五年内开展"五百万人基因组计划"，这也是目前世界上最大规模的人群基因组计划，标志着精准医学研究进入大数据阶段。

4. 法国

法国政府于 2016 年宣布启动"法国基因组医疗 2025（France Genomic Medicine 2025）"项目，该项目由专门成立的部长级内阁战略委员会领导，预计在全国范围内建立 12 个基因测序平台，2 个国家数据中心。主要目标是将基因检测整合至常规检测流程，提高法国精准医学水平，并建立国家精准医学产业。项目初期主要关注癌症、罕见病和糖尿病，之后将扩大到其他常见病。该计划首个 10 年的三大目标是：将法国打造成基因组医疗领域的领先者、将基因组医学纳入正常的医疗护理过程中、建立国家基因组医院产业链。

5. 中外对比

由于各国高发癌症和卫生资源存在差异，精准医学计划关注的癌种和内容也有所区别：①中国的精准医学专项研究主要关注肺癌、食管癌、胃癌、结直肠癌、肝癌和乳腺癌、前列腺癌 7 大癌症，之后加入了对宫颈癌的研究；②美国精准医学计划不关注具体癌种，而是全方面推行肿瘤亚分类的精准医学；③英国基因组计划关注了 15 种常见癌症和 2 种罕见癌症；④法国基因组计划目前则只关注了软组织肉瘤和结直肠癌。

除了关注癌种不同以外，各国精准医学发展的重点也有所差异。中国同时推进多组学技术开发、大规模人群队列研究、大数据资源整合和平台建设、肿瘤防诊治方案研究等多发展方向，强调多方合作，以选择最优方案为核心目标；美国、英国和法国则均强调基因组学的发展与应用，重点在于分子水平防控新技术的发现以及精准医学体系的建设。

6. 发展挑战

虽然我国精准医学领域中肿瘤队列的建立已有一定基础，但仍面临着诸多困难和挑战：①队列建设能力薄弱，大型队列的建立需要专业的人才队伍和资源、规范的人群和患者调查问卷和方法、前沿的组学分析技术以及数据库和样本库的建立标准及使用规范，且需要长期的人财物的投入；②队列资源整合困难，现有的人群队列虽然大多是国家级项目，但均由不同的研究团队或部门负责，在具体实施细节和数据标本储存和管理方面存在不一致性，难以共享和链接；③海量人群信息和生物信息的安全问题，大型队列收集到的人群信息资源和生物样本资源需要由专门的机构监管，并且需要完善相关法律法规，以避免违反生物安全的事件发生。

本次研究集中在肺癌、食管癌、胃癌、结直肠癌、乳腺癌和宫颈癌展开（图5-15）。精准医学的核心环节，在于利用大样本人群探索用于预防、诊断、治疗的预测因子，这也是后续肿瘤防控技术开发的前提。

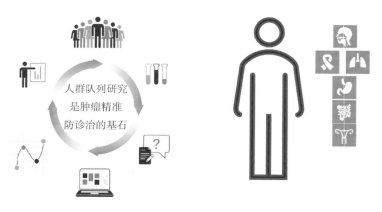

图 5-15　人群队列研究与精准医学

二、肺癌

作为我国第一大癌症的肺癌，其五年生存率不足20%，在预防和诊疗方面均面临着诸多挑战。虽然近些年在队列建立和研究方面有了一定基础，但对于开展全方位的肺癌精准预防、筛查和诊疗还有很大差距，有待更深入、更长期的努力和发展。

1. 基于前瞻性人群队列研究成果推进肺癌精准预防

随着科学技术的不断进步和发展，移动互联网和可穿戴健康设备等新技术可使人群队列研究中更高效准确地收集海量多维动态数据，有利于推动我国肺癌预防、诊断、治疗和预后的基础性数据库建设，为完善个体化预防策略提供研究资源支持；另一方面，在传统流行病学宏观危险因素研究的基础上，人群队列中收集的各类体液材料可为联合基因组学、转录组学、代谢组学、蛋白质组学等多组学信息的系统流行病学研究提供可能，有利于更好地理解肺癌发生发展生物学机制，为肺癌病因学研究提供高质量、多层次的证据。

2. 基于肺癌筛查新技术和新方案优化肺癌精准筛查

目前各国在人群 LDCT 肺癌筛查研究方面均面临假阳性率过高、过度诊断、高危人群定义精准度不足、成本控制等问题，联合其他无创、敏感性和特异性较高的辅助诊断技术进行肺癌筛查将成为新焦点。基于大人群队列研究构建的肺癌风险预测模型，为肺癌分级筛查方案中高危人群筛选提供了研究新思路，但其是否可提高肺癌检出率、降低死亡率仍需要大样本人群研究进行验证。未来，基于人群队列全面评价 LDCT 用于肺癌筛查的流行病学效果和卫生经济学效果，进一步明确我国肺癌高危人群界定标准，深入探索肺癌新技术和有效控制成本是各领域研究者共同努力的方向。

3. 基于转化研究及临床效果评价完善肺癌精准治疗

基于高质量的肺癌临床队列生物样本资源，识别新型肺癌预后生物标志物和治疗干预靶点，并落实临床转化应用是现阶段我国肺癌治疗工作重要的努力方向。在此基础上，开展治疗后长期随访的大规模临床队列研究，也将为肺癌精准治疗策略的完善和实施提供高质量的循证医学证据。

三、食管癌

人群队列研究在食管癌的精准防控中发挥着重要作用。基于队列人群可以开展各种系统流行病学和多组学研究，探索食管癌病因和危险因素，了解其发病机制，识别新的生物标志物，为一级预防的实施提供证据支持。利用适宜技术在队列人群中开展筛查，对食管癌高危人群进行有针对性的预防和干预，是二级预防的主要措施。此外，通过对筛查队列进行长期随访，不仅有助于了解食管癌的自然史，还能评价干预效果，为精准诊断和精准治疗提供参考和基础。

虽然食管癌队列研究已经在一、二级预防上取得了一些成果，但依然面临诸多挑战。一级预防上，既往的病因学研究已经提供了一系列食管癌风险因素的证据，但将病因学成果转化为公共卫生政策仍然任重道远。一级预防的许多措施如戒烟、限酒、营养平衡、改变不良生活方式等均与社会经济环境以及健康教育与健康促进的普及息息相关，需要政府和群众的共同努力。二级预防上，现行的内镜筛查方案技术要求较高、花费大，目前在高发区开展的食管癌筛查覆盖率低，影响了筛查的效果和卫生服务的公平性，准确性高、操作简单、费用低廉的内镜检查前的初筛技术仍有待研究。另一方面，人群筛查方案也有待优化，包括筛查的起始年龄、筛查间隔周期和阳性病例分流随访等。此外，分子标志物作为早期诊断的预测指标也需要更多的研究来探索和验证。

未来的食管癌研究将加强病因学探索，揭示发生、复发、转移机制，发现新的危险因素；研究开发危险因素监测及控制关键技术，建立以人群为基础的高精度肿瘤监测控制体系；研究建立高危人群识别体系和发病风险预测模型；研究开发适合我国国情的肿瘤筛查和早诊早治技术和策略；开发和验证可用于肿瘤筛查的生物标志物；建立共享、开放的研究平台，实现资源整合和数据共享，持续探索防控新方法新技术，推动传统预防向个体化的精准预防不断发展。

四、胃癌

30 余年来，依托胃癌高发现场，以队列研究为基础，我国已经在探索胃癌的自然史、病因和危险因素、论证一、二级预防手段可行性和优化预防策略方面开展了大量卓有成效的研究，具有鲜明的系统性、原创性和中国特色，为国内外制定胃癌预防策略提供了重要依据。

"十四五"期间我们仍需坚持关口前移、坚信"预防为主"是降低我国胃癌疾病负担的必由之路。精准医学将为更全面精确地测量环境和生活方式、评价宿主和遗传相关因素与肿瘤发生发展的关系提供无限可能，也为肿瘤流行病学和预防研究提供了新的发展契机。我们要植根中国胃癌高发现场，通过队列研究阐明胃癌相关危险因素和病因，寻找预警及早期诊断生物标志物，建立全面的胃癌风险预测模型和整合的胃癌精准预防策略，并进行系统的卫生经济学评价以优化配置资源，为实现胃癌的精准高效防控做出贡献。

五、结直肠癌

我国结直肠癌筛查相关的历史已有 40 余年之久，然而基于大型人群筛查队列的长期流行病学效果证据仍较为匮乏。筛查起止年龄的确定急需中国人群特异性高级别证据支持；以血液标志物、菌群及代谢产物等新型结直肠癌筛查技术不断增加，然而多数标志物及早期诊断模型尚处于研究阶段，有待进一步人群转化。基于结直肠癌风险度分层的分级筛查方案在提高筛查效率的同时表现了良好的筛查效果，具有一定应用潜力，但仍需进一步验证其长期流行病学效果。随着我国现有结直肠癌筛查项目的规范化实施，不同筛查项目及相应筛查方案的流行病学及卫生经济学评价证据会被陆续报道，可为建立适宜于中国国情的、经济有效的结直肠癌筛查方案制订提供证据支持。

相对于自然人群队列而言，目前高质量的前瞻性结直肠癌队列还比较少。近年来结直肠癌精准诊疗尤其是治疗进步主要来源于随机对照临床试验，但也有一些较大规模的回顾性队列研究也取得了不少重要发现。结直肠癌队列研究在精准诊疗方面的应用主要有：局部治疗效果评价、系统治疗效果的评价、患者随访的监测、疗效与预后预测。

当前，我国正处于大型人群队列建设的黄金期，各类专病队列建设蓬勃发展。结直肠癌专病队列研究将对基础研究及临床转化研究影响巨大，尤其在精准医学时代，建立结直肠癌专病队列数据库并进行医学大数据集成分析，有助于未来实现结直肠癌的精准预防与诊疗。

六、乳腺癌

既往大量队列研究已经初步明确乳腺癌的危险因素，并已构建诸多成熟的乳腺癌风险预测模型用于人群的乳腺癌风险管理。然而，真正来源于我国女性，并得到很好验证的乳腺癌风险评估工具相对缺乏，因此，开发高效、精准、适合我国女性生理生育特征的乳腺癌高危评估策略是我国乳腺癌精准预防领域亟待解决的首要问题。同时，既往设计良好的随机对照试验研究证实乳腺钼靶筛查能降低 18% ~ 20% 的乳腺癌死亡风险。但我国人口分布较广、筛查设备缺乏、医保覆盖不全，以及缺乏专业筛查技术人员等原因，在我国开展全人群乳腺 X 线筛查相对困难。因此，探索适合我国国情的乳腺癌高危筛查策略及高危筛查方法是我国乳腺癌精准筛查领域的瓶颈。此外，新一代抗体偶联药物为三阴性乳腺癌的治疗带来了新的希望。然而这些药物目前尚处在欧美人群的临床试验当中。如何推进我国乳腺癌患者的靶向药物研发、评估和上市，将是改善我国乳腺癌患者预后的精准诊疗关键措施。

随着科学技术的不断提升，当前乳腺癌队列研究的焦点已逐渐从传统危险因素研究过渡到基因和基因、基因和环境的交互作用，以及从多组学数据探索乳腺癌发病和预后的综合相关因素，对乳腺癌发病机制进行准确定位。而且，在计算机技术迅猛发展的当代，机械学习技术也被逐渐应用于医学领域，而且在癌症诊断方面呈现出较高的准确性。未来将机械学习技术应用于乳腺癌筛查，对乳腺 X 线（钼靶）成像片进行智能读片，可快速高效地反馈筛查结果，节省人力和财力，提高筛查效率。此外，随着国家重点研发计划等项目的资金不断投入，未来将开展更大规模、生物组织样本齐全且长期稳定随访的乳腺癌队列研究，对乳腺癌的发病因素进行新的探索和反复验证，从而实现对乳腺癌的精准预防。

七、宫颈癌

宫颈癌队列研究在人乳头瘤病毒（HPV）感染与宫颈癌的自然史、病因学与危险因素、HPV疫苗接种以及筛查技术与策略的长期效果评价、不同生物标志物对疾病进展的预测能力等方面取得了很大进步，提供了丰富的循证医学证据。

随着生物医学技术的发展及医学大数据时代的到来，可实现在个人的遗传信息（基因组）基础上，借助基因检测技术，更深入、准确、全面地反映疾病的本质特征，直接定位疾病的准确缺陷，进而精准预防和治疗。对于宫颈癌来说，通过队列研究对疾病发生发展和治疗相关分子标志物发现、验证、技术研发和应用，来实现针对宫颈癌的精准预防、精准诊断和治疗，以及宫颈癌治疗预后的早期评估，将成为未来宫颈癌防治的重要任务和发展方向。在此基础上，结合队列研究建立起来的大样本和大数据分析，可辅助鉴定出有效的宫颈癌发病驱动基因和分子，筛选出潜在的治疗靶标，从而实现对具有家族史、HPV感染、高发地区生活史等易感人群的精准预防和干预，阻断宫颈癌的发生发展进程。

八、小结与展望

人类基因组测序技术的革新、生物医学分析技术的进步、大数据分析工具的出现，已将肿瘤防控推进到精准医学时代，也必将给肿瘤领域带来一场全新的革命。精准医学时代是大数据时代，构建肿瘤队列是发展肿瘤精准医学的基础和核心。除了起步阶段的肿瘤专病队列，我国既往已建立的大型人群队列也收集了海量个人信息和生物样本资源，可被用于精准医学研究。今后精准医学领域的肿瘤队列研究需要更好地进行顶层设计，在保障原始数据安全的前提下加强数据共享，同时可参考国际先进经验，利用大数据技术和移动医疗产品加强信息收集能力，推动我国建设和开展高质量大型肿瘤队列研究，并充分挖掘现有数据的科学价值。作为一个新型的医疗理念，只有深入分析我国肿瘤领域的发展现状，结合我国基本国情，才能探索出有中国特色的精准医学肿瘤队列建设之路。

第五节 研究案例
——阿尔茨海默病精准防诊治华山方案

AD 是一种中枢神经系统退行性疾病，是最常见的痴呆类型，以进行性记忆减退为核心症状，可伴随语言、执行、视空间功能下降和行为异常。随着全球老龄化的进程和人类寿命的延长，AD 的发病率逐年上涨，目前我国约有 AD 患者 1 000 万例，预计到 2050 年将超过 4 000 万例，已上升成为我国第五位死亡原因，给家庭和社会带来了沉重的经济和照料负担。

一、AD 高患病率及死亡率给国家、社会、家庭带来负担

2020 年首都医科大学北京宣武医院贾建平教授团队在代表中国所有社会经济和地理区域的 12 个省市中随机选择了 96 个站点，在 2015 年 3 月—2018 年 12 月对 46 011 名 60 岁以上的老年人通过多阶段分层聚类抽样方法进行分析，校正年龄性别后，痴呆患病率为 6.0%（95%CI，5.8 ~ 6.3），其中 AD 患病率 3.9%（95%CI，3.8 ~ 4.1），血管性痴呆（VAD）患病率 1.6%（95%CI，1.5 ~ 1.7），其他痴呆患病率 0.5%（95%CI，0.5 ~ 0.6）。据此估算，我国目前约有 1 507 万名（95%CI，1453 ~ 1562）痴呆患者，其中 AD 患者 983 万名（95%CI，939 ~ 1029），VAD 患者 392 万名（95%CI，364 ~ 422），其他痴呆患者 132 万名（95%CI，116 ~ 150）（图 5-16）。同时，该研究发现，不同地区之前患病率也存在差异，我国北方痴呆患病率为 6.3%（95%CI，5.9 ~ 6.6），南方为 4.7%（95%CI，4.4 ~ 5.1），西部为 7.5%（95%CI，7.0 ~ 7.9）。

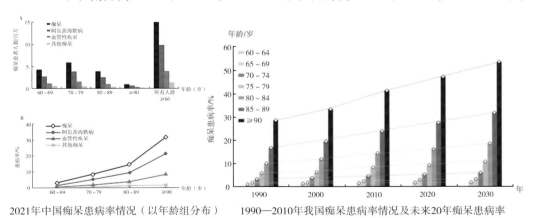

2021年中国痴呆患病率情况（以年龄组分布） 1990—2010年我国痴呆患病率情况及未来20年痴呆患病率预测结果

图 5-16 我国痴呆患病率及预测

信息来源：2020 年首都医科大学北京宣武医院贾建平教授团队

此外，该团队依据既往研究报道和荟萃分析结果对我国痴呆患病率及增长速度进行统计分析，并对未来痴呆患病率进行了预测。

根据《中国卫生健康统计年鉴（2020）》汇总结果，2019 年城市居民中痴呆总体死亡率为 1.28/10 万人，男性为 1.04/10 万人，女性为 1.56/10 万人。

二、AD 是基因及环境因素共同作用的结果

AD 是基因及环境因素共同作用的结果，早发型 AD 主要与致病基因突变相关，具有家族遗传倾向；而晚发型 AD 主要与易感基因如 ApoEε4，以及环境因素如年龄、生活方式及共患病等相关。AD 的典型病理改变为老年斑、神经元缠结及神经元大量丢失，但其发病机制尚未完全明确，现有研究提出胆碱能损伤假说、Aβ 级联假说、Tau 蛋白异常修饰假说、炎症假说等，但尚无定论。

2020 年，《柳叶刀》杂志报道了整个生命历程中的 12 种可调控风险因素可以导致痴呆症风险的增加（图 5-17）。华山医院郁金泰团队从 44 676 项研究中选择纳入符合标准的 243 个观察性前瞻性研究和 153 个随机对照试验，对 104 个可干预影响因

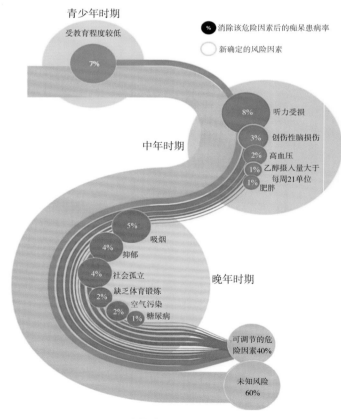

图 5-17　痴呆的 12 种可调控风险因素

素进行系统研究和荟萃分析，发现具有I级推荐建议的19个影响因素，并对这些影响因素在人体生命周期中的分布年龄段进行了系统的分类（图5-18）。

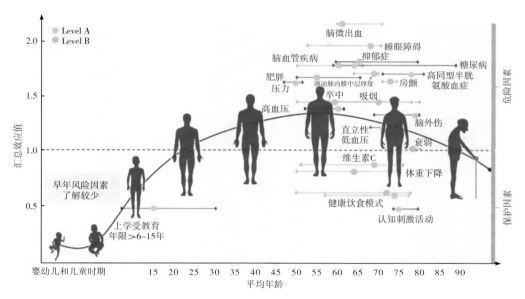

图 5-18　全生命周期中的 AD 相关可调控危险因素

三、华山 AD 循证预防国际方案 21 条预防建议

由于 AD 病因及发病机制仍不明确，至今仍缺乏有效的治疗手段，因此 AD 的早期精准预防显得尤为重要。2020 年华山医院郁金泰团队发布 AD 循证预防国际方案，提出 21 条预防建议，按照指南控制危险因素，有望减少 40% AD 发生（表 5-3）。

表 5-3　华山方案提出的 21 条预防建议

影响因素／干预措施		建议
生活方式	体重指数（BMI）及体重管理	65 岁以下人群保持 BMI 在 18.5 ~ 24.9kg/m² 范围内（I级推荐，B级证据）
		65 岁以上人群不宜太瘦（I级推荐，A4级证据）
		65 岁以上人群若出现体重减轻趋势，应密切监测其认知功能状态（I级推荐，B级证据）
	体育锻炼	坚持定期体育锻炼（I级推荐，B级证据）
	认知活动	多从事刺激性脑力活动，如阅读、下棋等（I级推荐，A4级证据）
	吸烟	不要吸烟，避免接触环境中的烟草烟雾；吸烟人群应尽早戒烟（I级推荐，B级证据）

续表

影响因素／干预措施		建议
共病	睡眠	保证充足良好的睡眠；出现睡眠障碍时要及时就医（Ⅰ级推荐，B 级证据）
	糖尿病	保持健康生活方式，避免罹患糖尿病；对于糖尿病患者，应密切监测其认知功能减退情况（Ⅰ级推荐，A4 级证据）
	脑血管疾病	保持健康生活方式，避免罹患脑血管疾病；对于脑卒中尤其是脑微出血患者，应密切监测其认知功能改变，并采取预防措施保护其认知功能（Ⅰ级推荐，B 级证据）
	头部外伤	保护头部，避免外伤（Ⅰ级推荐，A4 级证据）
	衰弱	晚年保持健康强壮的体魄；对于越来越虚弱的人群，应密切监测其认知功能状态（Ⅰ级推荐，B 级证据）
	血压	65 岁以下人群应保持健康的生活方式，避免罹患高血压（Ⅰ级推荐，A4 级证据）
		对于直立性低血压患者，应密切监测其认知功能状态（Ⅰ级推荐，A4 级证据）
	抑郁	保持良好的心理健康状态；对于已有抑郁症状的患者，应密切监测其认知功能状态（Ⅰ级推荐，A4 级证据）
	心房颤动	维持心血管系统良好状态；对于房颤患者应用药物治疗（Ⅰ级推荐，B 级证据）
	精神紧张	放松心情，平时避免过度紧张（Ⅰ级推荐，A4 级证据）
其他方面	教育	早年应尽可能多地接受教育（Ⅰ级推荐，A4 级证据）
	高同型半胱氨酸血症	定期检测血同型半胱氨酸水平；对于高同型半胱氨酸血症患者应用维生素 B 和（或）叶酸治疗，同时密切监测其认知功能状态（Ⅰ级推荐，A2 级证据）
	维生素 C	饮食摄入或额外补充维生素 C 可能会有帮助（Ⅰ级推荐，B 级证据）
不推荐	雌激素替代疗法	对于绝经后妇女，不建议应用雌激素替代疗法预防阿尔茨海默病（Ⅲ级推荐，A2 级证据）
	乙酰胆碱酯酶抑制剂	对于认知损害的患者，不建议应用乙酰胆碱酯酶抑制剂预防阿尔茨海默病（Ⅲ级推荐，B 级证据）

四、华山方案建议 AD 早期精准诊断，鼓励产学研转化

AD 的早期精准诊断是实现早期识别、开展早期防治、延缓疾病进展的关键。AD 的诊断标准从最初的病理诊断到临床诊断再到生物标志物诊断经历了多次更新，其诊断效能也不断提升，为 AD 预防和治疗窗口的前移提供了可能。量表是早期筛查及风险评估的基本工具之一，推出标准化、智能化、适合中国语境的量表，可以满足 AD 早期筛查的需要。

AD 的诊断在近 30 年经历了从临床 - 病理学诊断，临床 - 生物学诊断，到单纯生物学诊断的变革，新的诊断标准不断推出（图 5-19）。

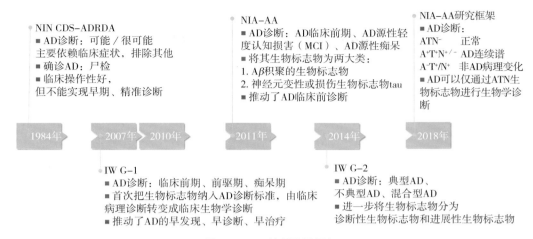

图 5-19　AD 诊断发展历程

随着近年来对 AD 生物标志物研究和发病机制理解的深入，形成了 A/T/N 生物标志物分类方案，AD 可以通过 ATN 生物标志物进行生物学诊断（图 5-20）。

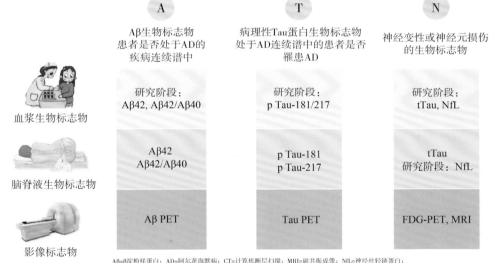

Aβ=β淀粉样蛋白；AD=阿尔茨海默病；CT=计算机断层扫描；MRI=磁共振成像；NfL=神经丝轻链蛋白；PET=正电子发射断层扫描；pTau=磷酸化Tau蛋白；tTau=总Tau蛋白

图 5-20　AD 诊断中 ATN 生物标志物的生物学诊断

目前被证实有效的 AD 生物标志物检测主要依赖于腰椎穿刺和分子影像扫描，受限于操作的有创性以及设备的高要求，这两种方式很难被广泛使用。而血液检测方法操作简便、花费较少，有望成为筛查的重要方式。因此，寻找有效的血液 AD 生物标志物对于在全人群中推动 AD 的早期识别和早期诊断意义重大。然而，血浆生物标志物在 AD 诊断中的应用仍需要进一步验证。

近年医疗数据互通互联模型站的迅速发展，医疗数据孤岛问题正在被逐步解决；同时在新冠疫情和5G技术的催化下，通过智能终端进行多维度健康数据采集的方式将逐渐成为未来AD早期筛查的重要方向。华山方案鼓励通过产学研融合建立精确预防、诊断以及治疗，成为诊断产业链下游的"破局者"（图5-21）。

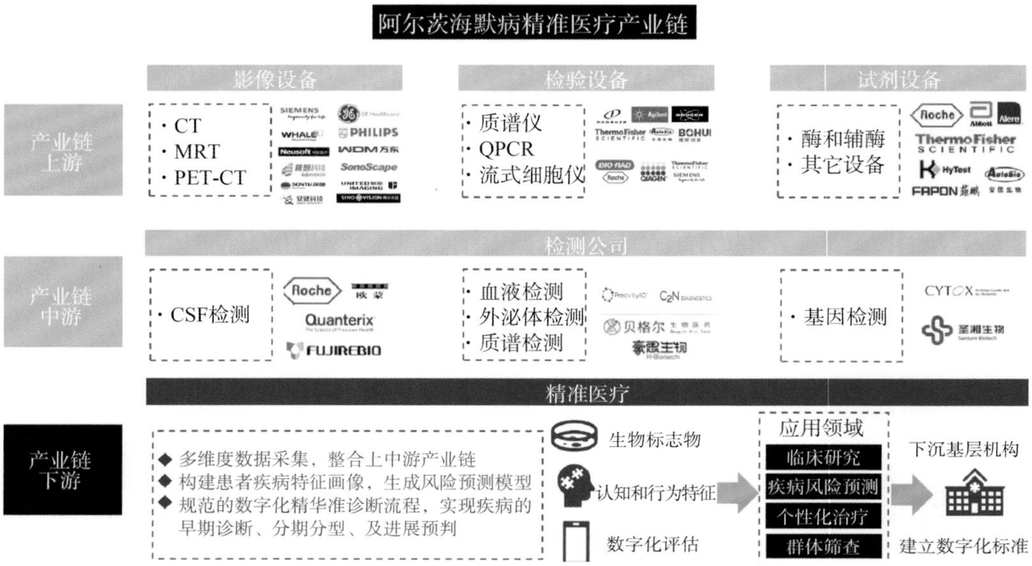

图 5-21　AD 精准诊断的产业链发展

五、阿尔茨海默病的治疗

AD的治疗分药物治疗和非药物治疗两大类。药物治疗主要包括：改善认知功能的药物、改善精神行为症状的药物、靶向调修药物，以及中医药。非药物治疗主要有认知训练、神经调控治疗、生活方式干预、针灸等方法。

表5-4列出了目前改善认知功能的药物，但这些药物仅能缓解AD的临床症状，并不能阻止或逆转疾病的进展。

靶向调修药物一直是AD治疗领域的热点，表5-5列举了FDA批准上市的和正在临床试验中的靶向Aβ的药物。

表 5-4 改善 AD 认知功能的药物

药物类别	药物名称	适用阶段	用量	管理要点	不良反应
胆碱酯酶抑制剂 ACEIs	多奈哌齐	所有阶段	轻中度：起始 5mg，一天一次，1 月后增至 10mg，一天一次；中重度：起始 5mg，一天一次，1 月后增至 10mg，一天一次，3 月后增至 23mg，一天一次	晚饭后服用	胃肠道反应：恶心、呕吐、腹泻等
	卡巴拉汀	所有阶段	口服剂型：起始 1.5mg，一天两次，每 2 周增加 3mg/日，增至 6mg，一天两次；透皮贴剂：起始 4.6mg，一天一次，4 周后增至 9.5mg，增至 13.3mg，一天一次	与饭同服，每次轮换位置	心血管系统反应：心动过缓、传导阻滞等；神经系统反应：头晕、头痛、失眠、困倦等
	加兰他敏	所有阶段	普通片：起始 4mg，一天两次，每 4 周增加 8mg/日，增至 12mg，一天两次；缓释片：起始 8mg，一天一次，每 4 周增加 8mg/日，增至 24mg，一天一次	与饭同服	其他：皮肤刺激、恶性综合征、超敏反应等
	石杉碱甲	所有阶段	0.1-0.2mg，一天两次		
NMDA 受体拮抗剂	美金刚	中重度	普通片：第 1 周 5mg，一天一次，2 周 5mg，一天两次，3 周 10mg，一天一次 +5mg，临睡时一次，4 周 10mg，一天两次；缓释片：7mg，一天一次，每周增加 7mg/日，增至 28mg，一天一次	与 ACEIs 合用可增加疗效	耐受性较好，偶有头晕、头痛、便秘、腹泻、嗜睡、血压波动等
脑肠轴调节药物	甘露特钠胶囊	轻中度	450mg，一天两次		可有心律失常、口干、血尿、少见头晕、胃炎、肝功异常

表 5-5 AD 靶向调修药物

药物	研发公司	研究人群	结合 Aβ 类型	表位	抗体来源	IgG 亚类	研究状态
Bapineuzumab	辉瑞/强生	轻中度 AD	可溶性和聚集 Aβ	N 末端,1-28 残基片段	人源化抗体	IgG1	III 期研究停止
Solanezumab	礼来	轻中度 AD；中度 AD	可溶性 Aβ	中间区域,13-28 残基片段	人源化抗体	IgG1	III 期研究停止
Crenezumab	罗氏	淀粉样蛋白生物标志物阳性的轻度 AD	Aβ 的多个构象，包括单体、纤维、斑块	中间区域,12-23 残基片段	人源化抗体	IgG4	III 期研究停止
Gantenerumab	罗氏	前驱期 AD 和轻中度 AD	纤维型 Aβ	N 末端和中间区域	全人序列	IgG1	III 期研究进行中
Lecanemab	渤健和卫材	临床前 AD,AD 源性 MCI 和轻度 AD	可溶性 Aβ 原纤维	N 末端	人源化抗体	IgG1	III 中期研究进行中、获 FDA 突破性疗法认定
Donanemab	礼来	AD 源性 MCI 和轻度 AD	Aβ 斑块	Aβ(p3-42)	人源化抗体	IgG1	III 期研究进行中获 FDA 突破性疗法认定
ADucanumab	渤健	AD 源性 MCI 和轻度 AD	Aβ 聚集体（不溶性纤维和可溶性寡聚物）	N 末端	全人序列	IgG1	获 FDA 批准

六、华山方案融入了数字智能技术在 AD 精准防诊治中的应用

复旦大学附属华山医院联合类脑人工智能科学与技术研究院采集累计 200 例认知障碍疾病数字化信息，包括人口学和临床资料、基因、生物和影像标志物，以及基于便携式数字化设备开展周期性电子化认知及运动评估，同时采集睡眠、呼吸、心率、语言、表情、眼动、步态等多模态数字化信息（图 5-22）。

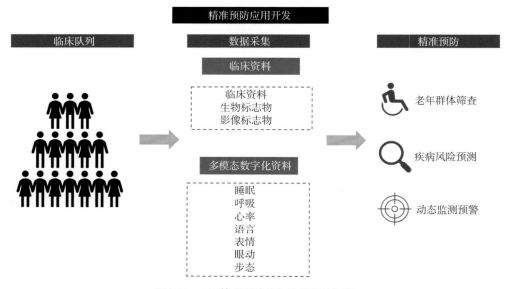

图 5-22　AD 精准预防的数字化工具开发

复旦大学附属华山医院联合上海大学、江南大学针对手机 APP 诊疗系统开发进行了深入研究，设计并研发一套数字化神经心理评估应用——记忆加油站（Mobile Memory）（图 5-23），实现认知障碍个体或主观认知功能下降个体的远程认知功能筛查。应用设计基于整体认知域，以及各子认知域：记忆、注意、语言、社会心理等方面，目前已在不同年龄段、不同教育程度的正常人群中进行测验，累计采集数据 200 例，初步分析结果提示具有良好的识别 MCI 的诊断效能。

基于认知障碍疾病数字化临床队列，筛选需要干预的患者。研发智能医疗应用，智能制订不同分期分型患者的个体化干预方案，开展基于药物及非药物康复及认知训练的治疗研究，并通过智能医疗应用指导并监测干预疗效，利用交互反馈模型对干预策略及时做出调整。

研发的综合防诊治于一体的智能医疗应用将其引入认知障碍疾病数字化专科门诊及病房，进一步提升专科疾病体系的诊疗水平，实现认知障碍疾病患者的数字化全程监测和管理，并进行市场转化，在全国多中心试点推广应用（图 5-24）。

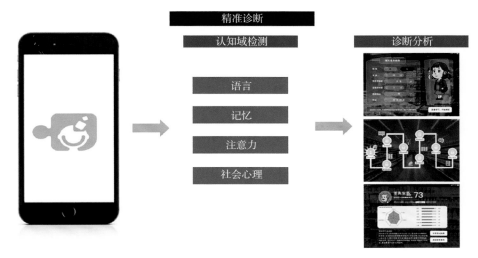

图 5-23　AD 精准筛查的数字化工具开发

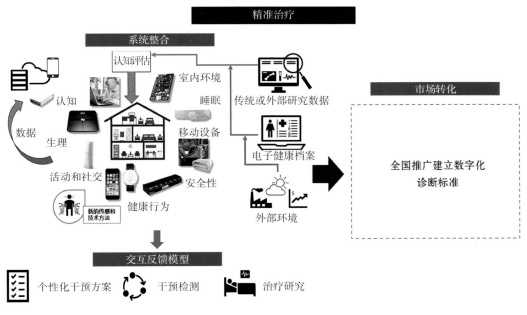

图 5-24　AD 精准治疗的数字化工具开发

七、AD 精准防诊治领域还存在诸多现实挑战

目前我国 AD 防诊治领域还存在诸多现实挑战，主要有：①由于 AD 的科普宣教不到位，老百姓的就诊意识不高，导致无法提升 AD 的早诊早治率。②由于大型综合医院集中诊治压力较大，基层医疗单位医疗资源及检测手段有限，基层医务人员缺乏 AD 主动识别及诊疗意识，导致 AD 整体诊疗水平不高。③AD 目前仍缺乏有效的治

疗手段，无法延缓或组织疾病进展。因此识别 AD 高危人群，开展早期精准预防是降低 AD 疾病负担的关键。

华山医院基于大量临床实践以及社区合作提出的适合我国的 AD 精准防诊治方案具有非常重要的研究和推广价值。

参考文献

［1］ Chan KY, Wang W, Wu JJ, et al. Epidemiology of Alzheimer's disease and other forms of dementia in China, 1990-2010: a systematic review and analysis ［J］. Lancet, 2013, 381(9882): 2016-2023.

［2］ Collins FS, Varmus H. A new initiative on precision medicine ［J］. N Engl J Med, 2015; 372(9): 793-795.

［3］ Jack CR, Jr., Bennett DA, Blennow K, et al. A/T/N: An unbiased descriptive classification scheme for Alzheimer disease biomarkers ［J］. Neurology, 2016, 87(5): 539-547.

［4］ Jia L, Quan M, Fu Y, et al. Dementia in China: epidemiology, clinical management, and research ADvances ［J］. Lancet Neurol, 2020, 19(1): 81-92.

［5］ Lethimonnier F, Levy Y. Genomic medicine France 2025 ［J］. Ann Oncol, 2018, 29(4): 783-784.

［6］ Livingston G, Huntley J, SommerlAD A, et al. Dementia prevention, intervention, and care: 2020 report of the Lancet Commission ［J］. Lancet, 2020, 396(10248): 413-446.

［7］ Peplow M. The 100,000 Genomes Project ［J］. BMJ, 2016, 353: i1757.

［8］ Rubin MA. Health: Make precision medicine work for cancer care ［J］. Nature, 2015, 520(7547): 290-291.

［9］ Xu J, Wang J, Wimo A, et al. The economic burden of dementia in China, 1990-2030: implications for health policy ［J］. Bull World Health Organ, 2017, 95(1): 18-26.

［10］ Yu JT, Xu W, Tan CC, et al. Evidence-based prevention of Alzheimer's disease: systematic review and meta-analysis of 243 observational prospective studies and 153 randomised controlled trials ［J］. J Neurol Neurosurg Psychiatry, 2020, 91(11): 1201-1209.

［11］ Zeng H, Chen W, Zheng R, et al. Changing cancer survival in China during 2003-15: a pooled analysis of 17 population-based cancer registries ［J］. Lancet Glob Health, 2018, 6(5): e555-e567.

［12］ 敖翼，濮润，展勇，等. 我国新药创制的发展现状及问题浅析 ［J］. 中国新药杂志，2020, 29(1): 33-41.

［13］ 陈一龙，卜嘉彬，李景宇，等. 基于知识图谱的罕见病就医决策引擎设计研究 ［J］. 华西医学，2021, 36(12): 1730-1733.

［14］ 贺婷，刘星，李莹，等. 大数据分析在慢病管理中应用研究进展 ［J］. 中国公共卫生，2016, 32(7): 981-984.

［15］ 火石创造. 从我国临床试验近况，看医药产业发展的机遇与挑战 ［EB/OL］. (2021-04-21) ［2022-04-26］. https://www.cn-healthcare.com/articlewm/20210421/content-1212171.html

［16］ 火石创造. 中国生物医药产业园发展历程 ［EB/OL］. (2018-10-08) ［2022-04-26］. https://www.cn-healthcare.com/articlewm/ 20181008/content-1035441.html

［17］ 李润川，冯盼盼，王淑红，等. 基于云计算的智能健康监测系统设计与实现 ［J］. 计算机应用与软件，2019, 36(7): 8-13, 64.

［18］ 史钰斐. 健康医疗大数据发展应用的思考 ［J］. 无线互联科技，2021, 18(19): 94-95.

［19］ 宋菁，胡永华. 流行病学展望：医学大数据与精准医学 ［J］. 中华流行病学杂志，2016, 37(8): 1164-1168.

［20］唐玲玲，李力.大数据与人工智能在妇科恶性肿瘤中的研究与应用［J］.中国实用妇科与产科杂志，2019, 35(6): 720-723.

［21］修云霞，樊金宇，章鲁瑶，等.基于数据挖掘技术的医院检验实验室信息管理系统数据共享开发策略研究［J］.电子元器件与信息技术，2021, 5(3): 158-159.

［22］徐航，彭小松，姚毅虹，等.基于医院数据平台的事业部制手术管理模式探讨［J］.医院管理论坛，2021, 38(1): 91-94.

［23］于军.“人类基因组计划”回顾与展望：从基因组生物学到精准医学［J］.自然杂志，2013，35(5): 326-331.

第六章　影响精准医学发展的前沿科技分析

第一节　概　述

针对精准医学发展，各个国家纷纷出台相关支持政策和举措。2015 年，我国经国家科技计划战略咨询与综合评审特邀委员会、部际联席会议审议，将"精准医学研究"列为国家科技部 2016 年优先启动的重点专项之一启动实施，专项实施周期为2016—2020 年。精准医学研究集合了诸多现代医学科技发展的知识与技术体系，体现了医学科学发展趋势，也代表了临床实践发展方向。推动相关学科和技术的快速进步，带动相关产业发展，孕育巨大市场空间，精准医学（参考主报告第二章）更是成为健康行业的前沿领域。

一、前沿科技研究分类

精准医学是相关科学和技术的快速发展的客观必然，是对健康需求的推动，是创新研究向临床实践应用及产业化发展的方向。根据多维度分析影响精准医学发展的前沿科技归纳有以下要点：①个性化、精准化和全流程多重期望的健康需求驱动以治病为中心转变为以精准健康为中心的模式，是价值医疗的核心体现；②相关研究及技术发展带来的基因组测序成本大幅降低，各类组学研究密集开展，为疾病机制研究、疾病发生发展提供了海量数据和信息，生命科学研究与技术的进步和进展为精准医学提供了关键技术和科学基础；③临床研究与创新药开发推动了个体化治疗不断走向临床应用，为精准医学在解决健康问题方面提供了示范，个体化治疗技术开发与临床方案制定是精准医学理念的具体体现；④数据科学的发展与应用，生物信息技术水平不断提高，大数据算法促进数据分析，人工智能取代简单重复工作，大数据分析能力的不断发展为数据的挖掘、分析和利用提供了技术支持，是精准医学发展的技术保障；⑤信息工程与生物技术的深度交叉融合，尤其是医学和工程学的交叉发展以及人 - 机 - 物交互融合为精准医学发展带来新机遇；⑥随着跨学科及交叉技术的发展，生命系统化思维、平台生态化建设，个性化和精准化防诊治方案，以及新生命工程体系成为精准医学前沿科技发展的重要内涵。

医学科技创新的源头和依据来自快速发展的医学创新、科学进展、新科技的进入以及数字化带来的新机遇。从以上角度出发，基于多个信息来源，从前沿研究的新兴领域，成熟技术的新应用开发，到系统及平台建设，本次研究列举了186项影响精准医学研究与产业发展的前沿科技，分五大类梳理了研究与技术的进展、临床应用（图6-1）。

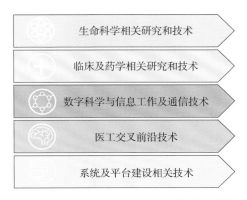

图 6-1 影响精准医学研究与产业发展的前沿技术大类

为便于分析和未来每项技术发展的跟踪，每大类下分小类（表6-1），其中包含：24项生命科学相关研究和技术，24项临床及药学相关研究和技术，53项数字科学与信息工程及通信技术，39项医工交叉前沿技术以及46项系统及平台建设相关技术。

二、前沿科技分析

前沿科技分析从基础研究、技术应用、转化为产业发展三个维度展开（图6-2）。临床应用方面则主要参考本报告的第四章由临床专家牵头的研究。

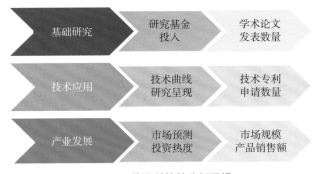

图 6-2 前沿科技的分析逻辑

表 6-1 影响精准医学研究与产业发展的 186 项前沿技术列表类

大类

A 生命科学相关研究和技术
B 临床及药学相关研究和技术
C 数字科学与信息工程及前沿技术
D 医工交叉前沿技术
E 系统及平台建设及相关技术

小类

A-1 基因组学及相关技术
A-2 其他组学及相关技术
A-3 宏观组学及相关技术及应用
A-4 靶点研究及相关技术及应用
A-5 合成生物学研究及相关技术及应用
A-6 其他研究与相关前沿技术及应用

B-1 诊断技术及应用
B-2 疫苗研究技术及应用
B-3 新药研究技术及应用
B-4 细胞及基因治疗技术及应用
B-5 其他研究与相关前沿技术及应用

C-1 大数据
C-2 人工智能技术及应用
C-3 机器学习及深度学习
C-4 数字孪生技术及应用
C-5 医疗健康领域 SaaS 系统及 SaaS 应用

D-1 影像技术及应用
D-2 3-D 打印技术及应用
D-3 医疗机器人技术及应用
D-4 沉浸式体验技术及应用
D-5 生物芯片技术及应用
D-6 生物传感器及应用
D-7 纳米医疗及应用
D-8 脑机接口
D-9 脑科技技术
D-10 语言识别技术及应用

E-1 转化医学等集成应用示范体系建设
E-2 远程医疗系统
E-3 医疗决策支持系统
E-4 预防的智能预警与溯源平台
E-5 健康管理平台
E-6 元宇宙

生命科学相关研究和技术

1 基因组学
2 其他基因组学
3 宏观基因组学
4 基因编辑
5 多重 PCR 技术
6 基因测序
7 基因组医学
8 转录组学
9 蛋白组学、测序及结构解析
10 代谢组学
11 脂类组学
12 糖类组学
13 免疫组学
14 单细胞组学
15 空间多组学、测序
16 生物标志物研究
17 靶点研究
18 合成生物学研究
19 外泌体研究
20 肿瘤细胞群研究
21 肠道微生态研究
22 生物可降解
23 生物传感器研究及结构解析
24 人工智能预测蛋白质结构

临床及药学相关研究和技术

25 精准分子诊断/基于 CRISPR 的诊断
26 分子病理研究
27 分子病理诊断
28 液体活检技术
29 人工智能辅助影像诊断
30 病毒毒株疫苗
31 mRNA 核酸疫苗
32 小分子药物
33 单克隆抗体药物
34 抗新冠病毒药物
35 抗菌药物筛选技术
36 人工智能药物筛选中的应用
37 人工智能在早期药物研究中的应用
38 免疫细胞治疗技术
39 干细胞治疗技术
40 精准基因医疗
41 靶向基因治疗方法
42 细胞与基因治疗技术平台
43 数字医疗
44 数字疗法
45 数字医疗试验
46 数字数字疗法
47 药物使用依从性管理
48 药物全生命周期管理

数字科学与信息工程及前沿技术

49 数据湖
50 数据湖屋
51 数据编织
52 云间数据管理
53 基于真实世界证据的临床研究
54 基于真实世界数据的临床试验
55 人工智能增强软件工程
56 人工智能工程
57 保发支付者的人工智能策略
58 人工智能在商业中的作用
59 人工智能在材料信息学中的
60 人工智能在材料信息学中的应用
61 人工智能在临床开发中的创新
62 人工智能驱动的创新
63 以人为中心的人工智能
64 生成式人工智能
65 人工智能增强安全警报
66 人工智能治理
67 机器学习
68 简化的机器学习操作
69 量子机器学习
70 深度学习
71 增强分析
72 深度神经网络技术
73 DNA 计算、储存及解读 (PQRI)
74 量子计算在药物发现中的应用
75 医疗领域中的数字孪生学生
76 人体的数字孪生
77 数字孪生
78 SaaS 电子实验室笔记本
79 SaaS 实验室信息管理系统
80 SaaS 管理的内容服务网
81 医疗健康城物联网
82 医疗领域的城市值
83 医疗领域的物联网安全
84 物联网驱动的领域区块链
85 医疗健康领域区块链
86 生命科学行健康领域的应用
87 5G 在医疗领域中的应用
88 医疗应用程序设计接口
89 云计算在医疗健康领域的应用
90 医疗支付云云端
91 计算机辅助物编码（医院）
92 数字算法
93 体验云路
94 按需基础分析
95 电子源 eSource
96 虚拟健康助理
97 数字化
98 医疗体验分析
99 多重临床体验
100 医疗健康患者就诊分析
101 医疗保健中的消费者就诊流程分析

医工交叉前沿技术

102 影像图像处理分析及可视化
103 磁共振影像研究
104 3D 生物打印技术
105 生命科学研发的 3D 生物打印
106 3D 打印药物
107 3D 打印体外科植入物
108 3D 打印术前解剖模型
109 辅助手术机器人
110 辅助医疗机器人
111 用于分析的活体机器人
112 瞳动机器人
113 机器人流程自动化
114 用于人流程工智能手术中的
115 植入式机器人
116 进入自然腔道的微型机器人
117 可降解无细胞毒性机器人
118 微型给药机器人
119 沉浸式体验技术
120 医疗中的沉浸式体验技术
121 医学科学中的沉浸式 AR/VR/MR 体验
122 光学定位的精准手术
123 光学定位在精准手术中的应用
124 手术导航技术
125 生物芯片
126 纳米芯片
127 生物传感器
128 纳米机器人
129 消费者医疗保健可穿戴设备
130 临床试验可穿戴设备
131 即时体征监护
132 脑机接口
133 双向脑机接口
134 人-机功能耦合
135 人工智能领域的脑模型
136 数字医疗的语音分析
137 语音交互技术
138 语音识别
139 语音健康的销售的小程序
140 环境数字护理护写器

系统及平台建设相关技术

141 转化医学系统平台
142 生物样本库
143 电子临床平台
144 3D 临床科学平台
145 生命科学多渠道活动客户管理
146 生命科学关键客户管理
147 实时远程医疗
148 实时医疗系统精准中心
149 实时医疗文档供应链管理
150 实时医疗系统供应链管理
151 实时医疗系统精准中心
152 实时成本计算技术
153 远程患者监测技术
154 医疗决策领域模拟模型构建模
155 异步远程医疗
156 虚拟医疗平台
157 临床沟通和协作
158 数字远程病理学
159 危重监测服务
160 自动化的患者决策辅助
161 患者自我完善分平台
162 临床数据分析平台
163 外部临床决策支持
164 数据治理
165 健康信息交换
166 传感器驱动警号与溯源系统
167 接触者追踪应用程序
168 健康的生者识别程序/健康护照
169 阳性患者参与中心
170 医疗健康消费者参与中心
171 消费者医疗保健即时观察即时服务
172 数字医疗参与
173 数字医疗中的自动监测
174 社区医疗网络管理
175 患者参与中心
176 电子健康记录系统
177 电子健康记录支持体现医疗
178 全球监管信息管理
179 多体验平台技术
180 下一代呼叫中心
181 下一代护理呼叫系统
182 下一代医疗相关服务
183 医疗闭环协同
184 第二代医疗购物
185 智能医疗平台
186 元宇宙

新兴技术，特别是 C、D 和 E 类中数据科学、医工交叉技术和系统技术的分析中，基于 Gartner 创新档案数据库绘制前沿科技的创新性及生命周期 Hype Cycle 技术曲线（见图 2-7），提供了对不同领域和主题的创新技术以及它们在技术曲线生命周期中所处位置的洞察，对创新进行排序和过滤的分析。

图 2-7 中 2021 年 Gartner 创新技术的 Hype Cycle 曲线中横坐标为创新技术的时间轴，分为：萌芽期、过热期、低谷期、复苏期和成熟期；纵坐标为市场的期望值；同时每项创新技术从该条目在曲线周期目前中达到可以产业化所需的时间，也就是该创新技术距离渗透到被市场采用有多远，如 2 年内、2 ~ 5 年、5 ~ 10 年、10 年以上。

综合前沿科技的创新性和生命周期综合分析，创新技术从研发到进入主流产品 / 服务阶段的历程如下（图 6-3）：①技术萌芽及期望上升期：技术将从研发、形成初创团队并获得第一轮风险投资、第一代定制且高价产品问世到收获早期技术的采用者；②技术过热巅峰期：这个时期大众媒体参与促销、供应商激增并开始早期采用者之外的行动和举措，但随着技术不足的出现，关于技术的负面新闻出现；③进入低谷期的技术将面临供应商的整合或退出，可能进行第二轮风险投资；④经过低谷期的创新技术将被少数（少于 5%）的潜在采用中完全使用，第二代产品 / 服务面世，随后形成方法与最佳实践，以及更为便捷的即用第三代产品 / 服务；⑤平稳期的创新技术产品 / 服务进入高增长期，为 20% ~ 30% 潜在客户采用。

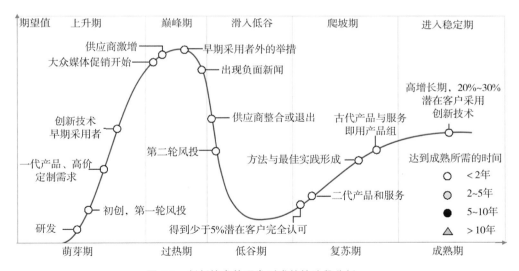

图 6-3 创新技术从研发到成熟的阶段分析

源墨研究院根据 Garner Hype Cycle 曲线绘制

创新技术在技术曲线上的位置与其发展阶段有关，如果创新技术在稳定期之前就过时了，这些创新技术在进入主流市场应用之前就会在市场上遭遇失败，通常是因为替代解决方案淘汰这些技术。

本研究从创新技术对行业的影响程度以及到达主流市场的预期时间两个维度将创新技术进行分类（表6-2）。通过技术曲线及影响力分析，本研究对基因组医学的发展、细胞及基因治疗技术平台、数字医疗、数据管理模式、人工智能相关应用、机器人技术在医疗健康领域应用等前沿技术进行分析，为研究人员和相关机构的决策提供借鉴信息。

表 6-2　创新技术对行业影响力分析

影响力 形成主流产品 / 服务所需时间	形成主流产品 / 服务的时间			
	少于 2 年	2 ~ 5 年	5 ~ 10 年	10 年以上
变革性影响 创新技术可以使行业内和行业间采用新的经营方式，从而导致行业动态发生重大变化	变革性影响力且很快进入主流产品 / 服务的技术	变革性影响力、需要一定时间进入主流产品 / 服务的技术	变革性影响力但需要较长时间进入主流产品 / 服务的技术	变革性影响力但需要超过十年时间才能进入主流产品 / 服务的技术
较高影响 即创新技术支持执行水平或垂直流程的新方法，可以显著增加收入或节约成本	较高影响力且很快进入主流产品 / 服务的技术	较高影响力、需要一定时间进入主流产品 / 服务的技术	较高影响力但需要较长时间进入主流产品 / 服务的技术	较高影响力但需要超过十年时间才能进入主流产品 / 服务的技术
一般影响 创新技术对已建立的流程进行增量改进，从而增加收入或节约成本	一般影响力但很快进入主流产品 / 服务的技术	一般影响力、需要一定时间进入主流产品 / 服务的技术	一般影响力且需要较长时间进入主流产品 / 服务的技术	一般影响力同时需要超过十年时间才能进入主流产品 / 服务的技术
较低影响 创新技术略微改善流程（例如，改善用户体验），但很难转化为收入增加或节约成本	本课题研究不包含对较低影响的技术分析			

前沿科技的快速进步且不断融合为这些技术和研究的梳理和分析带来了挑战，其局限性主要为：①精准治疗技术的精准性体现在对特定人群的治疗有效性，相应的治疗方法研究和靶向药物研发周期长、投入高、不确定性大，其突破时点和应用效果具有很强的不确定性，这也是精准医学投资风险最大、收益最高的领域；②影响精准医学发展的创新技术具有跨学科的特点，为研究分析带来了挑战；③行业没有相应的研究，本研究是首次尝试提出并分析相关技术，希望为后续课题研究打下基础。

三、前沿科技分析小结

1. 影响精准医学研究与产业发展的前沿技术特点

影响精准医学研究与产业发展的前沿创新技术呈现以下四大特点（图6-4）。

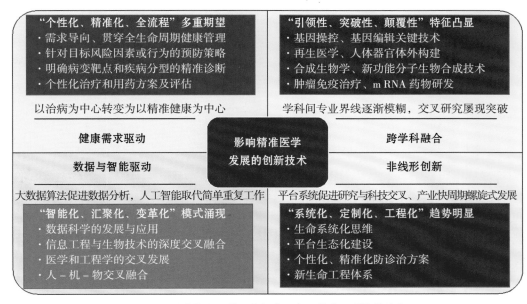

图 6-4　影响精准医学研究与产业发展的前沿科技的特点

（1）个性化、精准化和全流程多重期望的健康需求驱动以治病为中心转变为以精准健康为中心：需求导向、贯穿全生命周期健康管理，针对目标风险因素或行为的预防策略，明确病变靶点和疾病分型的精准诊断，个性化治疗和用药方案及方案的后期跟进和评估。

（2）引领性、突破性和颠覆性的跨学科融合，学科间专业界线逐渐模糊，交叉研究屡现突破：生命科学领域的基因操控和基因编辑等关键技术，再生医学和人体器官体外构建，合成生物学及新功能分子生物合成技术，以及肿瘤免疫治疗和 mRNA 药物研发。

（3）智能化、汇聚化和变革化的数据与智能驱动，大数据算法促进数据分析，人工智能取代简单重复工作：数据科学的发展与应用，信息工程与生物技术的深度交叉融合，医学和工程学的交叉发展，以及人 - 机 - 物交互融合。

（4）系统化、定制化和工程化的非线性创新，平台系统促进研究与科技交叉，精准医学产业呈现快周期、螺旋式发展：生命系统化思维，平台生态化建设，个性化和精准化防诊治方案，以及新生命工程体系。

　2. 前沿创新技术发展相关研究

前沿创新技术的发展与重大研究发现 / 计划、临床应用及产品 / 服务获批以及重要科学奖项相关，表 6-3 展示了一些相关研究的举例。

表 6-3 重大研究、技术突破、临床应用及相关奖项的举例

年代	重大科研发现 / 计划	前沿技术突破	临床应用 / 创新药物获批	重要科学奖项
1970-80s	基因测序为基因组学的发展奠定基础	计算机辅助药物设计（1981 年） PCR 体外核酸扩增技术（1983 年） 噬菌体展示技术（1985 年）	第一代基因测序（1977 年） 人类合成胰岛素获批（1982 年） 首个他汀类药物获批（1987 年）	DNA 碱基序列的确定方法获诺贝尔化学奖（1980 年） SPPS 获诺贝尔化学奖（1984 年） 单体克隆技术获诺贝尔生理医学奖（1984 年）
1990s	人类基因组计划启动（1990 年） 首个微流控装置使用（1990 年） 首个小分子合成数据库建立（1992 年）	首个 DNA 微阵列芯片公司成立（1991 年）	干扰素辅助治疗黑色素瘤获批（1995 年） 利妥昔单抗药物获批（1997 年）	器官和细胞移植术获诺贝尔生理医学奖（1990 年） PCR 技术获诺贝尔化学奖（1993 年）
2000s	人类基因组计划项目完成	—	第二代基因测序（NGS）（2005 年） 阿达木单抗（修美乐）获批（2002 年）	磁共振成像方面的发现获诺贝尔生理医学奖（2003 年） 干细胞引入特异性基因修饰获诺贝尔生理医学奖（2007 年）
2010s	多个国家启动精准医学计划 基因编辑技术首次用于哺乳动物细胞（2013 年）	Insilico Medicine 借助 AI 将纤维化疾病的小分子从头药物设计时长缩短至 46 天（2019 年） CRISPR/Cas9 基因编辑技术的应用	首个基因治疗药物 Glybera（2012 年） Kymriah 免疫细胞疗法药物（2017 年） 基于基因编辑治疗遗传性眼病（2018 年）	细胞间囊泡运输调控机制获诺贝尔生理医学奖（2013 年） 噬菌体肽和噬菌体抗体展示技术获诺贝尔化学奖（2018 年）
2020s	COVID-19 精准防控及治疗	人工智能预测蛋白折叠	新冠疫苗（2020 年） AlphaFold 预测 98.5% 的人类蛋白结构（2021 年） 治疗新冠的药物上市（2021 年）	基因组编辑方法获诺贝尔化学奖（2020 年）

（1）基因测序为基因组学的发展奠定了基础，形成了上中下游的产业发展，是精准医学发展的关键领域。

（2）大数据以及人工智能在精准医学的场景应用得到认可。

（3）细胞与基因治疗直接作用于遗传物质，将外源遗传物质导入靶细胞，用替换、失活或插入的方式精准改变细胞的生物学特性达到治疗效果，是精准医学领域的一种新兴治疗方式。

（4）核磁共振成像技术为医学磁共振成像临床诊断打下了基础，这项突破性成

就获 2003 年诺贝尔生理医学奖，是医学工程交叉技术在精准诊断领域临床应用的典型案例。

（5）基因编辑技术，尤其是 CRISPR/Cas9 的应用是近年来的热点，是精准医学发展的前沿技术，该技术获 2020 年诺贝尔化学奖。

（6）mRNA 技术目前主要应用在药物开发和疫苗两大领域，因其具备精准治疗的特点，已经被临床应用于多个适应证，其中 mRNA 疫苗位列全球知名科技媒体《麻省理工科技评论》（*MIT Technology Review*）发布的 2021 年"全球十大突破性技术"名单的榜首。

3. 创新技术影响力

基于分析创新技术影响力（表 6-2），创新技术分类如表 6-4 所示。

表 6-4 各项前沿创新技术的影响力

影响力	形成主流产品 / 服务的时间			
	少于 2 年	2 ~ 5 年	5 ~ 10 年	10 年以上
变革性影响	健康码 下一代交互式患者医护	算法医学 机器学习 深度学习 商业运营中的人工智能 以人为中心的人工智能 生成型人工智能 增强分析 临床沟通和协作 实时医疗系统指挥中心 智慧工厂 医疗健康的物联网 电子临床平台 实时事件中心即服务 医疗应用程序设计接口	医疗团队协同 数字医疗中的自动监测 数字化临床体验 数字医疗平台 数字生命科学平台 实时医疗系统平台 实时医疗系统供应链 智慧护理场所 精准医疗 处方数字疗法 人工智能增强软件工程 情感人工智能 基因组医学 社区资源网络管理 个人的数字孪生 多重体验 数据编织 物联网赋能的实验室 数字临床试验 生成式设计 数字化临床体验 智能医疗场所	生命科学领域中的区块链 医疗健康中的区块链 量子机器学习 人工智能驱动的创新 数字人类 DNA 计算和储存

续表

影响力	形成主流产品 / 服务的时间			
	少于 2 年	2～5 年	5～10 年	10 年以上
较大影响	计算机辅助编码（医院） 健康信息交换 按需虚拟就诊系统 医疗支付机器 人流程自动化 科学分析平台 医保支付者的人工智能策略 医保支付者云端 人工智能医疗顾问 聊天机器人	适应性试验 人工智能在临床开发中的应用 人工智能在药物早期研发中的应用 人工智能治理 临床数据分析平台 电子健康记录 (EHR) 支持 虚拟医疗 电子源 面向产品开发的创新管理技术 物联网平台 SaaS 电子实验室笔记本 SaaS 管理的内容服务平台 患者门户 语义知识图 药品生命周期管理 医疗保健中的消费者旅程分析 患者自我安排系统 阳性患者识别技术 过程分析技术 (PAT) 虚拟健康助理 5G 在医疗健康领域的应用 沉浸式的生产操作经验	生命科学研发的 3D 生物打印 3D 打印外科植入物 环境数字抄写器 医疗保健消费者说服分析 细胞和基因治疗平台 用于分析的对话式机器人 临床试验中的可穿戴设备 医疗保健提供商的数字分析架构 数字临床语音分析 云间数据管理 基于真实世界数据的临床实验 基于真实世界证据的临床研究 医疗领域的物联网安全 生命科学关键账户管理 3D 打印术前解剖模型 下一代呼叫中心 下一代护理呼叫系统 危重急症监测系统 人工智能辅助影像诊断 语义互操作技术 健康数据整理和充实	3D 生物打印器官 医疗保健领域的数字孪生 量子计算在药物发现中的应用 可生物降解的传感器
一般影响	接触者追踪应用程序	临床开发自动化 临床试验数据透明度 临床试验资源管理 兼容 GxP 云服务 同意和偏好管理平台 内容服务平台 客户数据平台 数据湖 虚拟护理平台 外部临床决策支持 第二代医疗购物 文本分析 3D 打印术前解剖模型 人工智能增强安全警惕 实时医生文档改进技术	消费者医疗保健可穿戴设备 数字远程病理学 辅助医疗机器人 体验式寻路 生命科学中的沉浸式 AR/VR/MR 体验 患者参与中心 药物依从性管理 多重体验分析 患者隐私监控 医疗健康领域流程模拟和建模 SaaS 实验室信息管理系统 机器人辅助远程手术 人工智能在材料信息学中的应用	3D 打印药物 自动化的患者决策辅助 医疗中的沉浸式技术 数据湖屋

（1）变革性影响：创新技术可以使行业内和行业间采用新的经营方式，从而导致行业动态发生重大变化，如基因组医学、机器学习及深度学习、医疗健康的区块链等。

（2）较高影响：即创新技术支持执行水平或垂直流程的新方法，可以显著增加收入或节约成本，如人工智能相关的一系列技术和聊天机器人等。

（3）一般影响：创新技术对已建立的流程进行增量改进，从而增加收入或节约成本。

（4）较低影响：创新技术略微改善流程（例如，改善用户体验），但很难转化为收入增加或节约成本。本研究不包含这些技术的分析。

4. 精准医学相关分析在行业发展中的作用

精准医学研究者、医疗机构以及企业可以根据每项技术的发展阶段以及影响力对相关技术分类、发展评估、投资等，这些分析为未来行业发展、精准医学研究与技术的产业化、投资分析提供一定的基础：市场及短期投资者会较大程度的关注有变革性影响力并短期内可以形成主流产品/服务的技术，中长期投资者关注2～5年或5～10年成熟的技术；有较大影响力、且短期内可以形成主流产品/服务的技术同样是市场和短期投资者关注的重点。

第二节 生命科学相关研究及技术

近年来精准医学发展所涉及的生命科学领域核心技术已经取得了一系列研究成果，是精准医学兴起的科学基础。2021年人类基因组计划的完成，使生命数字化成为可能，个体化医疗概念因此萌生，将基因组数据与患者的临床数据等信息结合分析，以此获得最佳预防与治疗方案。

随着第二代测序技术的成熟，基因组测序成本大幅降低，各类组学研究密集开展，多组学平行分析，单细胞测序技术等的快速发展为精准医学发展提供了关键技术，为疾病机制研究、疾病发生发展提供了海量数据和信息。生物标志物和靶点研究推动了精准诊断和治疗方案的进步。本节分析了这些领域以及合成生物学、外泌体、循环肿瘤细胞、肠道微生物等研究在精准医学中的应用（图6-5）。

一、组学（Omics）研究及应用

1. 多组学研究

基因组学（genomics）、转录组学（transcriptomics）、蛋白组学（proteomics）及代谢组学（metabolomics）一起构成了系统生物学的组学基础（图6-6）。

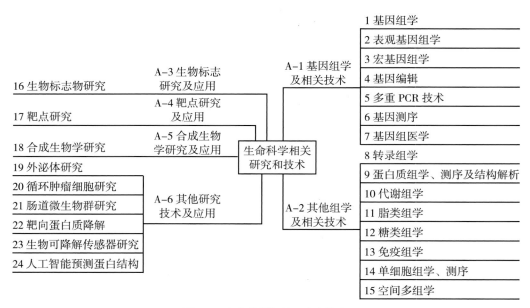

图 6-5　生命科学相关研究和技术

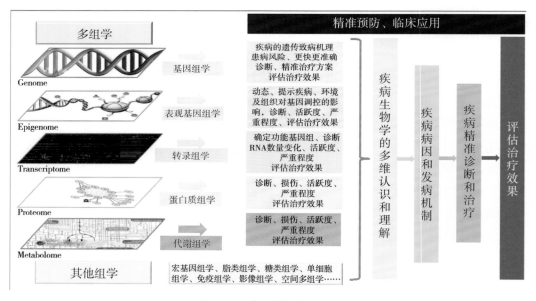

图 6-6　组学研究与精准医学

　　基因组学是一门研究基因组的结构、功能、进化、定位和编辑等，以及它们对生物体的影响，对生物体所有基因进行集体表征、定量研究及不同基因组比较研究的交叉生物学学科。基因组学研究的核心是基因组测序与分析技术，在许多领域包括医学、生物技术、人类学和其他社会科学等得到了应用。基因组学的蓬勃发展为本课题系列研究提供了恶性肿瘤、心脑血管疾病（专题报告 1-5）等重大疾病的大量基因特征。

在这一基础上，许多研究提出了疾病的分子分型，目的是为患者提供更加精准的个体化治疗。随着分子生物学的日益发展，基因组技术的日益成熟以及数据挖掘技术的快速发展，基于基因组学精准解释疾病的发病机制，对疾病进行精准分型的时代已经来临，从而可以帮助我们准确预测患者预后以及为患者选择精准的治疗方式，为患者的个体化治疗的实施打下了坚实的基础。完整版基因组被《自然》列为未来一年对科学产生影响的七项技术之一。研究团队端粒到端粒（T2T）联盟在 2021 年报告了第一个人类基因组的端粒到端粒序列，其为广泛使用的人类参考基因组序列 GRCh38 增加了近 2 亿个碱基对，完成了人类基因组计划的最后一章。完整的人类基因组，称为 T2T-CHM13，这一重复序列的完整表达将有助于遗传疾病的诊断和潜在治疗。

转录组学研究从 RNA 水平研究基因表达的情况，是研究细胞表型和功能的重要手段，研究细胞或机体内所有转录出的 RNA 的水平总和，包括信使 RNA，核糖体 RNA、转运 RNA 及非编码 RNA 等，由于时间和空间的限定，同一细胞在不同的生长时期及生长环境下，其基因表达情况不完全相同。与基因组不同，转录组的定义中包含了时间和空间的限定，同一细胞在不同的生长时期及生长环境下，其基因表达情况是不完全相同的，通过测序技术揭示造成差异的情况，已是目前最常用的手段。

转录组谱可以提供一定条件下相应基因表达的信息，以此推断相应未知基因的功能，揭示特定调节基因的作用机制。通过这种基于基因表达谱的分子标签，不仅可以辨别细胞的表型归属，亦可在临床中用于疾病的诊断。例如，在 AD 研究中，出现神经原纤维缠结的大脑神经细胞基因表达谱就有别于正常神经元，当病理形态学尚未出现纤维缠结时，这种表达谱的差异即可以作为分子标志直接对该病进行诊断。

蛋白质组学以蛋白质组为研究对象，研究细胞、组织或生物体蛋白质组成及其变化规律的科学，在大规模水平上研究蛋白质的特征，包括蛋白质表达水平，翻译后的修饰，蛋白与蛋白相互作用等，从蛋白质水平获得关于疾病发生、细胞代谢等过程的整体而全面的认识。蛋白质组学是在基因组学和转录组学的基础上迅速发展的新兴学科，研究蛋白质的表达、结构、功能、相互作用和修饰，结合生物信息学工具来阐述涉及复杂疾病的发生和发展规律，对疾病的早期诊断、治疗、预后判断有指导作用。

代谢组学沿着基因组学和蛋白质组学的研究思路，对生物体内所有代谢物进行定量分析，寻找代谢物与生理病理变化的相对关系。代谢组学提供了由各种体内外因素导致的代谢物的直接信息。代谢组学研究的基本方法为先进分析检测技术结合模式识别和专家系统等计算分析方法，其是以组群指标分析为基础，以高通量检测和数据处理为手段，以信息建模与系统整合为目标的系统生物学的一个分支。代谢组学通过对小代谢物（原子质量 <1.5kDa 的代谢物），如氨基酸、脂肪酸、脂质、糖类或其他代谢产物来解析细胞的代谢生物学特点，绘制相关路径和多个代谢网络的失调规律。随

着代谢组学分析技术的发展和多元统计学在生物信息学中的应用，高通量的代谢物分析及新代谢标志物的发现成为可能，促进了精准医疗在疾病监测中的应用。

除此之外还有表观基因组学（epigenomics）、宏基因组学（metagenomics），脂类组学（lipidomics），免疫组学（immunomics），糖组学（glycomics），影像组学（rADiomics），超声组学（ultrasomics）等组学研究。将这些组学研究相结合，建立个体的多组学信息库，对组学研究的结果和信息进行关联分析，应用于精准预防、精准筛查、精准诊断、精准治疗以及预后的评估和跟踪，可对疾病生物学有多维认识和理解，了解疾病病因和发病机制，人体的各项生理状态有全面的认知，对重大疾病做精准诊断、监测和治疗，为评估治疗效果寻找新的切入点。

2. 基因编辑

基因编辑（gene editing，又称基因组编辑，genome editing）是一种新兴的可对生物体基因组特定目标基因进行精确修饰的基因工程技术。早期的基因工程技术只能将外源或内源遗传物质随机插入宿主基因组，基因编辑则可定点编辑需要编辑的基因。基因编辑依赖于经过基因工程改造的核酸酶，也称"分子剪刀"，在基因组中特定位置产生位点特异性双链断裂（DSB），诱导生物体通过非同源末端连接（NHEJ）或同源重组（HR）来修复 DSB，因为这个修复过程容易出错，从而导致靶向突变。

CRISPR 基因编辑技术诞生于 2012 年，短短 10 年时间，基因编辑领域取得了重大突破，精准而简单的基因编辑得以实现，CRISPR 基因编辑技术得到了快速发展和广泛应用，这是一个平台级的科技进步，具有变革性的影响力，多项 CRISPR 基因编辑疗法走进临床试验，带来了一大批创新的机会，并展现了良好的治疗效果。加州大学伯克利分校教授詹妮弗·杜德纳（Jennifer Doudna）和德国马普感染生物学研究所教授埃马纽尔·夏彭蒂耶（Emmanuelle Charpentier）因发现基因编辑技术获得了2020 年的诺贝尔奖化学奖。美国国家医学科学院院士、MIT 华裔科学家张锋在自然微生物 CRISPR 系统用于真核细胞（包括人类细胞）的基因编辑工具开发方面做出了最前沿的探索，其中基因修饰技术 CRISPR-Cas9 的发展和应用率先获得了美国专利。他通过 CRISPR 及其他方法深入研究了基因和遗传机制与各种疾病的关联，尤其是在神经系统紊乱方面。

在科学研究方面，CRISPR 技术已经开始解决癌症的很多根本问题，如通过描述单个基因在癌症细胞行为中的作用，可望为构建下一代免疫疗法、揭示非编码区域和调控元件在肿瘤发生中的作用等多个领域赋能。CRISPR 技术在过去和未来都将是我们理解和治疗人类癌症的关键工具之一。目前基因编辑领域活跃的是 Editas Medicine 公司、CRISPR Therapeutics 公司和 Intellia Therapeutics 公司。CRISPR Therapeutics 是一家领先的基因编辑公司，专注于使用其专有的 CRISPR/Cas9 平台为严重疾病开发基于转化基因的药物。CRISPR/Cas9 是一种革命性的基因编辑技术，可以对基因组 DNA 进行精确、定向的改变。CRISPR Therapeutics 已在广泛的疾病领域建立了一系列治疗计划，包括血红蛋白病、肿瘤学、再生医学和罕见疾病。

CRISPR 在癌症生物学领域有广泛的用途，但这一技术的进一步开发，特别是在临床治疗方面，仍然需要克服一些局限性。Cas 酶导致的 DNA 双链断裂可能引发无意的 DNA 片段丢失，在有些情况下可能驱动染色体碎裂（chromothripsis），从而影响正常细胞的功能；CRISPR 技术导致的 DNA 双链断裂损伤可能刺激 p53 信号通路，导致细胞死亡或者筛选 p53 功能下降的细胞；CRISPR 系统的脱靶编辑可能性一直是研究人员关注的问题；除了技术革新，基因编辑也可能产生巨大的社会影响，如生物技术（Biotech，　BT）创业时代的来临需要每个人关心、思考伦理问题和相应法律法规的制定。

3. 测序技术及应用

基因测序通过测序设备对 DNA 的碱基排列顺序进行测定，从而解读 DNA 的遗传密码，基因组学范畴包括基因组测序和分析，通过使用高通量 DNA 测序和生物信息学来组装和分析整个基因组的功能和结构。

图 6-7 归纳了测序技术发展的历程以及基因组学发展的里程碑。一代测序 Sanger 测序、二代测序 NGS、三代测序荧光单分子测序，以及以生物纳米孔测序仪为代表的第四代测序各有特点，其中二代测序具有高通量、成本低的优势，在肿瘤领域、个性化用药领域的应用较为广泛。第三、四代测序因为读长较长在基因组检测方面具有

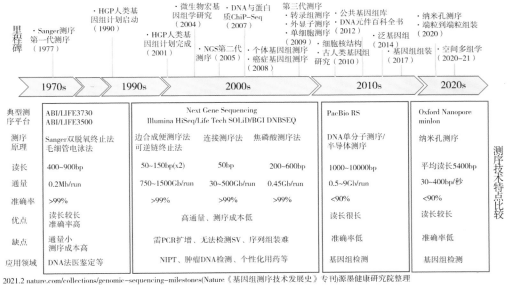

2021.2 nature.com/collections/genomic-sequencing-milestones(Nature《基因组测序技术发展史》专刊)源墨健康研究院整理

图 6-7　基因组学里程碑及测序发展历程

优势。尤其 2020 年开始出现集中布局的第四代测序仪，如齐碳科技、今是科技、罗岛纳米等都在 2020 年纷纷推出自研产品。

目前，基因组学领域的人类基因组测序成本（或"每基因组成本"）已显著降低至每基因组约 1 000 美元以内（图 6-8）。

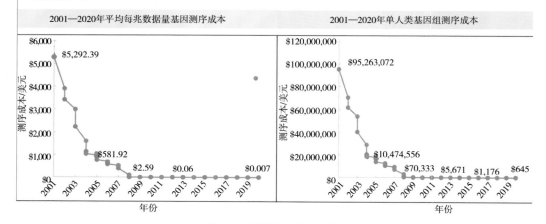

> 1990—2001年，第一版人类基因组图谱耗资30亿美元，使用第二代测序技术，在2008年可以在几周内完成一个人类基因组的测序工作，单个人类基因组的测序成本降低到50万美元。时至今日，随着技术的发展和成熟，完成人类全基因组测序的成本已经从当年的30亿美元，逐渐降低到数十万美元，数千美元甚至更低。市场上也出现了众多面向大众的消费级基因检测产品

图 6-8　基因测序成本比较

数据来源：美国国家人类基础组研究院（NHGRI）2021

由于测序技术的日益成熟，尤其是第二代测序（NGS）可以更快、更便宜地对核苷酸进行测序，同时技术不断更新迭代推动基因测序设备在通量、准确度和成本等方面持续改进，因此技术创新直接影响产品进入市场的成本，加速基因测序产品应用的推广和普及，为精准医学的发展打下基础。

另外超多重 PCR 技术（high-multiplex PCR 或 ultrahigh-multiplex PCR）的实现辅以 NGS 测序，形成的靶向 -NGS（tNGS）技术已逐渐在遗传病诊断、肿瘤基因检测等领域发挥作用。蛋白质测序技术的发展，有助于更深刻地把握生命活动的规律以及实现疾病的早期诊断和精准治疗。基因测序技术能用来"读"DNA 和 RNA，单细胞测序则是在测序技术的基础上结合单细胞建库技术来实现"读"每一个细胞，进而让人们充分理解细胞命运调控及人类疾病，实现真正的"精准医学"。

4. 空间多组学

近几年，空间组学（spatial omics）研究的热度与日俱增，2020 年该技术被 *Nature Methods* 评为年度技术方法之后，2021 年大量科学文章先后报道了该技术在不同领域重大突破和发现，因此空间组学被列为《自然》2022 值得年度关注的七大榜单技术之一。空间多组学更加强调空间轴的位置分布以及分析具有共同特点的一组生

物体，是单细胞组学、空间转录组学和空间表型之间的桥梁。整合这些技术的发现提供了对组织微环境分析的创新生物学观点，使研究人员能够将他们的转录组发现和设想转化为整个组织，并观察它们在自然状态下细胞之间的相互作用，通过基因测序找到疾病的控制基因，通过蛋白测序研究基因如何调节下游的信号通路，最后通过代谢通路分析研究基因表达蛋白调控的最终结果。

5. 基因组医学

基因组医学（genomics medicine）是通过基因组学技术将遗传信息用于医学研究和治疗（如诊断、治疗、风险管理）的一个交叉学科技术，侧重于利用基因组数据及其分析获得的见解为基础治疗患者，内涵包括基因测序、识别变体、高性能计算、人工智能（AI）知情风险评估和临床决策支持。基因组医学对行业和人群健康的影响是变革性的，是精准医学的关键组成部分。图 6-9 显示了过去几年基因组医学在技术曲线中位置变化，2015 年基因组医学出现，为技术曲线萌芽期，2016 年进入了过热期，2017 年开始滑入低谷期，并在 2018—2022 年一直处于低谷，但也更接近进入主流产品和服务的阶段。

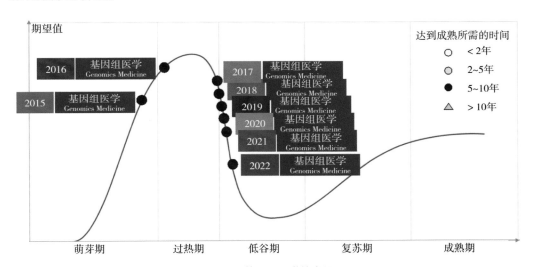

图 6-9　基因组医学的发展

SMIDF 源墨研究院根据 Gartner 2015—2022 年 Hype Cycle 曲线绘制

经分析，推动基因组医学这些变化的因素可归纳如下：

（1）基因测序不断向高效率、低成本、高通量和高精确度的方向发展，扩大了基因信息在多个临床专业（如慢性病管理）和肿瘤之外的利用。

（2）研究发现基因测序成本降低的优势在诊断和治疗患者方面有更多实际用途，与基因组学相关的技术和服务正在稳步发展。例如，伴随诊断在生物制药领域迅速扩展，通过匹配特定的遗传生物标志物来测量个体对特定药物的接受度。该领域的研究正在探究基因组学的许多其他用途，包括罕见和未诊断疾病的基因检测、基因治疗、治疗接受性测试、精确癌症治疗和基因编辑，以"纠正"异常等。

（3）人工智能和机器学习算法在基因组信息分析领域的应用。

（4）基因生物标志物与健康、疾病预防和治疗之间关联、电子健康记录（EHR）普及率不断提高、致病基因发现和针对它们的特定药物（PGx）的进展、数据分析（包括机器学习等人工智能技术）、肿瘤和罕见疾病等的靶向治疗，可以精准地针对患者的临床诊断和治疗决策。

（5）基于患者基因图谱的特定且有针对性的诊断测试可以消除或减少额外成本。

（6）精准无创产前基因检测。

（7）对以遗传信息分析为基础的化疗患者的精准护理。

尽管如此，基因组医学的临床应用及产业化仍然面临一些挑战：

（1）转化的挑战：基因组医学的进展与科学发现同步进行，但要将基因组数据转化为可操作的临床实践，需要数十年的广泛研究。

（2）专业人才缺乏的挑战：因为大多数医生没有受过良好的培训，让临床医务工作者将这一知识付诸临床实践存在挑战，无法将基因组学的可操作见解纳入日常工作流程。

（3）管理的挑战：尽管新的遗传标志物不断被发现，但它们需要频繁地重新分析患者的测序数据，这阻碍了新检测、药物和疗法的开发和监管批准。

（4）互操作性的障碍来自科学家、提供者、患者和家庭之间进行合作和咨询的信息交流。

基于这些挑战分析，基因组医学尚需 5 ～ 10 年的发展才有可能被产业和市场化作为稳定成熟技术以及产品 / 服务所接受。

二、生物标志物

生物标志物（biomarker）是用于标记系统、器官、组织、细胞及亚细胞结构或功能的改变或可能发生的改变的生化指标，具有非常广泛的用途。生物标志物的起源可追溯至数百年前对体温和血压的测量，而生物标志物的接受和常规使用是一个非常漫长的过程。靶向和免疫治疗相关重要生物标志物的发现是精准治疗的重要里程碑，生物标志物的开发和应用推动了临床诊疗模式变革，为精准治疗的发展提供了可能，临床治疗模式也从经验性"一刀切"治疗向分层治疗发展到现在的精准治疗。

随着检测技术的发展，越来越多的生物标志物被开发应用于疾病诊断、判断疾病分期，或评价新药或新疗法在目标人群中的安全性及有效性。目前 Marker DB 收录有超过 27 759 个生物标志物，涵盖 26 493 个临床批准的生物标志物和 1 226 个临床前或研究中的生物标志物。绝大多数（26 628 个，95.6%）生物标志物是单一标记，即一项条件对应一个生物标志物；另有少数（1 219 个，4.4%）生物标志物为复合标记，即一项条件对应多个生物标志物。

如图 6-10 归纳，按性质分类 Marker DB 整合记录的生物标志物，可分为 1 089 个化学生物标志物、26 374 个基因生物标志物、142 个蛋白质生物标志物、154 个核型生物标志物；按功能分类，又可分为 25 560 个诊断生物标志物、102 个预后生物标志物、6 746 个预测生物标志物、265 个暴露生物标志物。这些生物标志物可用于检测、监测或预测 27 个疾病大类下的 670 种特定人类疾病。

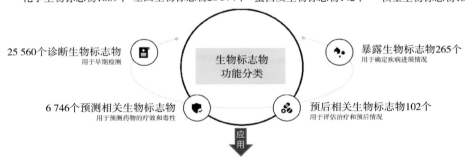

图 6-10　生物标志物的技术与分类及应用

Marker DB 生物标志物数据库　截至 2021 年 1 月 8 日，源墨健康及清华大学医院管理研究院 2020 级硕士研究生刘穗斌整理

本课题研究的第四章重大疾病精准防诊治及其专题报告相关章节介绍了生物标志物在肝细胞癌、肺癌、乳腺癌、心血管疾病、脑血管病、阿尔茨海默病、儿童先天性心脏病以及传染性疾病中的应用。

三、靶点研究

根据医学手段差异，放射时的作用目标点称靶点，用药时药物与机体生物大分子的结合部位即药物靶点。药物作用靶点涉及受体、酶、离子通道、转运体、免疫系统、基因等，与精准医学关联度较高。靶点研究对创新药物研发、生物诊断和治疗技术发展具有重要意义。由于癌细胞大多拥有多种可用于治疗的靶点，癌症成为精准治疗先驱。随着临床肿瘤学新技术的不断发展，科学家对分子靶点的理解也日益加深，小分子抑制剂的选择性各不相同，并且由于其分子小，可以更好地结合更广泛的胞内和胞外靶点。

药物靶标的发现和验证是新药研发的第一步，也是药物筛选及药物定向合成成败的关键因素之一。随着基因组学、蛋白组学和生物信息学的快速发展，以及 RNA 干扰、噬菌体展示等新兴技术的出现，药物靶标的发现和验证技术日新月异。

图 6-11 和 6-12 比较了近几年在研靶点的数目，其中，2017 年为 263 个，2019 年为 468 个，增长率为 75%。由于分类统计方法不同，2020 年统计为 1 766 个，而 2021 年为 1 858 个，逐年增加的趋势很明显说明靶点研究是热门的领域。

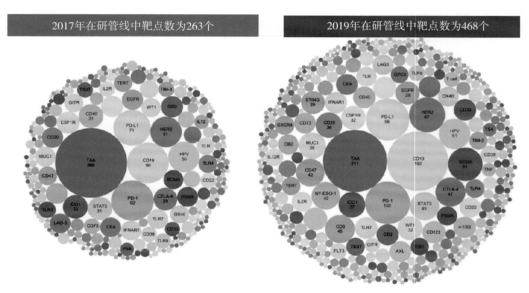

图 6-11　2017 年与 2019 年在研管线中的靶点数目

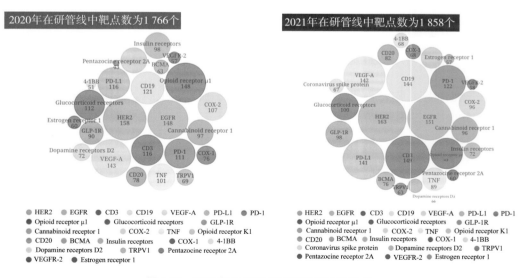

图 6-12　2020 年和 2021 年在研管线中的靶点

四、其他研究

1. 合成生物学研究

传统的合成生物学，指利用物理和化学方法合成类生物体系来模拟生命过程，了解生命机制。近代的合成生物学主要是利用基因技术和工程学概念来重新设计和合成新的生物体系或改造已有的生物体系。合成生物学技术是热点领域，通过两种思路应用于健康产业：一种是对微生物进行设计和改造，使微生物可以生产某种药物分子，或其本身作为活性药物，实现治疗疾病的功能；另外一种是基于合成生物学的工程化思维和设计理念，对哺乳动物细胞进行改造，使其具备相应的功能，如用于器官移植、细胞治疗和疫苗生产等。

2. 外泌体研究

外泌体是携带核酸和蛋白质的直径为 30 ~ 150 nm 的膜性囊泡，基于其参与细胞间交流的功能，外泌体内携带的核酸 / 蛋白可能参与疾病的进程，可以作为疾病诊断的分子标记，同样也可作为药物载体靶向特定疾病部位。因此外泌体在精准医学领域中有很好的应用前景，可用于监测临床状态、疾病进程、治疗反应等。但是，外泌体内携带的蛋白与核酸具有不确定性，外泌体与受体细胞的相互作用方式仍然不明确，这一系列问题都有待于科研人员的进一步探索。

3. 肠道微生物群研究

人类肠道微生物群落由大量复杂的微生物组成，受到宿主的出生方式、生活方式和遗传等因素影响。肠道微生物群落在机体免疫、肠道内分泌、药物作用和代谢、宿主疾病（如炎症性肠炎、肿瘤、自闭症、肥胖和糖尿病）等方面都具有重要作用，是疾病治疗的理想靶点。

4. 靶向蛋白质降解

靶向蛋白质降解技术是近年生物技术研究热点，通过蛋白质或小分子物质的介入，诱导细胞内固有的蛋白质降解系统直接在翻译后蛋白质水平特异性降低目标蛋白，因此具有特异性识别靶蛋白、直接对翻译后蛋白质水平调控、快速降解、不产生中间效应等特殊优点，在精准医学领域显示出广阔的应用前景。其中合成蛋白水解靶向嵌合体（proteolysis targeting chimeric molecule，PROTAC）作为一种新型的诱导蛋白降解策略成功降解多种与人类疾病相关的蛋白质，并具有高效能、高选择性、以及靶向"不可救药"蛋白等优势。

5. 生物可降解传感器

生物可降解传感器（biodegrADable sensors）是使用无毒材料制造的薄膜传感器，可以进入常见的废物流，因此可以在溶解前植入医疗设备或药品中，这些传感器通常通过在薄膜聚乳酸（PLA）或可溶性硅之间嵌入芯片或三明治传感器制造，并使用玉米和马铃薯淀粉制造。这些传感器有很大潜力改变医疗设备的监控和使用方式，助力精准医学发展。除了小型商业产品（如Proteus Digital Health），该技术尚未扩展到大众。这是一项由少数供应商走进商业化的技术，处于创新萌芽阶段。

6. 人工智能预测蛋白质结构

AI在生命科学研究中的应用越来越广泛。2021年AI系统领域的突破性工作是蛋白质结构预测，DeepMind的AphaFold2和华盛顿大学等机构研发的RoseTTAFold通过计算在原子层面上精确预测蛋白质的结构。2022年7月DeepMind与欧洲生物信息研究所（EMBL-EBI）利用AlphaFold预测出超过100万个物种的2.14亿个蛋白质结构。这一突破将加速新药开发，帮助科研人员探索某些疾病的发病机制，在精准医学中为设计药物和可降解的"超级酶"的研发铺平道路。

第三节　临床医学与药学研究及技术

医学和药学研究不断走向临床应用为精准医学在解决精准健康管理方面提供了场景和示范，这些学科和技术的发展催生了精准医学体系形成，代表了临床实践发展方向。本节梳理诊断技术、疫苗研究、新药创新、细胞与基因治疗以及数字医疗等技术的研究与应用领域的24项研究技术（图6-13）。

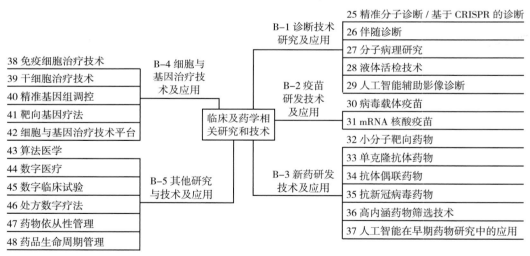

图 6-13　临床相关研究与技术

一、诊断技术

精准诊断是精准治疗的前提，是精准医学的重要组成部分。组学及相关技术的发展、分析技术的进步以及大数据管理新工具的出现，为精准诊断提供了可能。与精准诊断相关的技术有分子诊断、液体活检、免疫诊断与即时检测（POCT）等体外诊断技术，以及 AI 辅助影像诊断与影像可视化技术等影像诊断技术（图 6-14）。

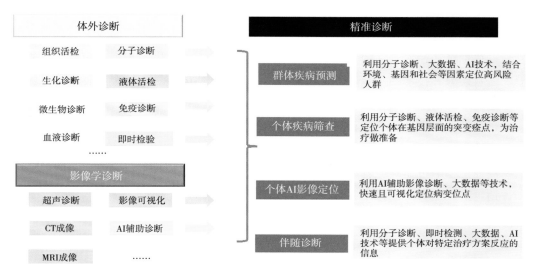

图 6-14　诊断技术与精准医学

1. 精准分子诊断

分子诊断通过分子生物学方法检测个体内遗传物质的结构或表达水平的变化而做出预测和诊断的技术，主要有核酸分子杂交、聚合酶链反应和生物芯片技术。PCR 在本章第一节的测序中有相关介绍；生物芯片技术是近年发展起来的分子生物学与微电子技术相结合的核酸分析检测技术，将在本章第四节医工交叉技术中介绍。

近年借助 CRISPR 技术，基于 CRISPR 基因编辑技术的诊断可以解决目前分子诊断中 PCR、测序、分子杂交操作时相对复杂难以快速检测的瓶颈，具备一些技术优势，包括特异、灵敏以及不久可能会实现的免扩增直检等，分子诊断的时间可从现在的几个小时缩短至 10 ~ 20 分钟。同时因为不需要核酸扩增过程，不用担心潜在的气溶胶污染，设备和芯片要求简单且价格便宜。但 CRISPER 技术在诊断的应用有其局限性，主要是 CRISPR 技术天然存在的脱靶效应会影响检测的特异性，该项诊断技术信号强度和靶标浓度不一定相关，难以定量检测，以及一次能够检测的靶标种类较少，在复杂感染的病原微生物检测上有一定局限。

2. 分子病理诊断

分子病理诊断应用分子生物学技术通过对个体组织、血液、细胞中的分子进行分析，了解疾病的病理变化，以辅助疾病预测与诊断、疾病靶向治疗和预后分析等。目前，以分子病理为基础的靶向治疗、免疫治疗等成为肿瘤精准治疗的主要治疗手段和研究方向。

3. 伴随诊断

伴随诊断是一种体外诊断的技术，利用分子诊断、即时检测、大数据、AI 技术等提供个体对某种药物或特定治疗方案反映的信息，从而确定从这种药物或治疗方案获益的人群。医生可以依据伴随诊断的结果更加准确地针对这种药物或治疗方案作出判断，在保证治疗安全性的同时，减少不必要的医疗支出，进一步促进精准医学的发展。随着研究和技术的发展，多个伴随诊断与实际应用的疗法相结合使测试变得更加复杂，其中药物 - 伴随诊断的共同研发正受到全球制药界越来越多的重视，对药物的研发、评估测试、注册及监管等全流程有较大的影响力。

4. 液体活检

液体活检通过血液或者尿液等取得的标本，用高通量测序等技术对疾病做出诊断和评估。由于无需组织穿刺，相较于传统组织活检，液体活检具有副作用小、操作简单、能重复取样等优点，被认为是肿瘤精准诊断领域的突破（图 6-15）。

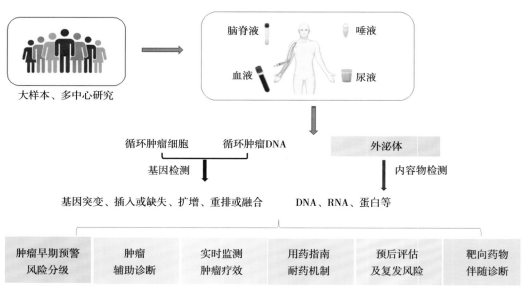

图 6-15　液体活检技术与精准医学

5. AI 辅助影像诊断

人工智能辅助影像诊断（ai-enabled diagnostic imaging interpretation）将医学影像与计算机技术结合，应用深度学习、机器学习技术对大量的医学影像数据进行分析，获得更快、更准确的结果。AI 辅助影像诊断研究已经广泛用于脑部疾病（如脑血管病、精神类疾病）、胸部疾病（如乳腺癌、肺结节）、颈部疾病（如颈动脉检测、甲状腺癌）和眼部疾病（如糖尿病性视网膜病）等诊断，其中乳腺癌、肺癌、眼底疾病

和皮肤病是最受关注的应用方向。从成像原理来看，电子计算机断层扫描、数字化 X
线摄影（DR）、超声成像（UI）、磁共振成像均与人工智能有所结合。

图6-16中的技术成熟度曲线显示 AI 辅助影像诊断技术从 2018 年被列入到 2021 年
均处于上升期，距离产业成熟仍需 5 ～ 10 年。目前市场渗透率为目标受众的 1% ～ 5%，
效益等级较高，对行业影响较大。

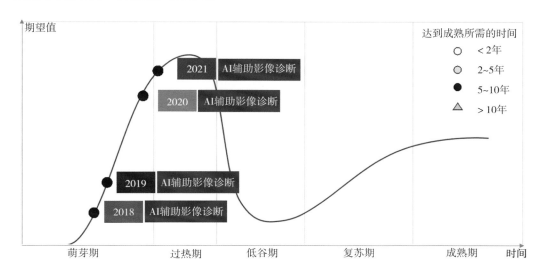

图 6-16　AI 辅助影像诊断技术的发展曲线
源墨研究院根据 Gartner 2015—2022 年 Hype Cycle 曲线绘制

2020 年新冠肺炎疫情的暴发推动医院与各企业进行主动的智慧化重建，各个国
家开始逐步开放各类医疗影像 AI 软件的审批，进一步出台政策鼓励 AI+ 医疗发展，
各细分领域的盈利模式逐渐明晰，市场正在进入快速成长期。尤其是 2021 年，电子
健康数据领域的新政策有利于数据共享，而数据科学领域的人才缺乏，促使人们寻求
更自动化的方法来获取可供分析的数据集，因此 AI 辅助影像诊断技术发展越过创新
触发点进入过热期，但尚未抵达峰顶。这项技术已经可以从供应商处购买，而不是从
实验室获得，但仅有少数供应商提供该技术，且价格相对于生产成本而言偏高，供应
商处于风险投资的种子期。

二、精准疫苗研发

精准疫苗在充分考虑目标人群差异的情况下，通过靶向能产生保护性反应的组织、
细胞和分子途径来选择性地激活免疫系统，同时在必要条件下，还包括能在目标人群
中发挥最佳效应的佐剂。表 6-5 列出了 11 种常见疫苗。两种 mRNA 疫苗在 2021 年的
销量列为全球前十的排名中，在 2022 年预测中将会保持前十的地位（表 6-6）。

表 6-5　疫苗的分类与精准医学

分类	描述	举例
1. 减毒疫苗	将病原体经基因工程改造或其他方式减毒后，仍保留其抗原性	脊髓灰质炎（脊灰）减毒活疫苗麻疹 - 腮腺炎 - 风疹（麻腮风）联合减毒活疫苗
2. 灭活疫苗	对病毒或细菌进行培养后通过物理或化学方法处理灭活从而获得无感染活性	脊灰灭活疫苗、乙脑灭活疫苗、COVID-19 灭活疫苗
3. 多糖蛋白结合疫苗	将病原体的荚膜多糖共价连接至蛋白载体上制备而成的多糖蛋白	辉瑞 13 价肺炎球菌多糖结合疫苗智飞智飞生物流感嗜血杆菌 b（Hib）-AC 结合疫苗
4. 联合疫苗	由多个活的或灭活的生物体或者抗原蛋白联合制备	百白破 - 脊灰四联苗（DTaP-IPV）、甲型肝炎（甲肝）- 乙肝二联苗（Hep A-HepB）
5. 病毒样颗粒疫苗	由病毒结构蛋白自组装形成的纳米级颗粒，其结构及免疫原性同天然病毒类似	乙肝疫苗 Sci-B-Vac™、宫颈癌疫苗 Cervarix®、Gardasil®
6. 纳米颗粒疫苗	以纳米材料作为载体、连接物或免疫调节剂，通过物理或化学方法连接特异性抗原和佐剂，用于疾病治疗和预防	呼吸道合胞病毒疫苗等均处于临床试验阶段
7. 病毒载体疫苗	利用病毒疫苗减毒株或非复制型病毒作为载体，将抗原基因的编码有效地传递到宿主细胞核并引发免疫应答	腺病毒载体的埃博拉病毒疫苗、COVID-19 疫苗等
8. 亚单位蛋白疫苗	将病原体特异蛋白基因整合到合适的表达系统如大肠埃希菌原核表达系统、酵母等真核表达系统，通过体外大量培养表达病原体蛋白，再经纯化制备	乙肝疫苗、流感疫苗、带状疱疹疫苗等
9. 多肽疫苗	通过识别和鉴定感染性病原体上重要抗原表位的氨基酸序列，在体外合成多肽	候选通用流感疫苗阿尔茨海默病疫苗进入临床试验
10. DNA 疫苗	将编码抗原蛋白的真核表达盒插入细菌质粒中，再由高效的真核启动子驱动抗原蛋白的表达	中东呼吸综合征疫苗、寨卡病毒疫苗、HIV 疫苗等
11. mRNA 疫苗	选择目标病原体的特异性抗原蛋白，对该蛋白基因进行测序、合成并克隆到 DNA 模板质粒中，在体外转录成 mRNA，然后接种到受试者体内	辉瑞和 BioNTech 共同研发的 BNT 162b2、Moderna 公司和 NIH 研发的 mRNA-1273 等

清华大学医院管理研究院 2020 级硕士研究生曹子建整理

表 6-6　2022 年全球最畅销药品 Top 10（预测）

排名	产品	企业	治疗领域	全球销售额 / 亿美元		排名变化
				2022 年（预测）	2021 年 Q1 ~ Q3	
1	mRNA 新冠疫苗（Comirnaty）	辉瑞 /BioNtetch	新冠肺炎	290.00	242.77	-
2	阿达木单抗 / 修美乐（Humira）	艾伯维 / 卫材	自身免疫	211.58	153.60	-
3	mRNA 新冠疫苗（Spikevax）	Moderna	新冠肺炎	195.00	107.40	+1
4	帕博利珠单抗 / 可瑞达（Keytruda）	默沙东	肿瘤	194.96	126.09	-1

续表

排名	产品	企业	治疗领域	全球销售额 / 亿美元		排名变化
				2022 年（预测）	2021 年Q1 ~ Q3	
5	阿哌沙班 / 艾乐妥（Eliquis）	BMS/ 辉瑞	抗凝	119.18	80.91	+1
6	来那度胺 / 瑞复美（Revlimid）	BMS	肿瘤	112.53	94.93	-1
7	乌司奴单抗 / 喜达诺（Stelara）	强生	银屑病	100.65	68.00	+2
8	比克恩丙诺 / 必妥维（Biktarvy）	吉利德	HIV	97.47	60.94	+3
9	纳武利尤单抗 / 欧狄沃（Opdivo）	BMS	肿瘤	88.88	61.35	+1
10	度普利尤单抗 / 达必妥（Dupixent）	赛诺菲 / 再生元	皮肤病	74.21	44.25	+5

　　截至 2022 年 3 月已有超过 23 种疫苗获准在全球范围内使用，还有数百种疫苗正在试验中（图 6-17）。其中部分下一代疫苗可能比现有疫苗更具有关键优势。例如，重组疫苗使用 SARS-CoV-2 蛋白质来唤醒免疫系统对抗病毒，同时更容易生产和运输。由美国 Novavax 和我国三叶草生物生产的两种重组蛋白疫苗，将有助于新冠肺炎疫苗实施计划（COVAX）实现向低收入国家分发 20 亿剂疫苗的计划。

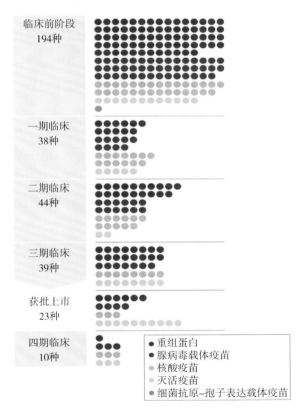

图 6-17　新冠肺炎疫苗情况

全球免疫联盟 https://www.gavi.org；曹子健、赵莉娜整理

此外，口服疫苗和吸入式疫苗的研发也正在进行中，康希诺生物股份公司联合研发的全球首款吸入式疫苗已在开展全球多中心Ⅲ期临床试验。阿斯利康也正在进行鼻腔给药疫苗的开发。相比于传统肌肉注射疫苗，口服和吸入疫苗对剂量要求低，接种过程更为安全便捷。

三、创新新药研发

新药研发是多学科、高科技、高投入以及长周期的行动。传统新药研发是个漫长而复杂的过程，伴随着高昂的研发成本、精力以及高度不确定性。有学者统计，一个新药从研发初期到上市，可能需要数十年，消耗资金多达30亿美元。典型的新药研发过程通常包括：①早期的目标识别及靶点、最优化合物确认；②临床前研究；③临床研究Ⅰ、Ⅱ、Ⅲ期阶段；④食药监局审批。从1990年人类基因组计划启动，新药研发开始向精准方向发展。小分子药物和抗体药物称为生物医药发展的两块里程碑。

1. 小分子靶向药物

小分子靶向药物主要指分子量小于1 000的有机化学合成药物，在细胞分子水平上针对已经明确的致病靶点进行治疗。发展最快的是肿瘤小分子靶向药物，针对肿瘤细胞内部蛋白分子或基因等致癌靶点设计相应的小分子药物，当药物进入体内，会选择性地与致癌靶点进行结合而发生作用，从而达到杀灭癌细胞的作用。目前的小分子靶向药物治疗的疗效显著，在临床上已经得到了广泛的推广，成为肿瘤精准治疗的手段，也是现代精准抗肿瘤治疗的基石。

2. 单克隆抗体药物

抗体是能与抗原特异性结合的拥有免疫活性的蛋白，其主要机制为通过补体依赖性细胞毒性（CDC）或抗体依赖的细胞介导的细胞毒作用（ADCC）发挥对肿瘤细胞杀伤作用。1986年美国FDA批准了第一个单抗药〔强生公司 Orthoclone OKT3（Muromonab-CD3），用于治疗肾移植后的免疫排斥反应〕上市，单克隆抗体药物已经成为全球研究的热门，这一类药物主要通过杂交瘤抗体技术制成，单抗是单一的B细胞克隆所产生的具有特异性（针对特定抗原表位）的抗体。

3. 抗体偶联药物

抗体偶联药物（antibody-drug conjugates，ADCs）是化学药物治疗和免疫治疗的结合，高度靶向性的单抗通过连接子连接对肿瘤具有细胞毒性的药物，具有单抗的靶向性与更好的抗肿瘤性，接头指向癌细胞表面表达的靶抗原，减少全身暴露，从而降低毒性，为目前发展最快的抗癌药物之一。ADC是复杂的分子，需要选择合适的靶标、单克隆抗体、细胞毒性有效载荷以及抗体与有效载荷的连接方式是决定ADC药物安全性和有效性的关键因素。

第一个 ADCs 药物 Mylotarg 经 FDA 批准上市,用于治疗急性髓系白血病(注:由于该药可增加患者死亡的风险,2010 年 Mylotarg 已由 FDA 从美国市场撤市)。时隔 11 年,到 2011 年 ADcetris 获批,中间空白期长达 11 年之久。从 2019 年开始,全球 ADC 药进入快速发展期。美国 FDA 于 2019 年批准 3 款 ADC 药物上市,使更多研发资源投向 ADC 药物。截至 2020 年 7 月,全球有 8 款 ADC 药物处于临床 3 期和 2 款在申请上市阶段。第一节关于靶点研究的梳理中显示在研靶点数目呈逐年增加的趋势。

由于 ADCs 是复杂的分子,药物输送效率低、靶点抗原在正常组织中同样表达,以及肿瘤细胞中靶点抗原表达的异质性等,该领域的发展需要加强肿瘤生物标志物的基础研究,应用于 ADCs 中的更高亲和力的分子有待开发,同时在未来的临床研究中需采用多策略联合用药的方式开展研究。伴随着新型抗体 - 药物偶联技术的出现,更多药效更好的药物分子的临床应用,抗体偶联药物将会变得更加稳定有效。作为一种新兴的高效药物,ADCs 药物将极大促进肿瘤精准医学的发展。

4. 抗新冠病毒药物

2019 新型冠状病毒通过刺突蛋白 S1 亚单位中的受体结合域(RBD)与宿主细胞受体 ACE2 结合。新冠疫情以来,医药研究从前期疫苗(见本节第二部分)到治疗药物,抗新冠病毒药物主要围绕阻断病毒进入细胞、抑制病毒复制、调节人体免疫系统 3 条技术路线开展。截至 2022 年 3 月全球已上市或在研新冠病毒治疗药物主要分为靶向宿主类的免疫调节剂、AR 拮抗剂、和靶向病毒的中和抗体、聚合酶抑制剂、蛋白酶抑制剂。新冠治疗药物研发中,最受瞩目的是中和抗体和小分子治疗药物中和抗体或组合疗法获得紧急使用授权。多款候选口服药物(多为小分子药物)进入研发后期,关键临床试验将陆续揭盲,其中 Merck 和 Ridgeback 生物治疗公司共同研发的 monlnupiravir(核苷类似物)进展最快,2021 年 11 月 4 日已获英国药监局批准,此前也已在 FDA 递交上市申请。2021 年 11 月 5 日,辉瑞宣布其新冠口服药物 Paxlovid(蛋白酶抑制剂)减少新冠肺炎非住院患者的住院或死亡率高达 89%,效果甚至好于新冠中和抗体,显著优于 Molnupiravir。目前我国新冠治疗药物主要布局在抑制病毒复制、阻断病毒进入细胞和调节人类免疫系统 3 条技术路线上,据不完全统计已有 30 余种药物进入临床试验阶段。

5. 高内涵药物筛选技术

高内涵药物筛选技术采用高分辨率的荧光数码影像系统,在筛选样品时可以保持细胞结构和功能完整性,筛选效果优于高通量药物筛选;计算机虚拟筛选技术减少实验的盲目性,缩短先导化合物的周期,提高发现概率,做到更精准的药物研发。

6. AI 在药物早期研发中的应用

AI 在早期药物研究中的应用可优化早期研发和科研活动的各个方面，通过利用包括机器学习（ML）、深度学习（DL）、自然语言处理（NLP）和生成（NLG），以及人工智能支持的高级分析，在下一步临床研发阶段之前，发展药物发现和相关的科学、分子和生物先导。在保证分析质量的同时，可实现大幅降低药物研发成本，缩短研发时间，提高研发效率，使新药开发走上快速高效的道路。图 6-18 显示这一技术在 2020 年被首次纳入创新技术曲线时热度较高，为 5%～20% 的潜在使用者接受，并在 2021 年持续这样的热度，未来 2～5 年进入主流产品／服务市场。

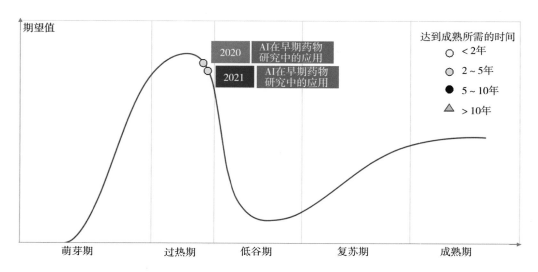

图 6-18　AI 在早期药物研发中应用技术的发展曲线

源墨研究院根据 Gartner 2015—2021 年 Hype Cycle 曲线绘制

这项技术对行业发展有较大的影响，为加速药物发现活动和缩短进入临床前阶段的时间创造纪录，其宣传力度投资热点较大，因为这些领域的人工智能可以提高效率，从而降低实现研发里程碑的成本和时间，提高对研发组合的信心。人工智能工具将使研发机构更具洞察力，实现更快的决策。但不少机构在建立人工智能专家队伍以支持早期药物研发方面仍然面临挑战。研发与数据 AI 团队必须继续发展治理、技能和技术平台，以推动人工智能业务的成功。

图 6-19 中麦肯锡 2021 年 11 月报告这一领域主要由初创企业、生物技术或制药公司，以及科技公司参与，这一领域的初创企业获得了较强的投资支持。除美国之外，中国也比较活跃，20 家排名前十的初创企业中有 7 家来自中国。

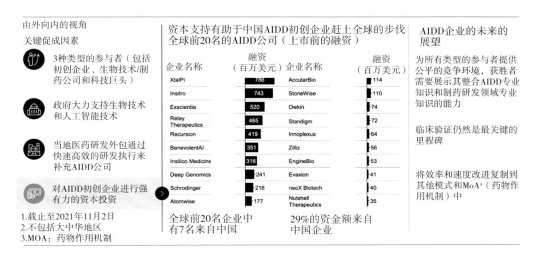

图 6-19　AI 在早期药品开发企业的投资比较

来源：Pharma projects | Information, 2021 年；CFDI；CDE；麦肯锡分析，2021 年 11 月

四、细胞与基因治疗

1. 细胞治疗

细胞治疗指将全细胞输注或移植到患者体内，以治疗遗传或获得性疾病，分为免疫细胞治疗和干细胞治疗（图 6-20），目前热度较高的是 CAR-T 和免疫检查点单抗药如 PD-1 以及 PD-L1。

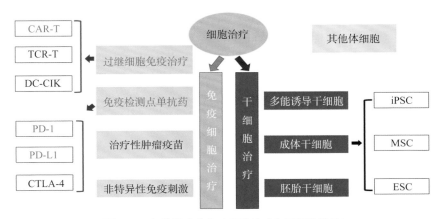

图 6-20　细胞治疗分免疫细胞治疗和干细胞治疗

嵌合抗原受体细胞疗法，是通过基因编辑技术改造免疫细胞，从而有效识别、攻击和消灭肿瘤细胞的特殊免疫疗法。2017 年，伴随着全球首个 CAR-T 疗法——Kymriah 获美国 FDA 审批通过，活细胞开始作为一种全新的药物形式用于肿瘤治疗。

近年来，鉴于已批准的 CAR-T 疗法在血液肿瘤中获得的良好疗效，针对不同 CAR 设计、不同 CAR 细胞疗法靶标和不同肿瘤类型的临床试验数量出现了指数增长。然而，CAR 细胞疗法有严重甚至危及生命的毒性，如靶向非肿瘤效应（on-target，off-tumor effects）和细胞因子风暴，成为阻碍其广泛应用和发展的重要因素。

干细胞技术研究发展较快。从 1968 年的第一例造血干细胞移植手术开始，干细胞医疗技术应用便开始快速发展；1999 年干细胞疗法因其潜在的治疗前景被《自然》列为当年十大科学成就之首；2006 年日本京都大学山中伸弥教授通过基因技术首次得到了诱导性多能干细胞，并因此获得了诺贝尔奖。干细胞疗法逐步成为生物医学领域的热点之一，国内外的科学家在医学各个领域研究干细胞的生理机制和应用前景。在国家科学研究新政策有效管理下，我国的干细胞应用研究和干细胞疗法市场正在逐步规范化。未来干细胞科学研究将给精准医学以及人类健康带来新的期待。

2. 基因治疗

基因治疗指将外源正常基因导入靶细胞，以纠正或补偿缺陷和异常基因引起的疾病，以达到治疗目的，是生物医药第三块跨时代的里程碑。相比于传统的小分子药物或酶替代疗法，基因治疗能够从源头上纠正基因的缺陷从而根除疾病而非单纯地缓解症状。目前基因治疗已经被应用于眼科、血液系统、神经系统的遗传性疾病等相关领域，例如血友病、遗传性视网膜病变、黏多糖贮积症等。

精准基因组调控与靶向基因疗法被《自然》期刊评为 2022 年颠覆性技术。精准基因组调控指通过甲基化和重排等方法在 DNA 水平上调节基因的活性方式，美国哈佛大学化学生物学家刘如谦及团队认为大多数基因疾病需要的是基因修正而非基因破坏。通过碱基编辑，将催化受损的 Cas9 与一种酶结合，这种酶有助于一种核苷酸向另一种核苷酸的化学转化；或引导编辑，将 Cas9 与逆转录酶相联系，并使用一种经过修改的向导 RNA，以将所需的编辑内容整合到基因组序列中，通过多阶段生化过程，这些成分将向导 RNA 复制到最终取代目标基因组序列的 DNA 中。因为这两种方法切割一条 DNA 链。对细胞而言，这是一个安全性更高、破坏性更小的过程。

3. 细胞与基因治疗平台

目前细胞与基因治疗（cell and gene therapy，CGT）操作流程步骤复杂而低效，质量不高。CGT 解决方案可以帮助收集、分析和制备生物样本，从流程和交付的角度自动化这些步骤，有效提高患者的治疗质量，促进临床试验和患者 / 受试者与医生和供应商之间的沟通。CGT 平台对行业有较大的影响力，其主要驱动力为：① CGT 平台正在成为许多制药公司的核心战略，扩大 CGT 与传统药物组合。个性化药物、个体化治疗和更具针对性的治疗方法是推动新商业模式和创造这一市场的趋势。②在过去的几年里，两种关键的 CAR-T 细胞疗法被推出，促进了 CGT 的发展和市场热度。

诺华推出了 Kymriah，Kite Pharma 推出了治疗 B 细胞淋巴瘤的 Yescarta。在 2021 年，在试验中有超过 250 种 CAR-T 药物，以及许多其他类型的 CGT。③对 CGT 临床试验的需求已经加快，使得与治疗领域相匹配的 CGT 平台对于简化试验和将商业产品推向市场至关重要。④与 CGT 相关的数据在企业中的应用越来越广泛。对于支持"个体化医疗"方法的机构，因为市场由个体组成，当患者、制造、运营和临床数据政策得到更新，CGT 系统将更加可扩展，以支持不同类型的 CGT 研究和医学项目。⑤全面鉴定正在临床试验测试和潜在 CAR 细胞疗法的毒性和开发一个便于研究者进行快速检索的数据平台，将有利于加深研究者们对 CAR 细胞疗法的理解，极大地推动该疗法的进一步发展和应用，使更多肿瘤患者从中获益。

　　CGT 发展的障碍主要因为 CGT 疗法的复杂性，不同类型的模型中，含同种异体（供体不同于受体）、自体（供体和患者相同），以及各种干细胞和 T 细胞疗法，客户都有独特的需求，他们必须在研发人员、医疗保健专业人员、实验室技术人员和供应链人员之间协调不同的干预措施和接触点。这将导致供应商选择和系统设计的复杂性，推迟采用。图 6-21 中 CGT 在 2019 年受到关注，在 2021 年该技术一直处于萌芽期，需要 5 ~ 10 年时间进入主流产品 / 服务期。

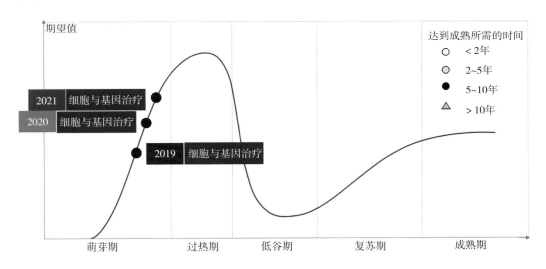

图 6-21　A 细胞与基因治疗平台技术的发展曲线

源墨研究院根据 Gartner 2015—2022 年 Hype Cycle 曲线绘制

五、其他技术

　　在本节最后一部分我们选取了部分对行业发展具有变革性或较高影响力的几项技术，尽管这些技术与数字化息息相关，但我们更愿意将这些技术列为医学研究相关的创新。表 6-7 列出了包含精准医学和精准健康、基因组医学在内的一些技术，以及这些技术形成主流产品 / 服务所需的时间。

表 6-7　生命科学与临床技术的影响力

影响力	形成主流产品 / 服务的时间			
	少于 2 年	2 ~ 5 年	5 ~ 10 年	10 年以上
变革性影响	数字医疗 算法医学 电子临床平台		精准医疗 精准健康 基因组医学 处方数字疗法 数字临床试验	
较大影响	适应性试验 药品生命周期管理 人工智能的早期药物研究应用		人工智能辅助影像诊断 细胞与基因治疗平台	可生物降解的传感器

数字医疗（digital medicine）利用信息技术数字化、信息化整个医疗过程，包含医院诊疗流程的信息化，区域医疗协同、公共卫生防疫、医卫监管、医保管理的信息化，涉及电子设备、计算机软件、（移动）互联网等技术的综合应用。数字医疗不仅是一种技术应用，也是一种革命性的医疗方式。

算法医学（algorithmic medicine）通过使用从临床指南、基于证据的最佳实践和其他临床数据存储库中构建的见解和规则来准确地得出"专家级"医疗诊断和治疗决策，从而实现智能的临床决策支持。机器学习的使用，基于规则的算法和人工智能以及算法医学的预测能力，通过推荐诊断图像解释或特定治疗方案等来加强临床医生的医疗行动。

数字临床试验（digital trials）代表临床试验完全数字化的技术组合，包括通过设备进行远程数据采集、使用电子资源，以及将试验过程从临床地点转移到试验对象本身。这一创新包括应用于临床试验的多项基础技术进步的融合，包括物联网、云计算、高级分析、可穿戴设备和移动设备。

处方数字疗法（prescribed digital therapeutics，PDTs）由软件驱动的需要医生处方的循证医学，通过独立治疗身心状况或配合药物、设备及其他疗法以优化健康结果。PDTs 有别于更广泛的数字卫生技术，因为其创造者必须开展随机临床试验，证明 PDTs 的安全性和有效性，以获得监管部门的批准（如 FDA、EMA、MHRA）。

适应性试验（ADaptive trials）通过试验的结果和信号按规定的时间表评估医疗设备或治疗的临床试验。试验会根据方案修改试验变量（例如剂量、样本量和患者选择标准）。试验方案在试验开始前制订，并规定了适应时间表和过程。

药品生命周期管理（pharma product life cycle management，PLM）是一门指导药品制作商从产品最初的概念到退市过程管理。PLM 强调遵守严格的法规和质量控制需求。

第四节　数字科学与信息工程及通信技术

数据被誉为数字化时代的"石油"，现代生物医学的发展模式已经转向以数据为驱动的数据密集型科学发现模式。数字化在人生健康旅程中无处不在（图6-22）。基于数据处理的数据科学（data science）是跨领域的科学，结合了统计学、信息科学和计算机科学的科学理论、方法和技术。

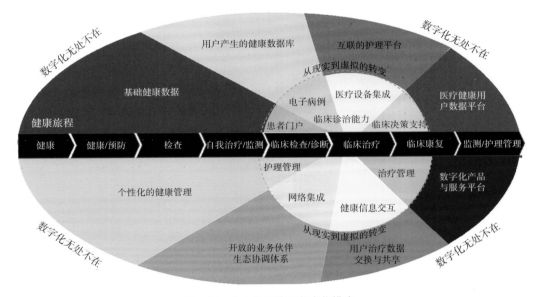

图 6-22　人生健康旅程数字化模式

来源：源墨健康根据 Gartner 信息译制

有效数据管理支持数据在健康领域的使用和价值体现，数据全生命周期管理（图6-23）可以有效地帮助数据的使用和价值体现。数据科学相关技术水平的快速发展为精准医学的形成提供了可能，也积极推动了精准医学的进步。①在精准医学研究与产业发展的前端是生命组学产生的大量数据以及大规模群体队列研究产生的信息，需要规范标准的大数据收集技术、存储技术；②而后端需要对大量数据、临床医疗记录进行分析，形成可供医生使用的临床决策支持系统，以及对大数据分析形成药物靶标和生物标志物，这需要高水平的大数据挖掘、分析方法。

精准医学研究与产业发展及生物大数据技术的发展密切相关，主要体现在以下方面：①在生物医学大数据收集方面，组学研究、临床和健康管理产生的大量数据的采集；②在大数据存储方面，需要利用智能化存储系统存储和索引海量数据；③在数据超算、分析、系统生物学和网络分析方面，利用软硬件平台、云计算等计算体系实现快速、有效的数据分析；④在数据管理技术的发展中，数据精确性、数据隐私安全性、数据访问性和便捷性、信息转化至关重要；⑤在大数据分析挖掘方面，需要通过信息化科研环境开发和测试新型处理算法。

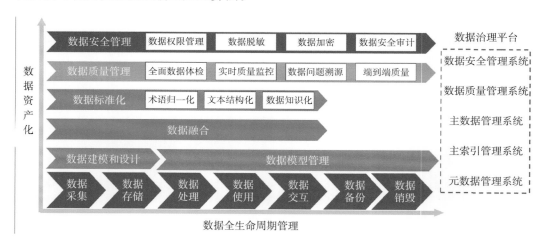

图 6-23　数据全生命周期管理

精准医学研究与产业发展的前沿科技第三部分聚焦数据科学及信息工程相关的53 项技术，并将其分为 8 组，介绍技术的研究以及在精准医学领域的应用，分别为大数据、人工智能技术及应用、机器学习及深度学习、数字孪生技术及应用、健康领域 SaaS 系统及应用、医疗健康领域物联网、医疗健康领域区块链以及含 5G 技术在医疗健康领域的应用等其他技术（图 6-24）。

基于这些前沿科技对行业影响力的分析（表 6-8），本节主要介绍具有变革性的技术：①在 2 ～ 5 年内形成主流产品／服务的人工智能在医疗商业中的应用、以人为中心的人工智能、生成型人工智能、机器学习、深度学习、增强分析、医疗健康的物联网和医疗应用程序编程接口；②需要更长时间 5 ～ 10 年形成主流产品／服务的数据编织、人工智能增强软件工程、情感人工智能、个人的数字孪生、多重体验、生成式设计、物联网赋能的实验室和数 字化临床体验；基于真实世界数据的临床试验和基于真实世界证据的临床研究虽然对行业发展是较大影响力，但对精准医学研究者是较为重要的领域；③需要更长超过 10 年时间才能成为主流产品和服务的量子机器学习、人工智能驱动的创新、数字人类、DNA 计算和储存、生命科学领域中的区块链和医疗健康中的区块链。

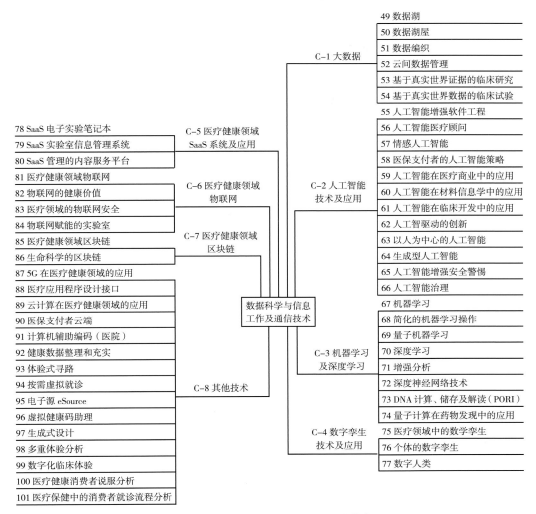

图 6-24　数据科学与信息工程及通信技术

表 6-8　数据科学与信息工程及通信技术影响力

影响力	形成主流产品 / 服务的时间			
	少于 2 年	2～5 年	5～10 年	10 年以上
变革性影响		机器学习 深度学习 增强分析 人工智能在医疗商业中的应用 生成型人工智能 以人为中心的人工智能 医疗健康的物联网 医疗应用程序编程接口	数据编织 人工智能增强软件工程 情感人工智能 个人的数字孪生 多重体验 生成式设计 物联网赋能的实验室 数字化临床体验	量子机器学习 人工智能驱动的创新 数字人类 DNA 计算和储存 生命科学领域中的区块链 医疗健康中的区块链

续表

影响力	形成主流产品 / 服务的时间			
	少于 2 年	2～5 年	5～10 年	10 年以上
较大影响	计算机辅助编码（医院） 按需虚拟就诊 人工智能医疗顾问 医保支付者的人工智能策略 医保支付者云端	人工智能在临床开发中的应用 人工智能治理 SaaS 电子实验室笔记本 SaaS 管理的内容服务平台 物联网平台 电子源 虚拟健康助理 医疗保健中的消费者旅程分析 5G 在医疗健康领域的应用	云间数据管理 基于真实世界数据的临床试验 基于真实世界证据的临床研究 医疗领域的物联网安全 医疗保健消费者说服分析 健康数据整理和充实	量子计算在药物发现中的应用 医疗保健领域的数字孪生
一般影响		数据湖 人工智能增强安全警惕	体验式寻路 多重体验分析 SaaS 实验室信息管理系统 人工智能在材料信息学中的应用	数据湖屋

一、大数据

随着数据容量和数据集合的范围的不断扩大和增长，数据、数据源和数据消费点持续变得更加多样化和分散，大数据所面临的问题都源自数据的增长与应对增长的技术矛盾。与此同时，数据的分析需求和操作使用正在内外激增。许多国家正加大投入建立国家级的生物大数据中心，包括美国国家生物技术信息中心（NCBI）、日本DNA 数据库（DDBJ）和欧洲生物信息研究所（EBI），为精准医学积累数据资源。

国际上围绕以基因数据为主的生物数据，已经形成了不同的商业模式：一种是在线生物信息分析平台，例如 SevenBridges，定位于为科研机构、医药企业、医学诊断服务机构提供生物大数据云管理和生物信息学分析工具；另一种是临床决策支持平台，如 N-of-ONE，定位于为医学检验机构提供肿瘤治疗临床决策支持。

图 6-25 列出了技术曲线上数据管理的多种模式、技术和架构，数据仓库（data warehouse）、数据湖（data lakes）和数据中心（data hubs）都是投资的关键领域，2021 年 Gartner 数据显示数据仓库已经得以广泛应用，预计在 2 年内可以成熟；尽管数据中心架构的关注最高峰已过，但其仍然被看好。基于集中收集数据并支持预定义用途的传统单一的体系结构已无法满足需求，这些单一的结构模式指传统数据仓库、

现代数据湖或数据中心，数据和分析领导者及其团队需要提供现代数据管理基础设施，以支持灵活性、数据需求的多样性和连通性，结合不同的数据组织和处理方法，一起使用数据湖、数据仓库和数据中心的价值。这三种架构模式组合可用于支持更多样化的数据和分析需求，尤其在精准医学领域的应用场景中。

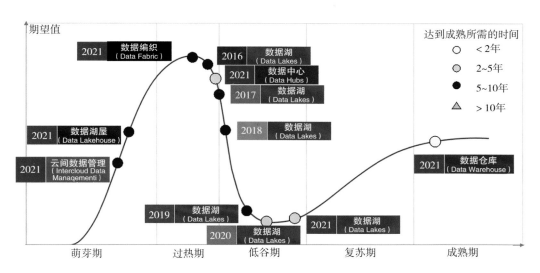

图 6-25　大数据相关技术的发展曲线

源墨研究院根据 Gartner 2016—2021 年 Hype Cycle 曲线绘制

除了这三种架构模式的发展及过去 6 年数据湖架构模式和技术在 IT 领域的变化，数据湖屋（data lakehouse）、数据编织（data fabric）、云间数据管理（intercloud data management）出现在 2021 年新的数据管理技术炒作曲线中，因为数据湖屋的影响力不大，本研究聚焦数据编织和云间数据管理。

1. 数据编织

数据编织（也称数据经纬）是一种智能和安全的并且是自服务的架构模式，可在混合云和多云环境中动态地协调分布式的数据源，跨数据平台地提供集成和可信赖的数据，以提供优质的数据用于支持应用程序、分析和应用场景流程自动化。2021 年，数据编织首次出现就在新兴科技炒作曲线上，且处于投资热度最高点，被认为是云时代 IT 领域的风口，在 IT 架构设计和演变中利用了传统和新兴技术，因此这项技术被认为对行业发展具有变革性的影响。但由于数据编织从基于分析、需求和设计的数据管理转变为发现、响应和推荐，构建数据结构的技能和平台的多样性存在技术障碍以及文化障碍，加上市场的过分操作，对该项技术的期望可能过高。由于这些障碍，这项技术尚需要 5 ～ 10 年才能形成主流产品 / 服务。

2. 云间数据管理

云间数据管理是多个云提供商中主动管理数据的过程，是统一的应用程序和数据管理策略，依赖于多声道功能的基础，但增加了在操作上下文中访问和使用云中数据的能力。它可以在云对象存储、数据库管理系统（database management system，DBMS）或应用程序层完成。访问数据的能力——无论数据位于何处——是一种潜在的变革能力，将有助于打破终端用户和应用程序访问的障碍。云间数据管理与云无关，将允许使用者在任何时候以任何方式在任何云中访问其数据。它将支持跨云提供商和地理位置的全球分布式应用程序，提供弹性，避免锁定任何单一的云服务提供商，因此被认为对行业发展有较高的影响力，需要 5 ~ 10 年才能形成主流产品 / 服务。

3. 基于真实世界证据的临床研究

基于真实世界证据（real world evidence，RWE）临床研究从真实世界数据（real world data，RWD）中获得见解，以帮助干预性和非干预性研究，开发支持产品安全性或有效性主张的证据。RWE 结论来自对多个数据源收集的 RWD 的汇总和分析，这些数据源主要包括电子健康记录、生物信息库以及患者和疾病登记、医疗成本和支付数据等。图 6-26 技术曲线显示在 2016 年和 2017 年基于 RWE 的临床研究与 RWD 的临床试验是一项技术，即 RWE 支持的临床试验。随着 RWD 的临床试验快速发展，2018 年修改为两项技术来分析。目前 RWE 临床研究正处于过热期的巅峰，但 Gartner 认为随着越来越多的生命科学公司开始经历数据质量带来的挑战，以及现有 RWE 提供商缺乏数据深度和广度，RWE 会走向发展的低谷。基于 RWE 的临床研究对行业有较高的影响力，体现在以下几个方面。

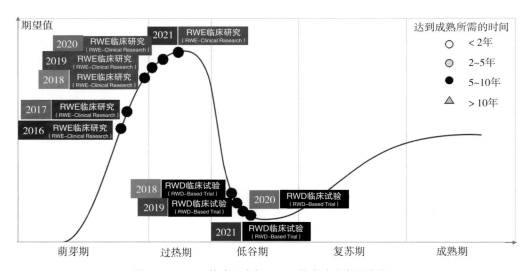

图 6-26　RWE 临床研究与 RWD 临床试验发展曲线

源墨研究院根据 Gartner 2016—2021 年 Hype Cycle 曲线绘制

（1）近几年 RWE 的潜力在不断被挖掘，研究机构与企业合作将其用于商业目的，在许多案例和应用场景中表现越来越好，促进了供应商为临床研究创建成套解决方案。在精准医学与生命科学越来越相关的时代，很多药物研究的重点已经转移到罕见疾病和肿瘤上，RWE 的作用至关重要。

（2）使用 RWD 开发 RWE 可以支持关于产品、治疗效果和安全性的结论，通过使用 RWD 治疗数据来优化研究终点和患者亚群，从而改进上市后研究和新研究的临床研究设计。RWE 还可为可能被排除在临床试验之外的共病患者提供真实的视角。随着市场份额竞争的加剧和 me-too 化合物的扩散，RWE 对于证明治疗估值和从支付机构获得公平补偿至关重要。

（3）RWE 越来越多地被用于支持监管机构的市场授权。如利用 RWE 的结论，可以通过支持新产品的经济案例，或证明其作为孤儿药的地位，帮助获得监管前批准。

基于 RWE 的临床研究也面临一些挑战，首先临床和研究机构必须克服许多问题，包括患者身份识别、知情同意过程、高质量纵向患者数据集的可用性，以及监管机构对 RWD 证据的接受和采纳，RWE 才能产生更大的影响；其次数据质量仍然是一个持续存在的问题。基于 RWD，RWE 通常源于电子健康记录，其中的数据可能存在非结构化的、质量差的和（或）格式不一致的问题。

尽管这个领域进展缓慢，但随着精准医学的发展，RWD 治疗数据被用于细化研究结果和患者亚群分类，针对特定患者群体的药物可以改善治疗并减少副作用，这对于临床研究和开发企业在证明需要新治疗时必须向监管机构提出的案例至关重要。

4. 基于真实世界数据的临床试验

临床试验使用真实世界数据优化试验活动，应用程序可改善患者招募和保留、方案优化、试验可行性和安全信号检测。随着 RWD 越来越普及，更多医疗和研究机构在利用它来支持有效的方案设计、寻找成功完成试验的受试者的精确方法，以及利用患者 / 受试者健康记录的改进数据捕获流程。图 6-27 技术曲线显示过去几年基于 RWD 的临床试验的变化。其对行业有较大影响力，并在临床开发的许多领域都显示出了价值，其重要性体现在用于试验可行性和设计、加快患者招募、支持健康经济学和结果研究、帮助治疗结果测量、优化安全性和投诉管理，为医药和医疗器械制造商提供持续产品改进计划。但基于专业人才的缺乏和获得全面、同步和高质量的 RWD 数据及整合方面存在的障碍，基于 RWD 的临床试验正在缓慢走出低谷。

二、人工智能、机器学习及深度学习

1. 人工智能（artificial intelligence，AI）

AI 是在计算机科学、神经心理学等多学科基础之上发展起来的一门综合性交叉学科，是许多不同训练技术的总称，主要包括机器学习和深度学习。AI被称为是21世纪三大尖端科技之一，经历了从理论到场景的应用，医疗健康是AI应用场景热度较高的领域。AI的发展经历3个时期，即弱AI、强AI和超强AI。机器学习（machine learning，ML）与深度学习（deep learning，DL）属于AI的范畴。本部分主要介绍人工智能在精准医学相关应用的定义和在其他医疗领域的应用（表6-9）。

表6-9　人工智能技术及其定义与应用

人工智能技术	定义及应用
人工智能增强软件工程（AI augmented software engineering，AIASE）	利用人工智能技术，如机器学习、自然语言处理及类似技术，帮助软件工程团队更快、更一致、更高质量地创建和交付应用程序。AIASE通常与工程师的现有工具集成，提供实时、智能的反馈和建议
人工智能医疗顾问（AI Healthcare ADvisors）	人工智能医疗顾问实时采集数据，对自身进行检查，通过人工智能技术（如自然语言处理、深度神经网络和机器学习）的复杂组合对自身进行扩充，对诊断和治疗提出概率性的建议
情感人工智能（Emotion AI）	也称为情感计算，通过计算机视觉、音频/语音输入、传感器和（或）软件逻辑使用AI分析用户的情感状态，通过执行特定的个性化操作来启动响应，以适应客户的情绪需求
医保支付者的人工智能策略（AI Strategy for Healthcare Payers）	应用人工智能先进的分析和基于逻辑的技术来支持医保支付的自动化决策，并扩展到医疗保健的支付功能
人工智能在医疗商业中的应用（AI in Commercial Operations）	使用包括机器学习、深度学习、自然语言处理和自然语言生成以及知识图谱技术等多种人工智能技术优化医疗健康领域商业活动的各个方面，如辅助影像和病理诊断、辅助护理和随访、基层医生助手、医院智能管理、辅助健康管理等
人工智能在材料信息学中的应用（AI in Material Informatics）	将AI先进的学习技术应用于材料相关大数据的软件和服务，以便根据每种材料的特性更好地预测结果。生命科学和医疗健康研究机构及企业由此产生的每种材料的预测结果用于下游工程中材料的发现、开发选择、使用，以及产品制造
人工智能在临床开发中的应用（AI in Clinical Development）	在临床开发中使用机器学习和深度学习，自然语言处理和自然语言生成，以及AI支持的高级分析等人工智能技术，优化临床开发及试验活动，AI使用临床开发的专业知识变得越来越普遍
人工智能驱动的创新（AI- Driven Innovation）	在生命科学与医学创新过程中使用AI技术，可以是新发明的形式，比如新药或特定领域的材料发现，也可以用于在跨领域和行业的端到端创新流程管道中提高灵活性和效率
生成式人工智能（Generative AI）	人工智能技术从数据中学习工件，生成全新的、完全原始的工件，以保持与原始数据的相似性。生成型人工智能可以生成全新的媒体内容（包括文本、图像、视频和音频）、合成数据和物理对象模型。生成模型也可用于药物发现或具有特定性质的材料的逆向设计
以人为中心的人工智能（Human-centered AI，HCAI）	一种常见的人工智能设计原则，要求人工智能造福于人类和社会。它假设人与人工智能合作的伙伴关系模式，以提高认知能力，包括学习、决策和新体验。HCAI有时被称为"增强智能""半人工智能"或"人在回路中"，但从更广泛的意义上讲，即使是全自动化系统也必须以人为目标

人工智能技术	定义及应用
人工智能增强安全警惕（AI Augmented Safety Vigilance）	使用人工智能和机器人流程自动化等新技术，来增强和优化专门用于医疗健康不良事件检测和处理的解决方案。不良事件来自新数据源（如现实世界数据）、医疗事故的分类和向监管部门报告等
人工智能治理（AI Governance）	创建政策、分配决策权、确保组织对应用程序的风险和投资决策负责，以及使用人工智能技术的过程。人工智能治理是适应性数据和分析治理的一部分。它解决了人工智能的感知性、预测性和概率性

这些技术 2021 年在技术曲线的位置如图 6-27 所示，其中有变革性影响力的技术有 AI 在医疗商业中的应用、生成式 AI、以人为中心的 AI、AI 增强软件工程、情感 AI 以及 AI 驱动的创新。从成熟度分析，AI 在医疗商业中的应用、生成式 AI 和以人为中心的 AI 在未来 2 ～ 5 年内将会形成主流产品 / 服务被潜在市场接受，AI 增强软件工程和情感 AI 需要 5 ～ 10 年。因为技术的复杂性等因素，AI 驱动的创新需要 10 年以上的时间。

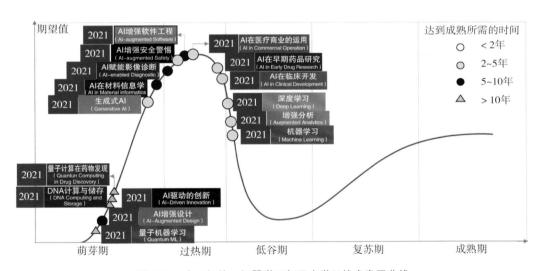

图 6-27 人工智能、机器学习与深度学习技术发展曲线

源墨研究院根据 Gartner 2016—2021 年 Hype Cycle 曲线绘制

2. 机器学习及深度学习

机器学习通过利用统计模型从数据中提取知识和模式来解决业务问题，三种主要方法与提供的观察类型有关：监督学习观察包含输入 / 输出对（也称为"标记数据"）、无监督学习（省略标签），以及强化学习（评估一种情况的好坏）。深度学习是机器学习算法的一种变体，它通过从原始数据中提取知识并在每个层次上进行转换，使用多层来解决问题。这些层以增量方式从原始数据中获取更高级别的特征，允许以更高

的精度、更少的特征和更少的手动调整来解决复杂问题。2010 年和 2011 年的图灵奖获得者研究成果都促进了机器学习和深度学习的发展和繁荣。量子机器学习（quantum machine learning，QML）是一种机器学习，它使用量子计算技术来潜在地加速 ML 系统的训练。该技术是 2021 年新兴技术之一，预计需要 10 年以上的时间才可能成为成熟技术被市场采用。增强分析（Augmented Analytics）使用人工智能和机器学习技术为广泛的业务用户、运营人员和数据科学家做自动化数据准备、洞察发现、数据科学和机器学习模型开发和洞察共享。这四项技术对行业的影响力是变革性的，其中 ML、DL 与增强分析在 2 ~ 5 年内会成为主流产品 / 服务。神经网络技术是一种机器学习模型，模仿动物神经网络行为特征，进行分布式并进行信息处理的算法数学模型。这种网络依靠系统的复杂程度，通过调整内部大量节点之间相互连接的关系，从而达到处理信息的目的。深度神经网络就是层数比较多的神经网络。

在生命科学和精准医学领域的应用方面，DNA 计算和储存（PORI）（DNA computing and storage）和量子计算在药物发现中的应用（quantum computing in drug discovery）是值得期待的技术，尽管因为技术的挑战，其达到成熟阶段可能需要超过 10 年的时间，但因其变革性影响力而受到关注。DNA 计算和储存于 2020 年出现在新兴技术区中，数字化数据被表示为合成 DNA 链，在传统架构中松散地转换为内存和磁盘，而酶提供处理能力。DNA 计算依赖于存储在 DNA 链中的代码，而计算是通过化学反应完成的。量子计算通过相似性和分类方法，以支持筛选和细节化 3D 结构，以及能量计算，支持更精确的靶向设计。量子计算在药物发现中具有多种潜在应用，该技术可以帮助评估大量候选分子，并使用分类方法（例如，先导物发现和脱靶筛选中使用的分类方法）更准确地评估它们。

三、数字孪生技术及应用

数字孪生（digital twins）是资产、人员或流程等实体的虚拟呈现，为支持业务目标而开发的，数字孪生已成为最大的科技趋势之一，并逐渐走进人们的生活。个人的数字孪生（a digital twin of the person，DToP）不仅反映一个独特的个体，而且是一个在数字和物理空间中近乎实时同步的、多场面的个体。这种物理个体的数字实例化或多个实例化在多个场景、经历、环境和人物角色中不断地交织、更新、调解、影响和代表该个体。一个简单的 DToP 已经被用于精准医学和生物技术用例。例如，分析医疗保健计划、预防保健、健康和疾病控制使用基本的 DToP 来预测未来的医疗成本。数字人类（digital humans）是互动的、人工智能驱动的具有人类一些特征、个性、知识和心态的表现形式，这些特征使他们看起来像人类，并以"类人"的方式行事。数字人类是人的数字孪生代表，通常呈现为数字化身、仿人机器人或对话用户界面（例如聊天机器人、智能扬声器）。这项技术在 2021 年新兴技术曲线中首次出现。个人的数字孪生和数字人类对行业的影响是变革性的，个人的数字孪生将在 5 ～ 10 年走向成熟，数字人类需要 10 年以上（图 6-28）。

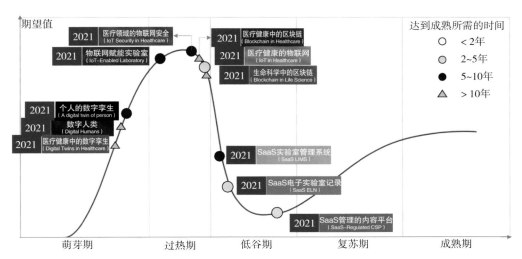

图 6-28　医疗相关数字孪生、SaaS、物联网及区块链技术发展曲线
源墨研究院根据 Gartner 2016—2021 年 Hype Cycle 曲线绘制

数字孪生在医疗健康的应用呈现出了极具潜力的前景。医疗保健领域中数字孪生（digital twins in healthcare）的一个例子是实时医疗系统（real time health system，RTHS），提供情境感知，使实时医疗系统能够通过协调临床工作流程和改善健康保健团队之间的协作等方式实现价值。通过创建医院的数字孪生体，医院管理者、医护可以实时获取患者的健康状况。医疗健康管理的数字孪生使用传感器监控患者并协调设备和人员，提供了一种更好的方法来分析就医和健康管理流程，在正确的时间、针对需求立即采取行动的状况来提醒相关的人员。这项技术有较高的影响力，但离成熟市场的时间将超过 10 年。

四、健康领域 SaaS 系统及应用

软件即服务（software-as-a-service，SaaS）随着互联网技术的发展和应用软件的成熟而兴起的一种完全创新的软件应用模式，通过互联网提供软件的模式，厂商将应用软件统一部署在自己的服务器上，客户可以根据自己实际需求，通过互联网向厂商订购所需的应用软件服务，按定购的服务多少和时间长短向厂商支付费用，并通过互联网获得厂商提供的服务，用户可随时随地使用其定购的软件。SaaS 管理的内容服务平台（CSPs）用于管理生命科学云文档的系统。文档包括在规范环境下的非结构化数据，如临床、质量、药物警戒、制造、营销和监管，功能包括协作、元数据管理、

搜索、监管跟踪等。SaaS 电子实验笔记本（SaaS electronic laboratory notebooks，SELN）是基于云订阅的实验室信息的解决方案，可用来为科研人员储存、交换所收集到的知识产权、实验室数据、研究结果等，也被用作与外部合作伙伴建立联系的合作平台。SaaS 实验室信息管理系统（laboratory information management system，LIMS）是由供应商管理的实验室信息解决方案，以实验样品和过程为中心，跨越结果登录到分析证书发行。实验室测试数据用于支持包括研发、制造和临床研究。SaaS LIMS 通过月度订阅的方式销售。图 6-28 技术曲线中显示这些技术所处的发展阶段。

五、医疗健康的物联网

物联网（internet of thing platform，IoT）是万物相连的互联网软件，能够开发、部署和管理连接到物联网端点并从中捕获数据的业务解决方案。医疗健康的物联网（IoT in healthcare）是拥有智能和技术的设备、应用程序、装备、装置和建筑物的集合，使用医疗提供商智能事务 IT 生态系统中的标准相互连接、通信和互操作。医疗领域的物联网是实时医疗系统的基础。医疗领域的物联网安全（IoT security in healthcare）解决了医疗服务机构物联网（包括医疗设备）的软件、硬件、网络和数据保护问题，使企业能够安全地管理物联网设备，确保物联网端点和数据安全。物联网赋能实验室（IoT-enabled laboratory）利用传感器、信标和系统在实验室实体之间进行信息通信，如仪器、信息系统和智能耗材。通过支持物联网的功能组合分析和连接从现有仪器生成的已存储的数据元素，用户可以监控并生成新的分析结果和见解。物联网工作为"未来实验室"（LoTF）奠定了基础。图 6-28 技术曲线中显示这些技术所处的发展阶段。

六、生命科学与医疗健康的区块链

区块链（blockchain）技术是一种通过去中心化、高信任度的方式来集体维护一个可靠数据库的技术方案，是继云计算、物联网、和大数据之后的一项颠覆性信息应用技术，在医疗领域也具有较大的应用潜力，有助于推动精准医学发展和医疗体系变革，以及医疗数据的安全共享和协作。生命科学领域中的区块链（blockchain in life sciences）是网络中所有参与者共享的加密签名、不可撤销的交易记录的扩展列表，提高联系新客户的效率，扩大与供应链合作伙伴的关系，提高质量，并在活动之间建立更完整的联系。生命科学中的区块链适用于制药和医疗设备行业。医疗健康中的区块链（blockchain in healthcare）是网络中所有参与者（患者、医疗服务提供者、支付方）共享的加密签名、不可撤销的交易记录的扩展列表。主要体现为七大应用模式，包括医联体、医疗去中心化、电子健康档案、医疗器械追溯管理、可穿戴设备、医院信息集成平台以及保障信息安全等。

区块链概念有望改变生命科学和医疗健康行业的运营模式，然而这些转变仍未得到广泛证实。同时鉴于医疗服务本身的高风险和复杂性，区块链技术在医疗领域的应用存在运行推广难、存储空间有限以及其自身安全隐患可能面临的数据隐私保护风险等挑战，需要超过 10 年的时间才可能成为主流产品 / 服务。图 6-28 技术曲线中显示这些技术所处的发展阶段。

七、其他技术

除以上的创新技术外，本研究还分析了影响精准医学发展的其他数据与信息相关技术，这些技术发展如图 6-29 技术曲线所示。根据对行业的影响力，主报告选取了对行业有变革性影响力的技术进行介绍。

1. 5G/6G 在医疗领域的应用

第五代移动通信技术（5th generation mobile communication technology，简称 5G）是具有高速率、低时延和大连接特点的新一代宽带移动通信技术，是实现人机物互联的网络基础设施。5G 技术已经被广泛地应用于医疗领域，如远程手术、远程会诊、远程超声诊断、远程监测、急救服务以及药品管理等。5G 网络提供人与物以及物与物之间的高速、安全和顺畅的联通，将促进物联网在医疗领域的快速落地，从而降低了设备成本，也简化了信息录入的工作。6G 网络技术在 2021 年出现在技术曲线上，但预计还要 10 年以上时间才能成为主流产品 / 服务被采用。

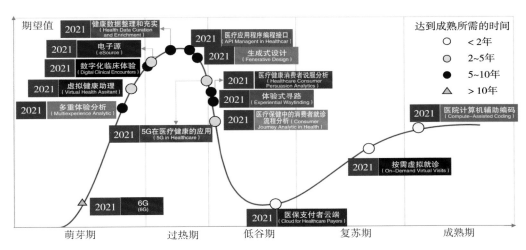

图 6-29　数据科学与信息工程及通信其他技术发展曲线

SMIDF 源墨研究院根据 Gartner 2016—2021 年 Hype Cycle 曲线绘制

2. 医疗应用程序编程接口

应用程序编程接口（application programming interface，API）实现了内部和外部生态系统之间的实时互操作性，是可组合体系结构的一个标志。API 在医疗领域的应用备受重视，属于快速医疗互操作性资源（fast healthcare interoperability resources，FHIR），为临床和管理系统以及流程集成提供了及时性和灵活性。该技术的影响力是变革性的，在未来 2 ~ 5 年内将会成为主流产品 / 服务被采用。

3. 数字化临床体验（digital clinical encounters）

数字化临床体验是半自动化的患者互动，包括使用临床协议、算法和人工智能的组合，以促进病史记录、分类、诊断、处方和记录。这种体验利用最新循证临床知识，减少临床医生直接参与临床监督和行动之前的审查捕获和分析内容。

4. 生成式设计（generative design）

生成式设计是一个自动化过程，通过从先前设计中学习的算法系统地演化设计。该方法不断提高的基础是设计必须满足的目标和条件创建设计的能力。

5. 多重体验分析（multi-experience analytics）

多重体验分析是用户界面、交互模式和分析功能的结合，可优化用户在制定决策过程中内容分析的消费体验。这种可能性基于技术的进步，如增强的分析能力和数据故事表述能力。

尽管影响力是变革性的，但诸多不确定性因素，以上三项技术尚需 5 ~ 10 年才会成为主流产品 / 服务被采用，潜在市场的接受度为 1% ~ 5%。

除此之外，医保支付者云端、医院计算机辅助编码、按需虚拟就诊等技术对行业有较高影响力。医保支付者云端在云计算基础上通过公共（共享）、私有（单一组织）和混合解决方案向外部客户提供基于互联网的可扩展、弹性、支持 IT 的能力作为服务，好处在规模经济、安全性，以及降低成本和增加技术选择的资源共享。计算机辅助医院编码将自然语言处理（NLP）与机器学习（ML）相结合的应用程序或服务，用于根据临床文档的阅读和解释向医疗编码人员提供或建议诊断和治疗代码。支持对目标服务的直接计费编码，是智慧与精准医学的基础。按需虚拟就诊通过电话、视频和安全消息等通信渠道，由消费端发起与临床医生网络建立远程医疗连接，通常全天候可用于非急诊护理。在成为患者之前，治疗临床医生可能没有与消费者建立正式且预先确定的关系。2019 冠状病毒疫情加速使用数字触摸点，虚拟服务得到发展。这些技术在未来 2 年内将会成为主流产品 / 服务被采用，接受度将高达潜在市场的 20% ~ 50%。

第五节　医工交叉前沿技术

在精准医学发展过程中，医学工程学是重要的方向之一，也是发展的趋势。通过医学在工学、理学、人文等多重学科的深度融合，可实现前沿科技的临床转化应用，进而研发出精准服务于民众的健康医疗器械产品，即用最好的技术让患者获得最大的治疗效果。前沿研究与技术如影像、3D打印、机器人、沉渗式体验、语音等技术的医疗器械延长了人的寿命，在延长寿命的同时提高生活质量，使人类有尊严和自主地生活，保持体能和智能等的健康状态，是精准医学的目标。本研究在影响精准医学的创新技术分析中，梳理了医工交叉的前沿技术（图6-30）。

影像、CT、磁共振等技术目前更多是用于临床外科或疾病诊疗。在主报告第八章的文献检索部分介绍了精准手术及关键技术，生物芯片和纳米技术及应用相对较为成熟，因此本节根据技术影响力（表6-10）概括3-D打印技术、机器人技术、沉渗体验技术、可穿戴设备、双向脑机接口、语音等技术的发展，具体分析可参考本研究专题报告十二。

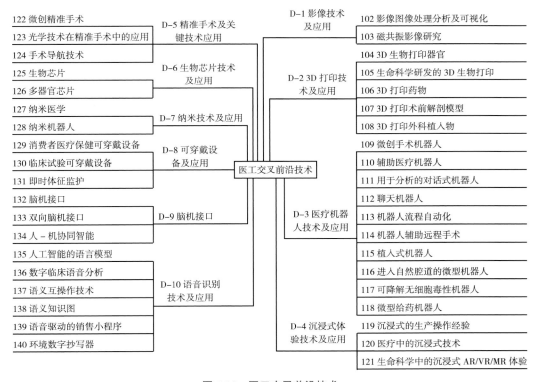

图 6-30　医工交叉前沿技术

表6-10　医工交叉前沿技术影响力

影响力	形成主流产品/服务的时间			
	少于2年	2～5年	5～10年	10年以上
变革性影响				
较大影响	机器人流程自动化 聊天机器人	沉浸式的生产操作经验 语义知识图	生命科学研发的3D生物打印 3D打印外科植入物 用于分析的对话式机器人 临床试验中的可穿戴设备 数字临床语音分析 语义互操作技术 环境数字抄写器 双向脑机接口	3D生物打印器官
一般影响		3D打印术前解剖模型	消费者医疗保健可穿戴设备 辅助医疗机器人 机器人辅助远程手术 生命科学中的沉浸式AR/VR/MR体验	3D打印药物 医疗中的沉浸式技术

一、3D打印技术及应用

3D打印技术，也称增材制造（ADditive manufacturing，AM），引发产业、设计以及材料领域的大变革，以三维模型数据为基础，运用相关可黏合材料，制造具有多级结构或复杂几何形状产品的技术，是20世纪90年代新兴的技术，是生命科学及医疗健康领域热点技术。图6-31显示了3D相关应用的技术发展曲线。生命科学研究与开发和人体移植是3D打印应用研究较为活跃的方向。

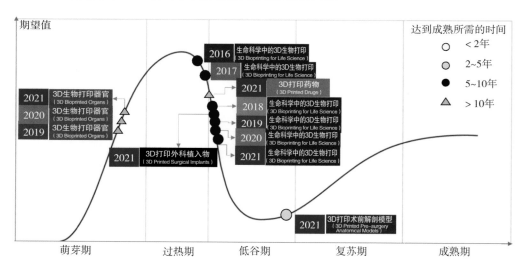

图6-31　3D打印技术发展曲线

源墨研究院根据 Gartner 2016—2021 年 Hype Cycle 曲线绘制

1. 3D 生物打印器官（3D bioprinted organs）

是具有类似人体器官功能的活体组织产品，产品的组件包括成像数据、设计软件和 3D 打印（3DP）设备。

2. 用于生命科学研发的 3D 生物打印（3D bioprinting for life science R&D）

使用 3D 打印技术来了解在逼真的 3D 环境中的疾病和药物反应。生物打印涉及打印细胞、浸渍水凝胶、DNA、蛋白质、化学品、生物结构等，主要用于药物发现或代谢测定，以及细胞间相互作用，主要有 3D 细胞培养、目标识别、自体和同种异体细胞疗法、并测试生成脉管系统、组织和器官的新技术。

3. 3D 打印外科植入物（3D printed surgical implants）

涵盖使用 3D 打印、组织工程和间隔技术来替代现有的医疗植入方法并创造新的专业化的方法，将每位患者的独特形状与手术植入物相匹配，通过 CT 和 MRI 创建 3D 打印设计，并使用特有算法打印植入物并提供个性化的手术导板或器械。

4. 3D 打印术前解剖模型（3D printed presurgery anatomical models）

能够将患者的 CT 和（或）MRI 结果通过使用电脑软件与 3D 打印设备相结合，以生成患者手术部位的高精度 3D 复制品。该模型能够实现外科医生在从影像中观察到尺寸细节，以及使用模型来将解剖部位可视化，这能够适用于多种手术及教学场景。

5. 3D 打印药物（3D printed drugs）

不使用传统的固体剂量配方和生产工艺制造出来药物，而是"打印"出来的药物。3D 打印能够通过改变药物的表特和形状，从而实现药物浓度和体积的个性化，并能够与生产工艺保持一致。该技术能够实现药物的个性化剂量和特殊的释放特性，还可以将多种药物打印成同一种形式。

这些技术中 3D 生物打印器官、用于生命科学的 3D 生物打印以及 3D 打印外科植入物对行业的影响较高，3D 打印术前解剖模型和 3D 打印药物有一般的影响力。3D 打印术前解剖模型在 2 ~ 5 年内可以进入主流产品，用于生命科学的 3D 生物打印和 3D 打印外科植入物则需要 5 ~ 10 年，而 3D 生物打印器官和 3D 打印药物需要长于 10 年的时间才能步入主流产品。

二、医疗机器人技术及应用

医疗机器人领域研究的热度逐年上升，过去 20 年间工程和医学期刊上有关医疗机器人技术的论文数量显示领域发展的趋势（图 6-32）。

医疗机器人技术种类多，目前已被应用到人体许多部位的治疗和康复（图 6-33）。尤其是手术机器人通过集成医疗、自动控制学、材料学、数字图像处理等技术，克服了众多开放手术及传统微创手术的限制，通过精准的微创技术、配备有机光学导航技术、三维高清的可视化成像系统帮助医生在小创口中获得大视野，缩小创面，减少伤口数量及术后并发症。

1990年至2020年发表在工程和医学期刊上的与医疗机器人研究相关的论文数。由线图表报告了总数以及与腹腔镜机器人、康复治疗机器人和辅助可穿戴机器人的热门话题相对应的子集。请注意，2020年的出版物可能会因COVID-19而减少

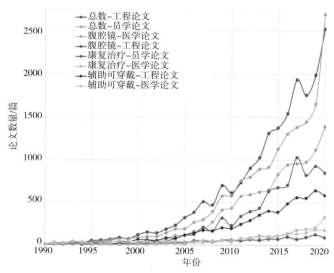

图 6-32　工程与医学期刊上与医疗机器人研究相关的论文数目

数据来源于 web of Scicnce；sec Materials and Methods

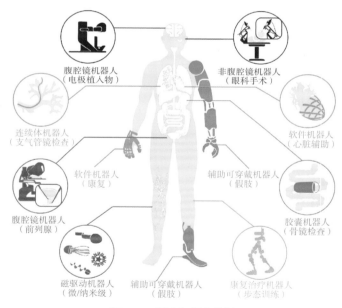

图 6-33　医疗机器人举例

除此之外，聊天机器人（chatbots）在一个特定领域的对话界面，使用应用程序、消息传递平台、社交网络或聊天解决方案进行对话。老年护理辅助医疗机器人（eldercare-assistive robots）是一种自我决定/智能机器护理者，帮助患者个人实现

生活自理，帮助他们四处走动，执行护理任务和提供陪伴服务。这一概况包括照料者支持、心理支持（动机和陪伴），以及为观察、监测、指导或紧急行动提供保健服务 / 治疗支持。用于分析的对话式机器人（conversational chatbots for analytics）允许任何用户通过移动设备向他们的数据提出语音或文本问题，接收自然语言，获得对该用户最具统计相关性和可操作性洞察力的 AI 增强视觉分析。机器人流程自动化（robotic process automation for healthcare payers）通过映射计算机击键和数据存储库之间的交互，使用软件"机器人"执行流程，来模仿人工流程。机器人辅助远程手术（robotics-assisted telesurgery）由一个外科医生远程利用手术机器人技术和互联网技术，通过共享视频完成手术。机器和软件可以稳定外科医生的手部动作，并将医生的动作信息传输给远程机器人。

　　图 6-34 为机器人技术、沉渗式体验以及可穿戴设备的技术曲线。其中，尽管聊天机器人技术处于低谷期，但其被认为对行业具有较大影响力，在两年内会成熟形成主流产品，并被 20% ~ 50% 的潜在客户所接受。

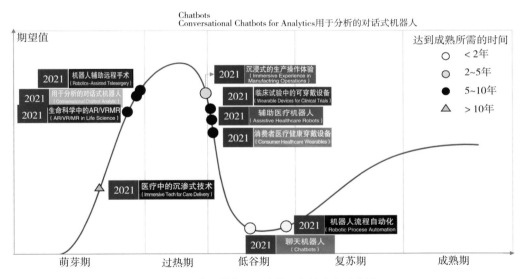

图 6-34　医疗机器人及可穿戴设备技术发展曲线

源墨研究院根据 Gartner 2016—2021 年 Hype Cycle 曲线绘制

三、沉浸式体验技术、可穿戴设备

1. 沉浸式体验技术

　　沉渗式体验指使人们能够感知自己在非物质世界中的存在，或者通过虚拟世界的内容丰富人们在物质世界中的存在。沉渗式体验有三种：增强现实（AR）、虚拟现实（VR）和混合现实（MR）。

（1）沉浸式的生产操作经验（immersive experience in manufacturing operations）

沉浸式体验改变了员工感知、互动和控制物理和数字世界的方式，使工厂能够在全球劳动力可用性担忧的情况下维持资源效率和可靠供应，同时基于三维模型和相关信息的可视化，增强对物理世界中实际或计划项目的判断，通过虚拟或远程访问加速问题解决。

（2）医疗中的沉浸式技术（immersive technologies for care delivery）

沉浸式技术是虚拟现实和增强现实技术的应用，为患者和临床医护提供体验、实践和准备真实临床交互的能力，可以应用于医学教育、患者治疗的准备工作、模拟临床事件（例如手术计划）、改善患者体验、临床诊断和治疗。

（3）生命科学中的沉浸式 AR/VR/MR 体验（immersive AR/VR/MR experiences in life science）

即指应用 AR/VR/MR 技术为研发、质量、制造、治疗或商业目的创造一个沉浸式的环境，有时被称为扩展现实（XR），生命科学价值链中的利益相关者使用这些技术，用于从病变检测、培训到分子建模等。

2. 可穿戴设备

可穿戴设备的发展可用于疾病的精准防诊治的检测及治疗效果评估（图 6-35）。但智能可穿戴设备在 2016—2018 年经历了巨大的成长期，尤其是受到消费者对智能可穿戴设备和软件兴趣的推动。2017 年投资水平的回归突显出风险投资者对一些智能穿戴设备的机会和潜在市场的评估发生了转变。然而，对开发智能可穿戴产品和解决方案的公司的风险资本投资从 2018 年的 28 亿美元下降到 2019 年 1 月至 2019 年

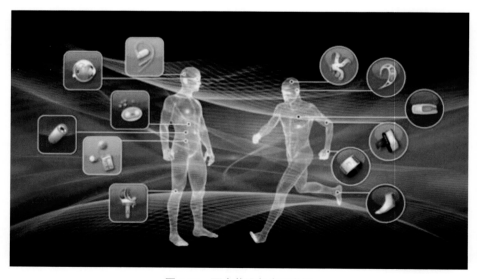

图 6-35　可穿戴设备应用举例

10月的 16 亿美元。2019 年风险投资对智能可穿戴设备投资的下降突显了与智能可穿戴设备相关的问题，包括高成本、消费者采用率增长缓慢、某些智能可穿戴设备的高流失率，以及各种数据系统之间集成的复杂性。图 6-34 展示这些技术的发展仍然需要 5 ～ 10 年的时间才可能成为主流产品，真正被市场接受。

（1）消费者医疗保健可穿戴设备（consumer healthcare wearables）

指使用临床医生推荐的患者端设备来告知和跟踪对规定治疗计划依从情况，这些设备与出于临床诊断、治疗和监测目的而使用医疗级设备是有所区分的。

（2）临床试验可穿戴设备（wearable devices for clinical trials）

是临床试验发起人将其集成到临床环境中，以支持临床试验数据采集为目的的一种电子工具。一般是医疗或健身设备，可以将患者数据发送到电子数据采集（EDC）系统或电子病历（EHR）库。试验赞助者可以使用这些设备来提供情境感知信息，收集患者的反馈，或提醒、通知患者，以更好配合治疗，还可将患者与其他系统和服务连接起来。

四、其他技术

1. 脑机接口（brain-machine interface，BMI）

BMI 在人或动物脑（或者脑细胞的培养物）与外部设备间创建直接连接通路。在单向脑机接口的情况下，电脑接受脑传来的命令，或者发送信号到脑，但不能同时发送和接收信号。

2. 双向脑机接口（bidirectional BMI）

是改变大脑的神经接口，可以实现人脑和计算机或机器接口之间的双向通信。双向脑机接口不仅可以监控用户的 EEG（脑电图）和精神状态，还可以根据分析和见解采取一些措施来修改该状态。通过头戴式可穿戴设备或侵入式植入物进行无创电刺激，可以改变大脑状态。当连接起来时，这些设备将启用 IoB（大脑互联网）。

3. 数字临床语音分析（digital clinical voice analysis）

用于临床诊断的数字语音分析评估个人的语言变量和声音线索，例如音调、语气、停顿、单词选择、语速和音量，以便无创地检测临床异常和行为健康状况。解决方案范围包括从基于算法的应用程序到依赖人工智能及自然语言处理（NLP）的基于平台的技术。

4. 语义互操作技术（semantic interoperability）

指在医疗健康业两个以上信息系统可以用明确的共识理解来相互交换和处理业务、临床信息，并且无需操作系统理解交换的信息用途，涵盖了助于目标达成的技术和工作组。

5. 语义知识图（semantic knowledge graph）

包括能够让员工搜索、挖掘（如化学结构、文本和系统生物学模型）、聚合和共享复杂生命科学数据关系的软件和技术。这包括期刊文本，化学结构，生物分子内容，临床和科学关系，疾病途径和其他研究。

6. 环境数字抄写器（ambient digital scribe）

是智能文档支持系统。它利用语音识别、自然语言处理、人工智能和机器学习来自动记录临床就诊的谈话。解决方案使用环境聆听和语音识别技术将捕获的音频转换为文本。门诊谈话的相关信息被提取和汇总后将上传到电子病历。

第六节　系统及平台建设技术

精准医学是系统性、长期布局的大科学研究计划，建立多层次精准医学知识库体系和安全稳定可操作的生物医学大数据共享平台至关重要，相关的系统及平台建设技术如图6-36所示。

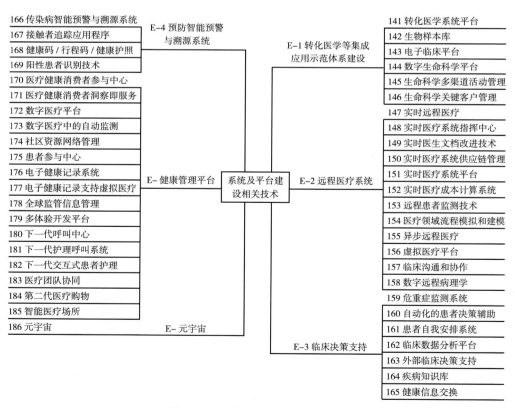

图 6-36　系统及平台建设相关技术

①转化医学等集成应用示范体系建设系统和平台，即基础生命科学研究、临床研究以及数字科学研究成果向产业转化的关键环节，在精准医学发展中起着至关重要的作用；②远程医疗系统中的技术、系统和平台，远程医疗系统为精准医学发展中资源有效整合及普惠提供了可能；③临床决策支持中的技术、系统和平台，这一系列技术为精准医学推动临床应用提供了更多可能；④预防智能预警与溯源中的技术、系统和平台，精准预防需要智能化的手段，COVID-19病毒及传染病的精准防诊治印证了一点；⑤健康管理中的技术、系统和平台，以疾病为中心向以个人健康为中心是精准医学的目标，健康管理是核心；⑥元宇宙在医疗领域的应用，新理念的出现伴随诸多未知，精准医学研究课题关注新技术、新理念在医疗健康领域的场景应用。

本节将介绍在精准医学发展中与数字化系统和平台建设相关的技术。研究梳理了相关技术对行业发展的影响力（表6-11），阐述了相关技术发展在技术曲线中的位置，聚焦以下对行业有变革性影响力的技术进行分析：

表 6-11　系统及平台建设技术影响力

影响力	形成主流产品 / 服务的时间			
	少于 2 年	2 ~ 5 年	5 ~ 10 年	10 年以上
变革性影响	健康码 下一代交互式患者医疗	电子临床平台 临床沟通和协作 实时医疗系统指挥中心 实时事件中心即服务	医疗团队协同 数字医疗中的自动监测 数字生命科学平台 实时医疗系统平台 实时医疗系统供应链管理 社区资源网络管理 数字医疗平台 智能医疗场所 元宇宙的商业化	
较大影响	健康信息交换	临床数据分析平台 电子健康记录 (EHR) 支持 虚拟医疗 患者自我安排系统 阳性患者识别技术	生命科学关键账户管理 下一代呼叫中心 下一代护理呼叫系统 危重急症监测系统	
一般影响	接触者追踪应用程序	外部临床决策支持 虚拟护理平台 实时医生文档改进技术 第二代医疗采购	数字远程病理学 患者参与中心 药物依从性管理 医疗健康领域流程模拟和 建模	自动化的患者决策辅助

①已经形成主流产品 / 服务的健康码；在未来 2 年内有望成为主流产品 / 服务的下一代交互式患者医疗服务；②在 2 ~ 5 年内形成主流产品 / 服务的电子临床平台、

临床沟通和协同平台、实时医疗系统指挥中心以及实时事件中心即服务；③需要更长时间 5 ～ 10 年形成主流产品 / 服务的实时医疗系统平台、实时医疗系统供应链管理、数字生命科学平台、数字医疗中的自主监测、数字医疗平台、社区资源网络管理、医疗团队协同平台和智能医疗场所；④新兴理念但仍有很多未知的"元宇宙"。

电子临床平台（e-clinical platform）支持临床试验规划和执行的端到端需求，远程医疗系统（telemedicine）利用通信和信息技术来实现异地疾病诊断、治疗和健康护理等多宗医学功能的医疗模式，可以促进精准医学向普惠的方向发展中，远程医疗中的实时医疗系统受到关注，为本节概述的重点。

一、电子临床平台

电子临床平台是一套集成的技术由用于方案制定、电子数据采集（EDC）、临床试验管理系统（CTMS）、随机化和试验供应管理系统（RTSMs）、电子试验主文件（eTMF）、试验分析和报告的集成解决方案，以及支持临床试验操作的相关功能组成，连接在一个平台架构中，提供服务和解决方案来管理医疗健康或生命科学研究成果的临床应用。现代电子临床平台通常是云原生环境，可以构建为 SaaS、应用程序平台即服务（aPaaS）或两者的组合。电子临床平台的主要组件和解决方案如图 6-37 所示。

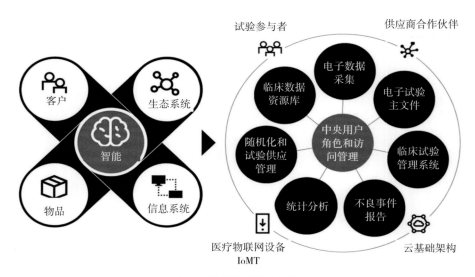

图 6-37　电子临床平台的组成

资料来源：Gartner IoMT：医疗物联网

二、实时医疗系统

实时医疗系统（real time health system，RTHS）吸收实时运营的医疗信息以实现医疗健康的目标，包括从萌芽到主流的一系列创新技术，这些创新形成了一个参考模型，用于制定数字战略和可组合业务加工 IT 架构。实时医疗系统的技术发展周期侧重于增强患者周围环境感知的技术，将其转化为可采取行动的智能，从而实现新的数字医疗功能，优化和协调医疗交付。随着互操作性、IoT、AI 和实时分析技术的进步，已经开始使 RTHS 更接近医疗服务智能机器——随着学习机会的增加而不断发展。这些技术的发展在图 6-38 的技术曲线上有所展示。

1. 实时事件中心即服务（real-time incident center as a service）

将各种来源的信息融合在一起，并提供可视化功能，以提高态势感知能力，通过指挥与控制功能使公共安全机构能够使用该服务来协调对紧急情况和其他事件的响应，通常由公共安全组织通过数据库、传感器、视频和通信系统的集成来创建和管理，并以服务形式提供。

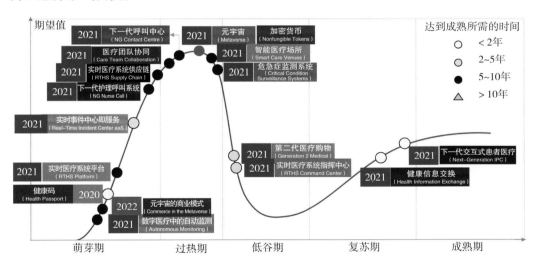

图 6-38　实时医疗系统及相关技术、健康码及元宇宙等技术发展曲线

SMIDF 源墨研究院根据 Gartner 2016—2021 年 Hype Cycle 曲线绘制

2. 实时医疗系统指挥中心（real-time health system command center）

集临床、操作和管理系统为一体，有实时患者事件数据、高级分析和预测模型。作为 RTHS 平台的中心，指挥中心采用实时智慧型操作，用于预测、优化和协调医疗服务机构、网络资源、工作流程以及提升对内外环境变化的应对能力。

3. 实时健康系统供应链管理（real-time health system supply chain）

随着实时医疗系统和以患者驱动的价值网络（patient-driven value network，PDVN）相结合，PDVN 正从今天的竖井式产品、以成本为中心的供应链转变为由实时患者驱动的点对点智能供应链。这种融合将为制造商、供应商和临床操作者提供必要的信息，以推动形成一个更动态、更灵敏的供应链模式。

4. 实时医疗系统平台（real-time health system platform）

通过获取、积累、分析智能操作信息，将其转化为机构行动。智能操作在收集患者事件数据、情境数据和实时分析后，用于实时编排和协调机构资源、工作流程，以及临床和业务流程。

这些技术对于 RTHS 的发展有变革性的影响，其中实时医疗系统指挥中心和实时医疗系统指挥中心在未来 2 ～ 5 年内将成为主流产品 / 服务，前者在技术发展期望值的低谷期，后者在期望值的上升期。实时健康系统供应链管理和实时医疗系统平台成熟则需要更长的时间。

三、健康码

健康码技术出现在 2020 年新兴技术曲线的萌芽期，是中国开发用于 2019 新型冠状病毒流行病应对的技术，作为移动应用程序实施，显示持有人的感染风险水平，被广泛地应用到新型冠状病毒疾病的跟踪及筛查工作中。随着这项技术在过去两年多的引入，这一领域得到迅速发展，对行业的影响也是变革性的。但健康码存在许多社会障碍，最重要的是对个人自由和隐私的限制，对这项技术的接受在很大程度上取决于它被引进的社会文化。

四、元宇宙

元宇宙（metaverse）是虚拟现实、增强现实和混合现实后提出的新概念，Gartner 将元宇宙定义为"一个集合的虚拟 3D 共享空间，由虚拟增强的物理现实和数字现实融合而成。元宇宙是持久的、提供增强的浸入式体验"。2021 年被认为是元宇宙元年，10 月 28 日 Facebook 宣布改名"Meta"，元宇宙的概念越来越热，作为互联网世界的一种新模式，人们普遍认为元宇宙是新一代具有强大社交属性的虚拟世界网络，其底层的相关技术，如区块链、加密货币、虚拟现实和人工智能等，支持了元宇宙的发展。2022 年元宇宙中的商业应用利用了新的虚拟体验和潜在客户的经济需求，使他们能够做出购买决策并采取行动，作为他们参与新兴元宇宙的一部分，是虚拟世界和物理世界中的进一步交互，允许人们通过虚拟的方式复制或加强他们在物理世界的活动。

随着元宇宙各项底层技术不断深入发展，未来可以实现元宇宙在医疗行业的生态性进化。通过虚拟和真实场景的融合，我们在医疗教育、智能问诊和就诊、外科手术和远程医疗、区域化医疗平台建设等方面广泛应用元宇宙技术。解决医疗资源短缺、分布不均等造成的现实问题，同时提高优质医疗资源的利用率，从技术手段实现分级诊疗、资源配置、合理医疗和精准治疗，在医疗保险、商业保险等方面合作模式不断优化，可能对精准医学发展有重大影响。

在当今各种纷繁复杂的炒作中，元宇宙这个概念似乎有被滥用的倾向，概念炒作也掩盖了元宇宙背后一系列科技、社会学和经济学之间相互呼应的发展逻辑。元宇宙在医疗健康领域的应用有待进一步探讨。

五、其他技术

其他有变革性影响力的技术还包含以下几个方面。

1. 数字医疗平台（digital health platform，DHP）

DHP 是一种架构方法，使医疗服务机构能够灵活地调整其业务和运营模式，以应对外部终端和业务战略的变化。DHP 通过重构内部和生态系统合作伙伴应用程序的功能来创建打包业务功能（PBC）。非技术终端用户可以使用这些 PBC 来简化护理服务、优先考虑资源并提供积极的健康体验和结果。

2. 数字医疗中的自动监测（autonomous monitoring in digital health，AMDH）

AMDH 是使用视频和传感器技术监控患者和医疗团队的行为，并使用人工智能和行为分析来理解和处理来自人的活动及其周围环境的实时智能。这一技术推动了确保患者安全、医疗质量和合规性的行动和干预措施。自动监控在不引人注目的情况下，不需要被观察者佩戴特殊的跟踪或监控设备来检测或确定行为。

3. 临床通信和协作（clinical communication and collaboration，CCC）

CCC 系统提供针对临床医生和护理团队成员的安全信息传递和协作功能，提高患者周围的情境意识和信息共享。

4. 智能医疗场所（smart care venue，SCV）

SCV 通过使用物联网和医疗团队协作技术提高情景意识，从而改善患者安全、临床结果、运营效率以及患者和访客体验。示例技术包括实时定位系统和智能床。智能医疗场所可以像综合病房一样具体，也可以像综合医院的场所一样。

5. 社区资源网络管理（community resource network management，CRNM）

CRNM 是实体（通常是付款人、医疗机构或政府机构）采用的一种运营模式，用于优化非医疗服务的利用并改善社会决定因素对健康问题的影响。CRNM 系统包括：识别未满足的非医疗需求的工作流程和分析、能够将个人推荐给医疗机构并跟踪这些个人、医疗机构目录、评估服务提供者效能的分析。

6. 下一代交互式患者医疗

交互式患者医疗（interactive patient care，IPC）解决方案使用交互式电视、无线外围设备、床边多媒体和移动设备让患者参与到急性和非卧床医疗服务环境中。IPC解决方案提供对医务人员和个人通信、医院服务、娱乐和教育内容的访问，以改善患者安全、患者体验和医疗团队协作。IPC解决方案正在扩大其覆盖范围，让患者在入院前和入院后以及在其他医疗环境中参与进来。下一代IPC更加数字化，将IPC扩展到了急性护理环境中传统住院参与的角色之外，让患者、家庭成员和护理人员参与整个医疗连续体——家庭护理、门诊医疗、急症医疗和产后护理，除了保留了第一代IPC系统的许多功能，同时与医疗团队协作（care team collaboration，CTC）应用生态系统中的应用程序和系统具有越来越强的互操作性。

2019冠状病毒疫情加速使用数字触摸点，虚拟服务得到发展。除了对行业有变革性影响力，这一技术在未来两年内将会成为主流产品/服务被采用，接受度可高达潜在市场的20%～50%。

在2022年Gartner组织的由医疗机构管理者评出的关于医疗机构投资的五大技术中，网络安全工具、数据分析架构与工具、虚拟医疗、患者融入的技术和互操作型技术位列前五（图6-39），这些技术也将影响精准医学未来的发展。

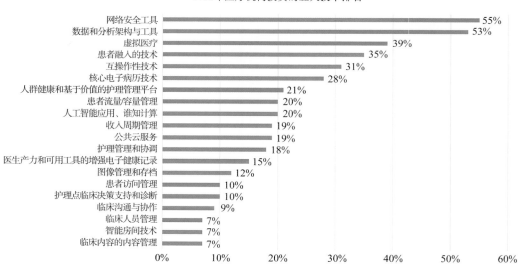

图 6-39　2022 年医疗机构投资的五大技术排名

源墨研究院根据 Gartner 2022 年 3 月提供信息翻译整理

如图6-40所示，COVID-19对个体化医疗的重要影响体现在患者可在家接受护理服务，数字与智慧医疗将发挥重要的作用。

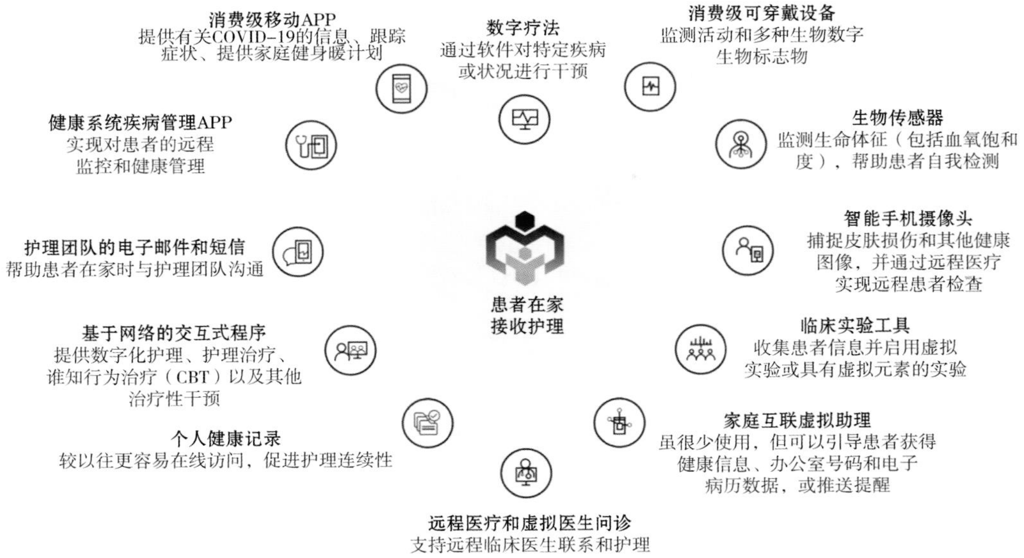

消费级移动APP
提供有关COVID-19的信息、跟踪症状、提供家庭健身暖计划

数字疗法
通过软件对特定疾病或状况进行干预

消费级可穿戴设备
监测活动和多种生物数字生物标志物

健康系统疾病管理APP
实现对患者的远程监控和健康管理

生物传感器
监测生命体征（包括血氧饱和度），帮助患者自我检测

护理团队的电子邮件和短信
帮助患者在家时与护理团队沟通

智能手机摄像头
捕捉皮肤损伤和其他健康图像，并通过远程医疗实现远程患者检查

患者在家接收护理

基于网络的交互式程序
提供数字化护理、护理治疗、谁知行为治疗（CBT）以及其他治疗性干预

临床实验工具
收集患者信息并启用虚拟实验或具有虚拟元素的实验

个人健康记录
较以往更容易在线访问，促进护理连续性

家庭互联虚拟助理
虽很少使用，但可以引导患者获得健康信息、办公室号码和电子病历数据，或推送提醒

远程医疗和虚拟医生问诊
支持远程临床医生联系和护理

图 6-40　COVID-19 促进数字健康发展新趋势

参考文献

［1］ADam Ronthal, Ehtisham Zaidi.Data Management Solutions Primer for 2022, Gartner.

［2］Animesh Gandhi.Hype Cycle for Life Science Commercial Operations, 2021, Gartner.

［3］Baker. The 'omes puzzle Baker-Nature-2013［J］. Nature, 2013,494.

［4］Bedard P L, Hyman D M, Davids M S, et al. Small molecules, big impact: 20 years of targeted therapy in oncology［J］. The Lancet, 2020, 395(10229): 1078-1088.

［5］BioCentury BCIQ.Pharmaprojects | Informa, 2021, McKinsey analysis.

［6］Brian Burke, Melissa Davis, Philip Dawson.Hype Cycle for Emerging Technologies, 2021.

［7］Brian Burke, Melissa Davis, Philip Dawson.Hype Cycle for Emerging Technologies, 2021 Gartner.

［8］FDA. Precision Medicine［DB/OL］.https://www.fda.gov/medical-devices/in-vitro-diagnostics/precision-medicine.

［9］Gene, Cell, & RNA Therapy Landscape 2021 Q2 The American Society of Gene & Cell Therapy.

［10］genomic-sequencing-milestones.http://www.nature.com/.

［11］Gregg Pessin, Barry Runyon.Hype Cycle for Real-Time Health System Technologies, 2021.

［12］http://www.laskerfoundation.org/.

［13］http://www.most.gov.cn/.

［14］http://www.nature.com/.

［15］http://www.nobelprice.org/.

［16］http://www.science.org/.

［17］http://www.technologyreview.com/.

［18］https://www.gavi.org/.

［19］https://www.genome.gov/.

［20］Jeff Smith, Life Science CIOs Must Deliver High-Value Analytics Solutions Using Real-World Data 2021.8 Gartner.

［21］Jeff Smith, Michael Shanler.Hype Cycle for Life Science Research and Development, 2021, Gartner.

［22］Kate McCarthy. Hype Cycle for Consumer Engagement With Healthcare and Wellness, 2021, Gartner.

［23］Kermany DS, Goldbaum M, Ca IW, et al. Identifying Medical Diagnoses and Treatable Diseases by Image-Based Deep Learning ［J］.Cell,2018,172(5): 1122-1131

［24］Ketan Patel, Clarivate. The Evolution Of Biomarker-driven Approaches To Clinical Trials ［DB/OL］.https://www.clinicalleADer.com/doc/the-evolution-of-biomarker-driven-approaches-to-clinical-trials-0001.

［25］Lisa Urquhart, Top Product Forecasts for 2022, Nature Reviews Drug Discovery/Articles/10 Dec 2021.

［26］LUO RC, ZHANG YJ. Biomarkers and Precision Medicine ［M］. Shanghai: Shanghai Jiao Tong University Press, 2020.

［27］Michael Eisenstein. Seven technologies to watch in 2022 ［DB/OL］.（2022-2-27）.https://www.nature.com/articles/d41586-022-00163-x.

［28］Michael Eisenstein.Seven technologies to watch in 2022 ［J］. Retrieved January 27, 2022 ［DB/OL］. https://www.nature.com/articles/d41586-022-00163-x

［29］Michael Shanler, Andrew Stevens, Rick Franzosa.Hype Cycle for Life Science Manufacturing, Quality and Supply Chain, 2021, Gartner.

［30］Michele Cleary. A Review of Precision Medicine, Companion Diagnostics, and the Challenges Surrounding Targeted Therapy ［J］.Value & Outcomes Spotlight, 2019, 17-21.

［31］Myers S, Baker A. Drug discovery--an operating model for a new era ［J］. Nature Biotechnology, 2001, 19(8):727-730.

［32］Pharma R&D Annual Review 2021. Retrieved March 29,2021 ［DB/OL］. https://pharmaintelligence.informa.com/resources/product-content/pharma-randd-annual-review-2021

［33］Philip Dawson etc. Create Your Own Hype Cycle With Gartner's Hype Cycle Builder 2021.(2021-09-08).

［34］Pierre Dupont, Guangzhong Yang.A DecADe Retrospective of Medical Robotics Research from 2010 to 2020. https://www.science.org/doi/10.1126/scirobotics.abi8017

［35］Pooja Singh.Quick Answer: Top 5 Technology Investments for Healthcare Providers in 2022, Gartner.

［36］Sachin Dev, Mike Jones.Hype Cycle for Healthcare Providers. 2021.

［37］Sharon H, Mike J. Hype Cycle for Digital Care Delivery Including Virtual Care.2021, Gartner.

［38］Sharon Hakkennes, Mike Jones. Hype Cycle for Digital Care Delivery Including Virtual Care, 2021, Gartner.

［39］Sharon Hakkennes, Mike Jones.Hype Cycle for Digital Care Delivery Including Virtual Care, 2021, Gartner.

［40］Sirohi, Deepika, Coleman, et al. American Society of Clinical Oncology/College of American Pathologists 2018 Focused Update of Breast Cancer HER2 FISH Testing Guidelines.American Journal of Clinical Pathology, 2019, 152（4）:479-485.

［41］Yu J, Hubbard-Lucey V, Tang J. Immuno-oncology drug development goes global ［J］. Nat Rev Drug Discov,2019,18(12):899-900.

［42］曹子建 . 精准医学研究报告检索 .2022.

［43］关皓元 , 高杰 . 新时期中欧人工智能发展战略与政策环境的比较研究 ［J］. 管理现代化 ,2021,41(3):57-62.

［44］郭毅可 .Seeing Through the Hype or Demystifying the Metaverse, HKBU.edu.hk.

［45］郝世超.中国基因编辑技术开发现状及应用前景探析［DB/OL］.(2021-04-09)https://www.cn-healthcare.com/articlewm/20210417/content-1211035.html.

［46］贺局颖，程培.中信建投研究报告 2021 - 体外诊断行业研究探讨.

［47］胡可慧，陈校云，宋杨杨，等.美国、欧盟、英国、日本和中国医疗人工智能相关政策分析［J］.中国数字医学,2019,14(7):34-38.

［48］金耀辉，邱梦娟.中国人工智能医疗白皮书.

［49］李润川，冯盼盼，王淑红，等.基于云计算的智能健康监测系统设计与实现［J］.计算机应用与软件, 2019, 36(7): 8-13, 64.

［50］刘澄玉，杨美程，邱佳楠，等.穿戴式心电：发展历程、核心技术与未来挑战［J］.中国生物医学工程学报, 2019, 38(6): 641-652.

［51］刘丰伟，李汉军，张逸鹤，等.人工智能在医学影像诊断中的应用［J］.北京生物医学工程，2019, 38（2）:206-211.

［52］谭俊，袁少勋，明文龙，等.影像基因组学分析方法研究进展［J］.生物技术进展, 2018, 8(4):7.

［53］未来已来：2021 年数字健康创新及发展趋势, IQVIA Institute 2021.6.

［54］许国旺，路鑫，杨胜利.代谢组学研究进展［J］.中国医学科学院学报,2007,29(6):701-711.

［55］杨涛，杨帆，步彤，等.5G 背景下移动医疗大数据的机遇与挑战分析［J］.南方农机，2021, 52(23): 162-164.

［56］杨宇辉，李素姣，喻洪流，等.临床决策支持系统研究进展［J］.生物医学工程学进展, 2021, 42(4): 203-207.

［57］尹稳，伏旭，李平.蛋白质组学的应用研究进展［J］.生物技术通报,2014,000(001):32-38.

［58］于天卓，高瑞桐，许林琪，等.可穿戴设备用于家庭心脏康复运动的研究进展［J］.护理学杂志, 2022, 37(2): 18-21.

［59］张宗久.COVID-19 日报系列.清华大学医院管理研究院（2021-2022）.

第七章　精准医学产业发展研究

第一节　概　述

一、精准医学市场的定义

精准医学市场是近年投资热点，从 2015 年美国政府提出精准医学计划至今，7 年时间里一直处于不断增长的阶段，但精准医学成为主流的领域仍然需要 5 ～ 10 年时间。为此本研究中市场规模定义是企业在特定市场和地理范围内从产品和（或）服务中获得的收入，不包括转售收入、供应链上下游和其作为其他产品部分所获得的收入，只包括实体之间交易或出售给最终消费者的产品和服务。从技术的角度市场分析涵盖与精准医学相关的测序、大数据分析与生物信息、伴随诊断、精准新药研发等方面。本报告不包括通过非精准医学所销售的传统药物以及因为受 COVID-19 影响引发的精准疫苗市场的分析。所用的市场价值将以美元为货币单位做表述。

二、精准医学市场分析角度

精准医学市场分析的角度如图 7-1 所示，以第六章影响精准医学研究与产业发展的技术为线，针对精准医学产业链按上中下游来分析产业发展现状，从技术、国家及地区以及疾病领域分析精准医学市场情况。

与本研究第二章对应的精准医学发展历程，产业发展聚焦全球范围内精准医学市场分别排名第一和第二的美国和中国，同时对日本、德国、法国和英国等市场做了对比（图 7-2）。在本研究的专题报告 1-8 及专题报告 14 中涵盖与疾病领域相关市场分析。

三、精准医学相关企业的分析

全球精准医学市场较为分散，参与企业众多。根据 2020 年数据，精准医学市场前十大竞争对手仅占总市场的 10.26%，这与传统的医药市场有所区别。本研究列举了精准医学领域有代表性的 100 家有代表性的企业，其中国外企业 50 家，国内企业

50家，对这些企业进行了多角度（如技术角度、疾病领域角度）分析，并选取了10家企业作为案例列入主报告中。

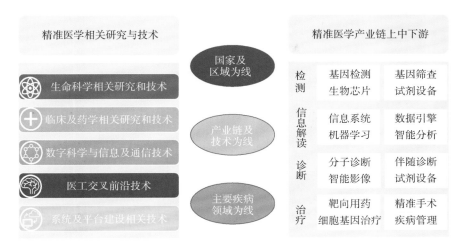

图 7-1　精准医学产业分析角度逻辑

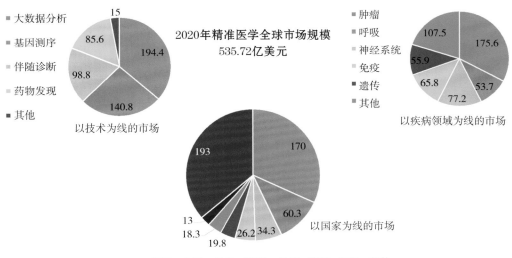

图 7-2　精准医学市场规模及细分

源墨研究院根据BRC2021年报告整理

四、精准医学相关园区的分析

　　生命科学园区在精准医学研究与产业发展的过程中起着非常重要的作用，本研究梳理国内和国外相关园区的发展情况，在国内外分别选取了10个园区，从影响精准医学研究与产业发展的前沿技术角度进行分析。国内十大园区为：北京中关村生命科学园、上海张江科学城、无锡生命科技产业园、苏州生物医药产业园、杭州科技城、医药港小镇、广州国际生物岛、深圳前海自贸区、海南博鳌乐城国际医疗先行区、武汉光谷生物城、成都天府国际生物城。国外十大园区为：美国波士顿长木医学园区、硅谷 - 斯坦福大学、德州医疗中心、匹兹堡大学医学中心、英国剑桥大学基因知识园、德国海德堡科技城、澳大利亚墨尔本生物医学园区、瑞士苏黎世生物科技园、日本静冈医药谷、新加坡纬壹 - 启奥生物医药园。

五、精准医学产业发展小结

1. 精准医学产业发展的促进因素

主要有：①经济的发展、老龄化社会以及癌症发病率的提升对于精准个性化诊疗的需求不断增长；②政府支持精准医学和新产品推出的举措、企业投资；③精准医学的技术增长，如基因测序、诊断技术、药物发现以及细胞治疗、基因治疗等；④地方政府的政策扶持、精准医学相关企业的园区生态环境；⑤民众对精准医学治疗疾病的重要性认识提高，加大医疗保健的投入。

2. 精准医学产业发展的挑战

体现在以下方面：①技术上开发出可以获取精准医学数据元素、标准化记录和分析，以及大规模创建循证医学路径所需的技术还需要一些时间，尤其从每个人所有健康数据中开发智能分析并用于实践的工具将需要较长的时间；②出于监管要求和政府机构的审批流程的原因，精准医学产品与服务的市场准入和采用是一个相对缓慢的过程；③目前除了肿瘤领域为早期精准医学推动的主要领域，医学的其他领域也面临客观存在的挑战，包括技术采用、基因组测序的成本和补偿、EHR 整合，以及管理真正提供精确医学所需的数据量。我们应密切关注其他疾病防控中经批准的诊断和治疗用例的开发；④当前的创新网络存在着诸多竞争，并没有呈现足够的合作来实现精准医学产业发展的成功。而制定公共政策和投资开发模式需要一定时间才能将预防性干预的价值与成功消除未来 50 年可能发生的疾病联系起来；⑤精准医学产业发展与难以实现的患者行为改变关系密切；⑥精准医学产业发展所需专业人才的缺乏也是未来发展的挑战。

本研究预测精准医学产业将继续稳步发展，但距离形成主流生产力阶段及一定市场规模还需要 5 ~ 10 年的时间。

3. 本课题研究建议

基于上述研究，本课题提出以下建议：①精准医学产业界应参与监测精准医学技术的发展，追踪精准医学采用的领先指标，如降低测序和伴随诊断的成本、降低治疗费用以及提高治疗费用的偿还率。②利用发展组织能力来应对基因组和生物标志物分析，以及健康和患者人群参与，以积累精准医学计划所需的数据和分析能力。③在产业的发展战略和路线图中确保精准医学概念的定位，建立人口健康管理，加大精准医学平台投资，获取更多而非更少的数据，用于研究或人工智能驱动的举措，以发现精准医学产业发展的业务机会。

第二节　精准医学市场分析

全球精准医学市场从 2015 年的 315.765 亿美元增长到 2020 年的 535.723 亿美元，年复合增长率（CAGR）为 11.2%。预计到 2025 年，市场将以 10.9% 的年复合增长率增长至 900.356 亿美元，到 2030 年，以 8.7% 的复合年增长率增长至 1363.744 亿美元（图 7-3）。

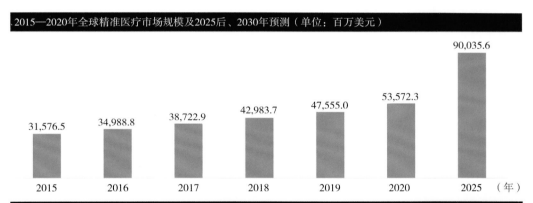

2015—2020年全球精准医疗市场规模及2025后、2030年预测（单位：百万美元）											
	精准医疗市场规模								年复合增长率		
年份	2015	2016	2017	2018	2019	2020	2025	2030	2015—2020年	2020—2025年	2025—2030年
市场	31,576.5	34,988.8	38,722.9	42,983.7	47,555.0	53,572.3	90,035.6	136,374.4	11.20%	10.90%	8.70%

图 7-3　精准医学市场规模及预测

The Business Research company
来源：National Statistics offices, UN comtrADe, TBRC Analysis, TBRC Estimates, TBRC Secondary

一、科技创新驱动精准医学的发展、带动产业投资

科技创新是国家生产力的引擎，是增强综合国力的决定性因素，对经济和发展具有先导性。近年来，我国科技创新能力大幅提升，发展迅猛，尤其在基础前沿、战略高技术、民生科技等领域取得一大批重大科技成果，其中精准医学领域的产业投资主要集中在以下几个方面。

1. 生物大数据

除了传统病例分析和影像诊断数据在横向个体和纵向时间跨度上的积累，基因组学、蛋白质组学、代谢组学等"生物大数据"正处于不断丰富中。继发表国际千人基因组计划和人类遗传突变图谱之后，目前也正陆续实施肿瘤基因图谱（TCGA）、DNA 元件百科全书（ENCODE），以及人类蛋白质组计划（HPP）。在此基础上建立的大规模生物数据库和样本库是精准医学的重要基础。

2. 肿瘤基因测序

2017 年 5 月，《自然·医学》（*Nature Medicine*）杂志公布了全球首个万人晚期癌症测序结果，对癌症诊疗新模式的探索具有重要意义；2017 年 6 月，美国 FDA 批准了赛默飞公司首个基于第二代测序的检测方法，用于多种非小细胞肺癌新药的 NGS 伴随诊断，该方法可以有效辅助医生快速找到治疗方法；12 月，FDA 又批准了 Foundation Medicine 公司具有突破性的体外诊断测试产品 FoundationOne CDx（FICDx）的上市申请，从而实现了对肺癌、乳腺癌、直肠癌和卵巢癌这 4 种癌症相关的 324 个肿瘤基因编码进行测序和精准的早期诊断。

3. 靶向药物

随着肿瘤治疗技术的进步，以及对治疗机制的深入探索，针对新的治疗靶点的靶向药物不断涌现。2010 年以来获批上市的肿瘤新药数量激增，2020 年延续了这一趋势，美国共有 17 个肿瘤新药和 3 个肿瘤诊断试剂获批上市，其中 16 种被授予孤儿药资格。2020 年，全球肿瘤药物支出达 1640 亿美元，2015—2020 年 CAGR 为 14.3%。这一增长由创新疗法的引入、药品可及性提升及对肿瘤早诊早治的重视度提高所驱动。美国 2020 年肿瘤药物支出达到 710 亿美元，增长主要来自 PD-1/PD-L1 药物的使用增加以及小分子和抗体类靶向药的激增。在抗肿瘤生物药中，单抗经过长期发展已经进入技术成熟阶段，这一技术类型的竞争趋势已经向适应证扩展和新靶点研发转换，而抗体偶联药物和双特异性抗体作为化疗药物及单抗药物的升级版，正逐渐成为新一代研发热点。随着后续靶向药物的陆续获批，未来靶向药物占比有望继续攀升。

4. 免疫细胞疗法

肿瘤免疫细胞治疗作为一种里程碑式的新型治疗手段，突破了传统手术及药物治疗在重大及难治性疾病方面的局限，为癌症等疾病提供了全新的治疗思路和途径。当前，非特异性免疫细胞治疗的疗效已经获得全面共识。美国、欧盟、日本等政府纷纷出台支持政策加速免疫细胞治疗的产业化进程，争夺发展优势。从研发管线数量增长来看，截至 2021 年 4 月中旬，全球共有 2073 种在研细胞治疗药物，与 2020 年公布的数据比较增加了 572 种，增长率为 38%。在可识别细胞来源的项目中，835 条管线采用的是患者的自体细胞，数量是同种异体细胞的两倍。

5.基因疗法

基因疗法通过对变异基因进行批量改造，让细胞回归正常，从而实现疾病的根治。当前，精确或定量化的新型基因操作技术、真核生物细胞的基因（组）编辑技术、在工业生产和环境保护等方面具有重要应用价值的新型微生物基因重组技术已经成为研发热点，未来技术将向着多种基因（组）编辑手段融合、重视基因操作的效率和通量、提高易操作性、降低脱靶率和扩大应用范围等方面发展。受新冠疫情驱动、不断增长的工业需求、快速发展的科学技术等多因素影响，2020年，全球细胞及基因治疗行业融资规模出现跨越式增长，达到199亿美元，同比增长103.1%。

二、以国家为线的精准医学市场规模

全球范围内，美国和中国分别是精准医学市场的第一和第二大市场，紧随其后的是日本、德国、法国和英国（表7-1）。

表 7-1　2015—2020 年全球精准医疗市场规模（按国家划分）

地区	全球精准医疗市场规模 / 百万美元						年复合增长率 /%
	2015 年	2016 年	2017 年	2018 年	2019 年	2020 年	2015—2020 年
美国	9 921.9	11 017.7	12 234.5	13 585.7	15 086.1	17 006.6	11.4
中国	3 376.7	3 788.3	4 250.1	4 768.2	5 349.5	6 027.2	12.3
日本	2 010.8	2 235.5	2 485.3	2 763.1	3 071.8	3 426.2	11.2
德国	1 588.8	1 749.6	1 926.7	2 121.7	2 336.5	2 622.3	10.5
法国	1 199.7	1 319.7	1 451.8	1 597.1	1 756.9	1 983.0	10.6
英国	1 113.1	1 225.8	1 349.7	1 486.3	1 636.6	1 834.2	10.5
印度	732.8	821.0	919.8	1 030.5	1 154.5	1 302.5	12.2
瑞士	666.4	733.2	806.6	887.4	976.3	1 091.9	10.4
韩国	620.6	683.7	753.1	829.6	913.8	1 035.6	10.8
巴西	612.5	677.3	748.8	828.0	915.5	1 022.3	10.8
澳大利亚	473.3	521.3	574.2	632.4	696.6	780.5	10.5
印度尼西亚	284.6	313.9	346.1	381.7	421.0	471.7	10.6
其他	8 975.2	9 901.9	10 876.0	12 072.0	13 239.9	14 968.3	10.8
合计	33 591.4	37 004.9	40 739.7	45 001.7	49 574.0	55 592.3	11.2

The Business Research Company

来源：National Statistics Offices, UN ComtrADe, TBRC Analysis, TBRC Estimates, TBRC Secondary

1.中国精准医学市场

中国的 GDP 位居世界第二，2020 年价值约 15.2 万亿美元，占 2020 年全球GDP83.7 万亿美元的 18.2%。中国是世界上人口最多的国家，拥有 14.11 亿人口，占全球人口的 18.3%。人均 GDP 的增长对精准医学市场有积极的影响。

中国是精准医学市场的第二大市场，从 2015 年的 33.767 亿美元增长到 2020 年的 60.272 亿美元，复合年增长率为 12.3%，大约占我国 GDP 的 0.040%。这一时期的增长主要由于老年人口的增加，癌症、呼吸系统疾病、中枢神经系统疾病、遗传疾病和其他疾病等疾病的患病率增加，以及我国医疗保健支出的增加。例如，医疗保健支出从 2015 年的 5944 亿美元增加到 2019 年的 8255 亿美元，复合年增长率为 8.6%（图 7-4）。

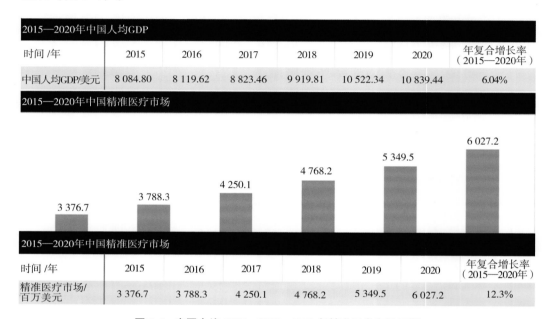

2015—2020年中国人均GDP							
时间 /年	2015	2016	2017	2018	2019	2020	年复合增长率（2015—2020年）
中国人均GDP/美元	8 084.80	8 119.62	8 823.46	9 919.81	10 522.34	10 839.44	6.04%
2015—2020年中国精准医疗市场							
时间 /年	2015	2016	2017	2018	2019	2020	年复合增长率（2015—2020年）
精准医疗市场/百万美元	3 376.7	3 788.3	4 250.1	4 768.2	5 349.5	6 027.2	12.3%

图 7-4　中国人均 GDP、2015—2020 年精准医学市场规模

The Business Research company

来源：National Statistics offices, UN comtrADe, TBRC Analysis, TBRC Estimates, TBRC Secondary

中国人口老龄化程度进一步加深，慢病患者人数的不断增长，尤其是新发癌症人数和癌症死亡人数均位列全球第一。基于我国人口形势以及疾病的增加，随着政策鼓励、技术进步，我国精准医学市场预计将从 2020 年的 60.272 亿美元增长到 2025 年的 102.88 亿美元，复合年增长率为 11.3%。预计到 2030 年，将以 8.8% 的复合年增长率增长到 156.516 亿美元（图 7-5）。

2. 美国精准医学市场

美国 2020 年 GDP 总量居世界首位，达到 20.8 万亿美元，占全球 GDP 总量的 24.9%。2020 年，美国人口将达到 3.3 亿，占全球人口的 4.3%，位居世界第三。美国精准医学市场从 2015 年的 99.219 亿美元增长到 2020 年的 170.066 亿美元，复合年增长率为 11.4%（图 7-6）。

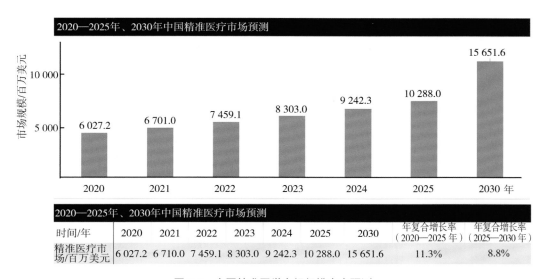

图 7-5　中国精准医学市场规模未来预测

时间/年	2020	2021	2022	2023	2024	2025	2030	年复合增长率（2020—2025 年）	年复合增长率（2025—2030 年）
精准医疗市场/百万美元	6 027.2	6 710.0	7 459.1	8 303.0	9 242.3	10 288.0	15 651.6	11.3%	8.8%

The Business Research company
来源：National Statistics offices, UN comtrADe, TBRC Analysis, TBRC Estimates, TBRC Secondary

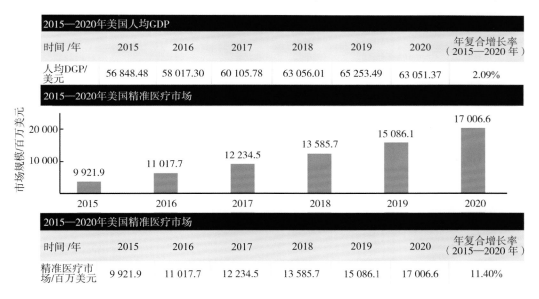

时间/年	2015	2016	2017	2018	2019	2020	年复合增长率（2015—2020 年）
人均DGP/美元	56 848.48	58 017.30	60 105.78	63 056.01	65 253.49	63 051.37	2.09%

时间/年	2015	2016	2017	2018	2019	2020	年复合增长率（2015—2020 年）
精准医疗市场/百万美元	9 921.9	11 017.7	12 234.5	13 585.7	15 086.1	17 006.6	11.40%

图 7-6　美国人均 GDP、2015-2020 精准医学市场规模

The Business Research company
来源：National Statistics offices, UN comtrADe, TBRC Analysis, TBRC Estimates, TBRC Secondary

　　对美国市场的预测基于其政府支持精准医学技术创新和新产品推出的举措、基因组分析的快速增长、民众对精准医学治疗在各种疾病重要性的认识提高、收入和医疗保健支出增加。同时产业上中下游的企业采取合并、收购、合作和新产品发布等策略，

将对市场产生积极影响。预计美国精准医学市场将从 2020 年的 170.066 亿美元增长到 2025 年的 288.518 亿美元，复合年增长率为 11.2%。预计到 2030 年，该市场将以 9.0% 的复合年增长率增长到 443.907 亿美元（图 7-7）。

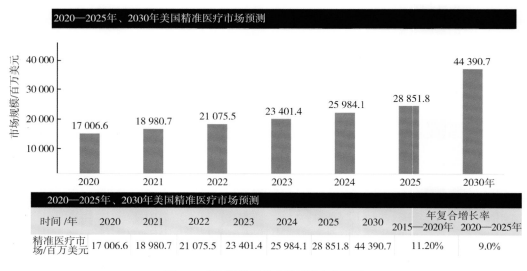

2020—2025 年、2030 年美国精准医疗市场预测

时间 /年	2020	2021	2022	2023	2024	2025	2030	年复合增长率	
								2015—2020 年	2020—2025 年
精准医疗市场/百万美元	17 006.6	18 980.7	21 075.5	23 401.4	25 984.1	28 851.8	44 390.7	11.20%	9.0%

图 7-7　美国精准医学市场规模未来预测

The Business Research company

来源：National Statistics offices, UN comtrADe, TBRC Analysis, TBRC Estimates, TBRC Secondary

3. 日本精准医学市场

2020 年日本的 GDP 位居世界第三，约为 5.1 万亿美元，占全球 GDP 83.7 万亿美元的 6.1%。日本精准医学市场从 2015 年的 20.108 亿美元增长到 2020 年的 34.262 亿美元，复合年增长率为 11.2%。预计将从 2020 年的 34.262 亿美元增长到 2025 年的 58.181 亿美元，复合年增长率为 11.2%。预计到 2030 年，该市场将以 8.6% 的复合年增长率增长到 87.824 亿美元。

4. 德国精准医学市场

德国是第四大精准医学市场，2020 年价值 26.223 亿美元。这一市场占该国 GDP 的 0.069%。德国精准医学市场从 2015 年的 15.888 亿美元增长到 2020 年的 26.223 亿美元，年复合增长率为 10.5%。预计将以 10.6% 的年复合增长率从 2020 年的 26.223 亿美元增长到 2025 年的 43.474 亿美元。预计到 2030 年，该市场将以 7.9% 的年复合增长率增长至 63.684 亿美元。

5. 法国精准医学市场

法国是第五大精准医学市场，从 2015 年的 11.997 万美元增长到了 2020 年的 19.83 万美元，年复合增长率为 10.6%，市场增长主要是由于医疗保健支出的增加、老年人口的增加、慢性病患患病率的增加以及政府的支持和举措。例如，2017年，法国政府宣布计划投资6.7亿欧元（约合7.608亿美元）用于基因组学和个性化医疗项目，旨在提高该国疾病的诊断和预防。法国精准药市场预计将以10.2%的年复合增长率从2020年的19.83亿美元增长到2025年的32.183亿美元。预计到2030年，将以8.2%的年复合增长率增长至47.787亿美元。

6. 英国精准医学市场

英国也是精准医学的主要市场，从2015年的11.31亿美元增长到2020年的18.342亿美元，年复合增长率为10.5%，主要由于医疗保健支出的增加、保健服务的改善和该国老年人口的增加以及政府举措。例如，2016年，英国政府投资超过10亿英镑（13亿美元）用于精准医学研究的基础设施建设。其中最独特的机构之一是精准医学弹射器（PMC），该项目于2015年4月启动，由 Innovate UK 支持。PMC 总部位于剑桥，在贝尔法斯特、加的夫、格拉斯哥、利兹、曼彻斯特和牛津设有6个区域卓越中心，区域中心旨在促进合作研究，汇集学术、临床和专业知识，以改善全球卫生成果。

2022年英国精准医学行动计划"Our Future Health"项目宣布获得了来自多个行业合作伙伴的1亿英镑资助，包括 Alnylam、安进（Amgen）、阿斯利康、葛兰素史克（GSK）、因美纳（Illumina）、杨森（Jassen Research & Development）以及强生、默沙东（MSD）、Regeneron 遗传学中心、罗氏（Roche）和赛默飞（Thermo Fisher Scientific）。该项目试图纳入500万名参与者，希望对国家人口的健康状况获得广泛的认识，同时开发新的预防和治疗疾病和健康状况的方法，包括癌症、阿尔茨海默病、心脏病、关节炎、糖尿病和脑卒中等。

三、以技术为线的精准医学市场

1. 基因测序市场

基因组数据是通过对人类基因组测序来研究疾病而获得的，这些疾病与基因组变异有关，从而为患者开发合适的疗法、特定药物和剂量。近年来，基因测序行业得到迅速发展，图7-8列出了基因测序产业的上中下游参与者。

基因测序市场从2015年的80.616亿美元增长到2020年的133.758亿美元，复合年增长率为10.6%。预计该市场将在2025年以11.1%的复合年增长率增长至226.459亿美元，并在2030年以9.1%的复合年增长率增长至350.681亿美元。业内普遍对以基因测序为基础的临床端精准医学上的应用方向寄予厚望。

我国基因测序行业以华大基因为头部企业，上游集中度高，国产基因测序设备制造商存在竞争压力。全球行业巨头因美纳（Illumina）因其业务具有先发优势，市场占有率较高，具有一定的垄断地位。中游企业整体议价能力较弱，部分企业受制于国外仪器试剂提供商。基因测序行业内的高端复合型人才仍较缺乏。

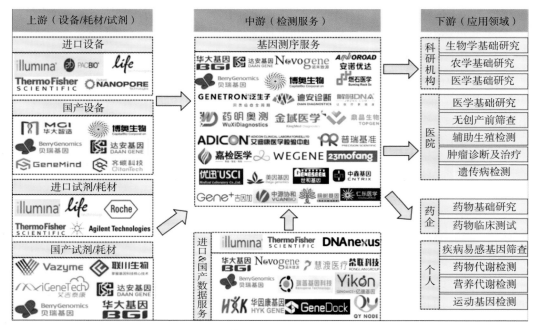

图 7-8　基因测序产业的上中下游

信息来源：艾瑞咨询

2. 精准医学市场中大数据产业

大数据分析使用各种平台和数据共享方法来分析和比较患者或患者群体水平的某些参数，以开发更精确的药物、治疗和诊断测试。它涉及合并和收集多源的大型数据集，包括电子健康和医疗记录（EHR/EMR）、可穿戴健康设备、个人健康记录（PHR）和其他数据集，这些数据集被转化为可用于精准医学模型的知识。

数据处理的每个环节中均可找到不小的市场。数据的处理一般分为 6 个步骤：挖掘数据、收集数据、分析数据、存储数据、数据转化实用，最终在实用过程中产生数据，如此循环。可穿戴设备收集的多样化的数据；碳云智能、23 魔方等企业提供数据分析；互联网巨头 BAT，以及 IBM 等大型企业参与储蓄数据；医疗大数据的应用，如春雨医生智能问诊、掌上糖医、IBM 沃森精准医学、23 墨方基因预测等。

精准医学相关的大数据分析市场从 2015 年的 92.806 亿美元增长到 2020 年的 158.801 亿美元，复合年增长率为 11.3%。该市场预计将在 2025 年以 11.1% 的复合年增长率增长至 268.581 亿美元，并在 2030 年以 8.7% 的复合年增长率增长至 407.648 亿美元。

由于健康医疗数据来源各异、类型多样、数量巨大、数据处理技术成熟度和稳定性参差不齐、数据壁垒和"孤岛"普遍存在、应用方向广泛等问题，使得大数据在精准医学领域的应用仍有挑战，例如，①数据采集方面，来自不同医疗机构、终端的多源健康医疗大数据的采集、清洗、融合和分析存在困难；②数据处理平台建设方面，数据处理架构和建模分析技术的标准不一、方法林立、程序混乱；③数据处理与应用方面，用于精准医学的现有深度学习框架通常被称为"黑箱子"，其中只有输入和输出预测部分能传达给用户，使得数据分析结果的可解释性和可视化往往面临不能自圆其说、与临床实践不符的问题。

3. 伴随诊断

伴随诊断（companion diagnostic，CDx）是一种体外诊断技术，能够提供患者针对特定治疗药物的治疗反应信息，有助于确定能够从某一治疗产品中获益的患者群体，从而提高患者治疗效率并降低无谓的治疗开支。从伴随诊断在不同适应证上的划分来看，肿瘤伴随诊断应用最广，也是目前最热门领域。伴随诊断市场从 2015 年的 47.398 亿美元增长到 2020 年的 81.268 亿美元，年复合增长率为 11.4%。预计到 2025 年，该市场将以 10.7% 的年复合增长率增长至 135.219 亿美元，到 2030 年，将以 8.3% 的年复合增长率增长至 201.269 亿美元。

美国是第一个提出伴随诊断试剂概念的国家，也是第一个制定并实施针对性监管政策的国家。随着临床实践的发展，出现了补充诊断（complementary diagnostics）。补充诊断可以使用所有伴随诊断使用的技术和方法，差别在于是否与用药绑定，与用药绑定者为伴随诊断，否则为补充诊断。此外，在审批上亦有区别，FDA 定义有明确指导临床用药预期用途的二代测序产品属于Ⅲ类产品，即为伴随诊断产品，需经过 PMA 途径上市。

我国作为伴随诊断行业的后来者，虽然发展历程不如美国、欧洲等发达国家，但在政策以及技术的发展下，我国伴随诊断行业正以一个较高的增长速度实现市场规模的扩大。与化学疗法相比，靶向疗法和免疫疗法可以达到更好的治疗效果，同时避免了潜在的严重副作用，正日益成为癌症治疗市场中的重要手段。靶向及免疫疗法催化伴随诊断规模快速增长。根据弗若斯特沙利文（Frost & Sullivan）的研究，靶向治疗和免疫治疗市场的增长速度快于放射治疗和化学疗法市场。接受靶向治疗和免疫肿瘤治疗的中国患者人数在 2018 年达到 130 万，预计到 2023 年将达 330 万。到 2023 年，靶向治疗和免疫治疗预计将占中国肿瘤市场的 41.2%。

4. 精准创新新药

药物发现针对特定的遗传的、分子的和细胞的标志物，并为患者提供个性化和有针对性的治疗。药物发现作为一种技术手段贯穿整个药物开发过程。药物发现市场从

2015 年的 41.563 亿美元增长到 2020 年的 70.353 亿美元，年复合增长率为 11.1%。预计到 2025 年，该市场将以 11.0% 的年复合增长率增长至 118.336 亿美元，到 2030 年，以 8.5% 的年复合增长率增长至 178.251 亿美元。

（1）化学药市场占比仍然比较高，但生物药增速更快：化学药是通过化学合成的方式生产的药物，分子量一般在 1000Da 以下。由于结构相对简单，生产、仿制及纯化难度也相对更低，例如阿司匹林、维生素 C、小分子靶向药物、蛋白降解药等。而生物药的分子量通常大于 5000Da，空间结构复杂，三维结构多样，同时靶向性更强、副作用更小，因此不易被仿制，有着较高的技术壁垒。例如，抗体药、疫苗、血制品、多肽、重组治疗性蛋白、基因细胞治疗、ADC 药物等，都是热门的生物药。Evaluate Pharma 数据显示，生物药不断提升销售额占比，已经由 2010 年的 18% 提升至 2018 年的 28%，预计 2024 年占比将进一步提升至 32%。

（2）按生物药细分类别看，单抗类药物销售占比最高：2018 年，单抗占全球生物药一半的销售额（55.3%）。PD-1 药品如国际默沙东的 Keytruda、百时美施贵宝的 Opdivo、罗氏制药的 Tecentriq、阿斯利康的 Imfinzi、辉瑞默克的 Bavencio，国内恒瑞医药的卡瑞利珠单抗、君实生物的特瑞普利单抗、信达生物的信迪利单抗和百济神州的替雷利珠单抗。不过由于 PD-1 单抗研发管线不断增多，同质化严重，导致价格战越演越烈，国内市场已然成红海。

（3）AI 辅助药物设计成果渐显，未来可期："AI+ 新药"主要从以下几个角度提高新药研发效率：筛选生物标志物或靶点、构建新型药物分子、用于新药有效性和毒副作用测试、药物挖掘、基因分析、新型药物靶点和组合疗法、加速临床试验等。例如，AI 制药初创公司德睿智药（MindRank AI）将自研一站式 AI 药物研发平台 Molecule Pro™ 落地应用，成功交付数家上市药企及生物科技公司药物管线的研发里程碑成果，并签订了进一步的大额管线订单，期间德睿智药为一家上市药企合作伙伴设计出具有同类最优潜力的候选分子，已进入后续临床前开发（IND-Enabling）阶段。

5. 精准疫苗

尽管本研究中没有将精准疫苗包含在精准医学的市场分析中，但精准疫苗无疑是精准医学这个概念在疫苗学中的实践应用，考虑目标人群差异的情况，通过靶向产生保护性反应的组织、细胞和分子途径来选择性地激活免疫系统。因 2020 年新冠的发生，这一市场得到了广泛的关注。

疫苗产业从 2016 年的 429 亿美元增长到 2020 年的 591 亿美元，在此期间复合年增长率为 8.4%。在预测期内，该市场将从 2021 年的 610.4 亿美元增长到 2028 年的 1254.9 亿美元，2021—2028 年期间的复合年增长率为 10.8%。

（1）国际巨头引领市场创新：疫苗领域，国际 4 大巨头（默沙东、辉瑞、

GSK、赛诺菲）包揽了全球 10 大疫苗品种，这些前沿企业的目光已经从现有品种的竞争移到了未解决的问题和新技术平台的应用。主要方向有四种：①多联升级；②多价升级；③技术升级，带动的旧苗改良和新病攻克；④治疗型疫苗。GSK 和辉瑞分别应用 mRNA 疫苗平台研发狂犬病疫苗和流感疫苗、MSD 开发 mRNA 疫苗平台的癌症领域应用，辉瑞还兼顾了新型佐剂技术的开发；RSV、CMV、HSV-2、艰难梭菌疫苗等领域一直没有成功研发的产品，是巨头企业研发突破的重点。GSK 尝试将治疗型疫苗拓展到慢性阻塞性肺疾病和慢性乙肝领域。

2016—2020 全球精准医疗市场规模及 2028 年预测——精准疫苗								年复合增长率	
时间／年	2016	2017	2018	2019	2020	2021	2028	2016—2020 年	2021—2028 年
精准疫苗市场／百万美元	42 900.0	43 800.0	47 200.0	52 900.0	59 100.0	61 040.0	125 490.0	8.40%	10.80%

图 7-9　精准疫苗市场规模

上海医学创新发展基金会整理
来源：中商产业研究院：Global Vaccine Market Report

（2）二代疫苗持续创新，三代疫苗走向市场：疫苗是预防控制传染病最经济有效手段，新冠疫苗的研发加速了三代疫苗技术的应用与成熟。疫苗的升级是抗原从完整到精准，平台从专用到通用，免疫应著从单一到全面的过程。与二代疫苗比较，三代疫苗的优势在于其优异的免疫原性，可有效地诱导体液免疫和细胞免疫，非常契合理想疫苗的特征。根据 WHO 统计数据，根据 WHO 统计数据，截至 2022 年 3 月 4 日，全球已有 147 款新冠疫苗进入临床研发阶段，其中 41 款进入临床三期，另有 195 款处于临床前研发阶段。其中辉瑞和 BioNTech 共同研究的 mRNA 疫苗于 2021 年 8 月获得美国 FDA 正式批准上市，我国国家药品监督管理局于 2022 年 3 月 1 日附条件批准智飞龙科马重组新型冠状病毒蛋白疫苗（CHO 细胞）上市注册申请。

四、中国精准医学产业发展现状

中国在精准医学产业发展有自身独特的优势，如体制的支持、完整的疾病谱、生物医学技术的坚实基础等，产业环境给了科技企业和互联网企业们更多的机会。

1. 国家战略部署和顶层设计加速精准医学产业发展

2015 年 3 月 1 日，科技部召开首次"精准医学"战略专家会议，决定 2030 年前在精准医学领域投入 600 亿元。2016 年 3 月 8 日，科技部官网公布了《科技部关于发布国家重点研发计划精准医学研究等重点专项 2016 年度项目申报指南的通知》（简称《国家指南》），从此，无论从应用方向、商业规划，还是技术开发，精准医学（不仅是基因组）有方向可循（图7-10）。

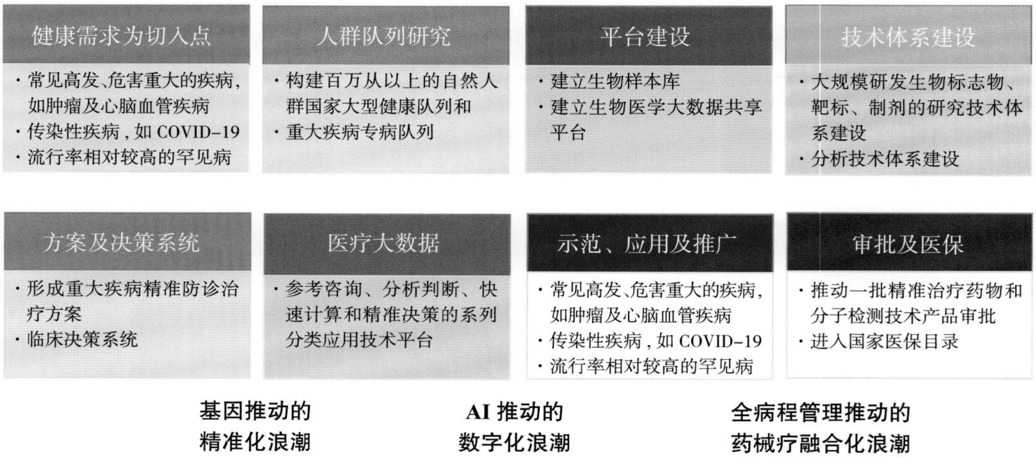

健康需求为切入点	人群队列研究	平台建设	技术体系建设
·常见高发、危害重大的疾病，如肿瘤及心脑血管疾病 ·传染性疾病，如COVID-19 ·流行率相对较高的罕见病	·构建百万从以上的自然人群国家大型健康队列和 ·重大疾病专病队列	·建立生物样本库 ·建立生物医学大数据共享平台	·大规模研发生物标志物、靶标、制剂的研究技术体系建设 ·分析技术体系建设

方案及决策系统	医疗大数据	示范、应用及推广	审批及医保
·形成重大疾病精准防诊治疗方案 ·临床决策系统	·参考咨询、分析判断、快速计算和精准决策的系列分类应用技术平台	·常见高发、危害重大的疾病，如肿瘤及心脑血管疾病 ·传染性疾病，如COVID-19 ·流行率相对较高的罕见病	·推动一批精准治疗药物和分子检测技术产品审批 ·进入国家医保目录

**基因推动的
精准化浪潮**　　**AI推动的
数字化浪潮**　　**全病程管理推动的
药械疗融合化浪潮**

图 7-10　精准医学的目标

2021年3月12日，《中华人民共和国国民经济和社会发展第十四个五年（2021—2025年）规划和2035年远景目标纲要》（以下简称国家《规划纲要》）全文对外正式公布，提出在生物医药产业创新领域，形成并壮大从科研到成药的全产业链能力，加强基因治疗、细胞治疗、免疫治疗等技术的深度研发与通用化应用。

2. 政产学研医融合创新是精准医学产业未来发展的重要方向标

"十四五"规划战略性指出，要实现临床医学突破、科技创新、产业升级，需构建政产学研医深度融合的创新体系。我国目前的医疗健康产业与国际先进水平存在较大差距，但尚未建立"医研产"一体化的大健康产业模式。我国已建立如北京中关村生命科学园、上海张江高科技园区、无锡生命科技产业园、苏州生物医药产业园等生物医药园区，也建设了如和元智造精准医学产业基地建设项目、麦克奥迪精准医学诊断研发及产业化项目、凯普生物核酸分子诊断产品产业化项目、南京江北新区精准医学产业园项目等项目，通过一个统一的实施主体来整合医院、公共支撑平台、医学研发中心等多个具有紧密联系的医疗子项目，实现大健康产业链中不同子项的一体化建设。同时，项目建设需要耗费极大的人力、物力、财力，并且建成后需要数十年方能偿付建设消耗的巨额费用，需要各级政府对产业园的政策、资金及其他各种资源的支持。

COVID-19疫情凸显了我们对精确医疗更快更深入发展的需求，在未来10年中，精准医学将继续改变医疗保健领域，并在如队列研究、人工智能、常规临床基因组学、表型学和环境等关键领域得以拓展，在不同人群获得价值回报。

第三节　精准医学相关企业介绍

全球精准医学市场较为分散，参与企业众多。活跃企业来自不同行研和投资机构2020-2021发布的中国精准医学活跃企业榜单，信息来源为企业官网查询、企业财报查询、百度文章搜索、维基百科搜索，企业类型诊断公司（含基因测序）、生物制药公司、大数据和健康服务及其他类型。

一、国内 50 家精准医学相关企业

国内 50 家精准医学相关企业分布及相关信息见图 7-11、表 7-2。

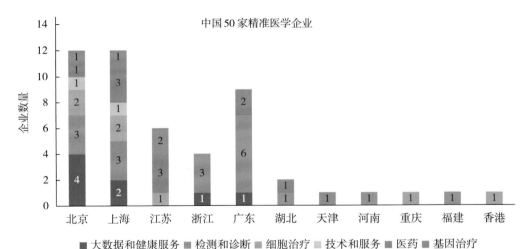

图 7-11　国内 50 家精准医学企业分布及相关领域

表 7-2　国内 50 家精准医学企业及相关领域

序号	企业名称	企业总部	企业类型
1	华大基因	深圳	诊断公司
2	达安基因	广州	诊断公司
3	艾德生物	厦门	诊断公司
4	贝瑞基因	北京	诊断公司
5	迪安诊断	杭州	诊断公司
6	东方生物	浙江	诊断公司
7	虹博基因	北京	诊断公司
8	金域医学	广州	诊断公司
9	乐土生命	深圳	诊断公司
10	丽珠基因	广州	诊断公司
11	诺禾致源	北京	诊断公司

序号	企业名称	企业总部	企业类型
12	诺辉健康	浙江	诊断公司
13	燃石医学	广州	诊断公司
14	新开源	河南	诊断公司
15	友芝友	武汉	诊断公司
16	中源协和	天津	诊断公司
17	复星凯特	上海	制药公司
18	药明巨诺	上海	制药公司
19	智飞生物	重庆	制药公司
20	传奇生物	江苏	制药公司
21	亘喜生物	北京	制药公司
22	科济药业	香港	制药公司
23	永泰生物	北京	制药公司
24	纽福斯	湖北	制药公司
25	信念医药	江苏	制药公司
26	辉大基因	上海	制药公司
27	博雅辑因	北京	制药公司
28	药明康德	江苏	制药公司
29	荣联科技	北京	大数据和健康服务
30	奕瑞科技	上海	大数据和健康服务
31	药明奥测	上海	诊断公司
32	品峰医疗	上海	诊断公司
33	仁东医学	江苏	诊断公司
34	恒瑞医药	江苏	制药公司
35	先声药业	江苏	制药公司
36	百济神州	北京	制药公司
37	君实生物	上海	制药公司
38	信达生物	江苏	制药公司
39	康方生物	广东	制药公司
40	誉衡药业	广东	制药公司
41	阿里健康	北京	大数据和健康服务
42	京东健康	北京	大数据和健康服务
43	腾讯医疗健康	广东	大数据和健康服务
44	字节跳动	北京	大数据和健康服务
45	晨泰生物	上海	制药公司
46	斯微生物	上海	制药公司
47	零氪科技	北京	大数据和健康服务
48	万达信息	上海	大数据和健康服务
49	卫宁健康	上海	大数据和健康服务
50	创业慧康	浙江	大数据和健康服务

二、国外 50 家精准医学相关企业

国外 50 家精准医学相关企业分布及相关信息见图 7-12、表 7-3。

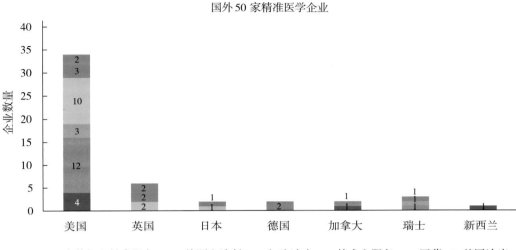

图 7-12 国外 50 家精准医学企业分布及相关领域

表 7-3 国外 50 家精准医学企业及相关领域

序号	企业名称英文	企业名称中文	企业类型
1	Illumina	因美纳	检测和诊断
2	Thermo Fisher Scientific Inc.	赛默飞世尔	检测和诊断
3	Roche Diagnostics	罗氏诊断	检测和诊断
4	Deep Genomics	Deep Genomics	检测和诊断
5	MyriAD Genetics	MyriAD Genetics	检测和诊断
6	23andMe	23andMe	检测和诊断
7	Quest Diagnostics	奎斯特诊断公司	检测和诊断
8	Abbott Laboratories	雅培	检测和诊断
9	Foundation Medicine	基础医学公司	检测和诊断
10	Beckman Coulter	贝克曼库尔特	检测和诊断
11	BMS	百时美施贵宝	细胞治疗
12	GileAD	吉利德	细胞治疗
13	Novartis	诺华	细胞治疗 / 基因治疗
14	Celator 制药	Celator 制药	细胞治疗 / 基因治疗
15	CRISPR	CRISPR	基因治疗
16	Editas Medicine	Editas	基因治疗
17	Intellia	Intellia	基因治疗
18	Fulcrum	Fulcrum	基因治疗

序号	企业名称英文	企业名称中文	企业类型
19	Organovo	Organovo	技术和服务
20	Cyfuse	Cyfuse	技术和服务
21	Grand Rounds	Grand Rounds	技术和服务
22	Metabiota	Metabiota	技术和服务
23	Zehyr	Zehyr	技术和服务
24	Atomwise	Atomwise	技术和服务
25	Enlitic	Enlitic	技术和服务
26	Biogen	渤健	生物医药企业
27	AstraZeneca plc.	阿斯利康	医药企业
28	Pfizer	辉瑞	医药企业
29	Merck & Co. Inc.	默沙东	医药企业
30	Takeda Pharmaceutical Company Ltd.	武田制药	医药企业
31	Eli Lilly and Company	美国礼来公司	医药企业
32	Roche	罗氏制药	医药企业
33	Boehringer Ingelheim	勃林格殷格翰	医药企业
34	Medtronic	美国美敦力公司	器械 / 设备
35	TepnelPharma Services	N/A	技术和服务
36	SCIEX	爱博才思	检测和诊断
37	Oxford Nanopore Technologies Limited	牛津纳米孔科技有限公司	技术和服务
38	Pacific Biosciences of California，Inc.	加州太平洋生物科学股份有限公司	技术和服务
39	2bPrecise，LLC	N/A	技术和服务
40	DNAnexus	N/A	技术和服务
41	Molecular You	N/A	检测和诊断大数据
42	Orion Health	N/A	信息技术、大数据
43	Deep Mind	N/A	技术和服务
44	IBM Watson Health	沃森 Health	大数据
45	Agilent Technologies	安捷伦科技	技术和服务
46	Guardant Health	N/A	检测和诊断
47	Exact Science	N/A	检测和诊断
48	Medidata Solutions Inc.	N/A	大数据分析
49	Cerner Corporation	塞纳公司	大数据分析
50	Inovalon Holdings，Inc.	N/A	大数据分析

三、10 家有代表性的企业

以下为 10 家有代表性企业的具体信息（表 7-4 ～ 表 7-13）。

1. 企业名称：Illumina

表 7-4　因美纳及其信息

企业中文	因美纳
企业英文	Illumina
成立时间	1998
国家	美国
业务类别	检测和诊断
公司简介	Illumina 是全球最大的基因测序仪制造商，占全球 80% 以上的市场，是生命科学工具和集成系统的领先开发商、制造商和营销商，用于大规模分析遗传变异和功能
核心业务	公司主要涉及领域包括癌症研究、微生物学、农业基因组学、复杂疾病基因组学、细胞分子生物学、生殖健康、肿瘤学及遗传学及罕见疾病； 产品包括测序产品和微阵列产品，主要是仪器、试剂盒与试剂等消耗品及化验服务
财务数据	2020 年为 32.39 亿美元，其中：①测序产品的总收入为 28.79 亿美元：仪器收入为 4.17 亿美元，消耗品为 20.39 亿美元，服务和其他收入 4.23 亿美元；②微阵列产品总收入为 3.6 亿美元：仪器收入为 1400 万美元，消耗品为 2.65 亿美元，服务和其他收入为 8100 万美元
上市代码	ILMN
企业官网	https://www.illumina.com/

2. 企业名称：深圳华大基因股份有限公司

表 7-5　华大基因及其信息

企业中文	深圳华大基因股份有限公司（简称华大基因）
成立时间	1999 年
国家 / 地区	深圳
业务类别	检测和诊断
公司简介	华大基因是全球领先的生命科学前沿机构。秉承"基因科技造福人类"的使命，怀抱"健康美丽，做生命时代的引领者"的愿景，华大基因以"产学研"一体化的发展模式引领基因组学的创新发展，通过遍布全球 100 多个国家和地区的分支机构，与产业链各方建立广泛的合作，将前沿的多组学科研成果应用于医学健康、资源保存、司法服务等领域。同时，为精准医学、精准健康等关系国计民生的实际需求提供自主可控的先进设备、技术保障和解决方案。坚持走"自我实践、民生切入、科研拓展、产业放大、人才成长"的新型发展道路，做到五环联动、循序递进，切实推动基因科技成果转化，实现基因科技造福人类
核心业务	产品和服务覆盖科学研究（人类遗传学动植物）、科技服务（疾病研究动植物研究微生物研究）、医学服务（临床检测 体外诊断 鉴定服务）、仪器（设备 试剂 组合产品）
财务数据	2020 年为 83.97 亿元，其中生育健康基础研究和临床应用服务收入 11.78 亿元，肿瘤防控及转化医学类服务收入 3.51 亿元，感染防控基础研究和临床应用服务收入 6.70 亿元，多组学大数据服务与合成业务收入 6.26 亿元，精准医学检测综合解决方案收入 55.62 亿元，其他业务收入 0.10 亿元； 2021 年第三季度财报：营业收入 15.05 亿元，净利润 3.28 亿元，总资产 142.52 亿元
上市代码	300676.SZ
企业官网	www.genomics.cn

3. 企业名称：Quest Diagnostics

表 7-6　奎斯特诊断公司及其信息

企业中文	奎斯特诊断公司
企业英文	Quest Diagnostics
成立时间	1967 年
国家	美国
业务类别	检测和诊断
公司简介	奎斯特诊断公司是美国最大的临床诊断公司，美国排名前二大的独立医学实验室，也是著名的生化医疗器材测试商。这家公司发起于 1967 年，期间经历多次并购，1996 年在美国纽交所上市。其在美国拥有 31 个区域性大型诊断中心，155 家快速反应实验室，超过 2100 个患者服务中心，每年诊断超过 1 亿个标本； 奎斯特诊断公司为健康护理专业人员提供专业知识，协助他们做出正确诊断，来改善病患的健康状况，透过所属的实验室和病患服务中心，为美国地区的民众提供诊断测试服务，并透过其人数众多的医疗和科学员工提供详尽的咨询服务
核心业务	分子诊断，提供包括常规检测、以基因为基础的机密测试，解剖病理学服务、药物滥用测试以及相关的服务和见解； 拥有 11 个品牌，品牌为：Quest Diagnostics、Quest Diagnostics Nichols Institute、AmeriPath、Athena Diagnostics、Berkeley HeartLab、Care360、Celera、Dermpath Diagnostics、ExamOne、Focus Diagnostics、InSure
财务数据	2020 财年营业收入为 94.37 亿美元，同比增涨 22.15%
上市代码	DGX
企业官网	https：//www.questdiagnostics.com/

4. 企业名称：CRISPR Therapeutics

表 7-7　CRISPR Therapeutics 及其信息

企业中文	N/A
企业英文	CRISPR Therapeutics
成立时间	2013 年
国家	英国
业务类别	基因治疗
公司简介	CRISPR Therapeutics AG 作为一家瑞士股份公司在 Inception Genomics AG 名下于 2013 年 10 月 31 日注册成立，为一家领先的基因研究的公司，专注于 CRISPR/Cas9 的疗法发展，它在中国市场合作伙伴是乐土生命科技公司
核心业务	CRISPR Therapeutics 涉及囊肿性纤维化、失明、血液病及先天性心脏病等疾病的治疗； 专注于 CRISPR/Cas9 的疗法发展，CRISPR/Cas9 是一个革命性的技术，允许进行直接精确的基因编辑。CRISPR/ Cas9 代表集群，定期相互间隔短回文重复（CRISPR）相关蛋白 9，是改变基因的编排，基因组 DNA 的特定序列过程中的一项革命性的技术。他们正在应用此技术通过破坏，纠正或调节与疾病相关的基因来治疗广泛的稀有或常见的疾病。他们最先进的项目是针对 β- 地中海贫血和镰状细胞病，这种病症的治疗需要两个满足高医疗需求的血红蛋白
财务数据	2014 年 04 月 24 日完成 A 轮融资（2500 万美元），投资方：Versant Ventures 2015 年 04 月 28 日完成 B 轮融资（6400 万美元），投资方：葛兰素史克、Celgene、SR One、Versant Ventures、Abingworth、NEA 恩颐投资、祥峰投资中国基金、Bayer Global Investments 2016 年 07 月 02 日完成 C 轮融资（3800 万美元），投资方：Wellington Capital Management、富兰克林邓普顿投资基金、New Leaf Venture Partners（NLVP）、Clough Capital Partners

续表

上市代码	CRSP
企业官网	http://www.crisprtx.com/

5. 企业名称：Pfizer

表 7-8　辉瑞公司及其信息

企业中文	辉瑞公司
企业英文	Pfizer Inc.
成立时间	1849 年
国家	美国
业务类别	大型医药企业
公司简介	辉瑞公司（Pfizer Inc.）创建于 1849 年，迄今已有约 170 年的历史，总部位于美国纽约，是以研发为基础的生物制药公司，目前辉瑞公司的产品覆盖了包括化学药物、生物制剂、健康药物等领域
核心业务	辉瑞目前的业务主要聚焦在肿瘤、疫苗、免疫、心血管等领域，为 2021 年业绩增长提供强劲驱动力的产品主要 Eliquis（阿哌沙班）、Vyndaqel/Vyndamax、Inlyta（阿昔替尼）、Xtandi（恩扎鲁胺）等成熟产品
财务数据	2021 年全年总营收 812.88 亿美元，同比增长 95%；如果扣除新冠疫苗 Comirnaty（367.8 亿美元）和口服新冠药物 Paxlovid 的收入，全年营收 444 亿美元，同比增长 6%； 2021 年 11 月，辉瑞向 Cardiff Oncology Inc 投资 1500 万美元，作为辉瑞突破增长计划（Pfizer Breakthrough Growth Initiative）的一部分，该公司是一家临床阶段肿瘤学公司，为具有最大未得到满足的医疗需求的适应证患者（包括 KRAS 突变的结直肠癌、胰腺癌和去势耐受前列腺癌）开发新的精准药物治疗选择，是一家临床阶段的生物技术公司，为具有最大医疗需求的适应症的癌症患者开发新的治疗方案。致力于克服耐药性，改善对治疗的反应，提高总体存活率。通过评估肿瘤基因组学，并利用生物标志物技术方面的专业知识来快速评估患者对治疗的反应
上市代码	PFE
企业官网	https://www.pfizer.com/

6. 企业名称：Biogen

表 7-9　渤健及其信息

企业中文	渤健
企业英文	Biogen
企业官网	https://www.biogen.com/
成立时间	1978 年
国家	美国
业务类别	生物科技
公司简介	关于渤健：作为神经科学领域的先驱，渤健为全球罹患严重神经和神经退行性疾病的患者探寻、研发和提供创新疗法和相关方案。渤健是 1978 年成立的全球首批生物技术公司之一。当前，渤健拥有领先的治疗多发性硬化的药物组合，推出了第一个批准用于脊髓性肌萎缩症的治疗药物，以及全球首个也是目前唯一一个获批的针对阿尔茨海默病明确病理机制的治疗药物 关于渤健中国：渤健中国于 2017 年在中国注册成立，之后在中国上市首个用于脊髓性肌萎缩症治疗的药物、及两款治疗多发性硬化的创新药物

续表

核心业务	渤健专注于推进多发性硬化和神经免疫学、阿尔茨海默病和痴呆、神经肌肉疾病、运动障碍、眼科、免疫学、神经认知障碍、神经科急症、神经性疼痛等领域的科学研究项目
财务数据	2021 年总收入为 109.82 亿美元
对精准医学发展的贡献	研发精准新药：渤健开发的 ADUHELM™ 是近 20 年来 FDA 批准的首个且目前唯一一个针对该疾病明确病理机制的新疗法。ADUHELM™ 的上市开启了阿尔茨海默病精准诊疗和研究的新时代，将激发整个领域对该病精准创新疗法的关注和投入，推进以生物标志物作为阿尔茨海默病精准诊断标准的研究 推动精准诊断：渤健拥有阿尔茨海默病治疗领域首个专注于生物标志物检测的精准诊断团队，致力于推动生物标志物检测在阿尔茨海默病诊断中的应用，从而为针对明确病理机制的治疗药物的使用奠定基础，以期实现阿尔茨海默病的精准诊疗 推广精准诊疗意识：渤健通过专家教育、患者团体组织合作、生态圈打造、政策倡议等方面，全方位、多层次推广阿尔茨海默病精准诊疗意识，使全社会了解阿尔茨海默病早治早治、精准诊疗的重要性
其他信息	在精准诊疗领域，渤健将始终致力于携手政府、行业、患者组织等多方合作伙伴，共同推动 ADucanumab 尽早惠及中国患者，改善中国阿尔茨海默病患者及其家庭的生存质量
上市代码	BIIB

7. 企业名称：江苏恒瑞医药股份有限公司

表 7-10　恒瑞医药及其信息

企业中文	恒瑞医药
成立时间	1970 年
国家 / 地区	江苏
业务类别	制药公司
公司简介	恒瑞医药成立于 1970 年，是一家从事创新和高品质药品研制及推广的民族制药企业，已发展为国内知名的抗肿瘤药、手术用药和影像介入产品的供应商。在美国制药经理人杂志公布的 2021 年全球制药企业 TOP50 榜单中，恒瑞连续 3 年上榜，排名逐年攀升至第 38 位；公司多年连续入选中国医药工业百强企业，2021 年蝉联中国医药研发产品线最佳工业企业榜首。
核心业务	恒瑞医药紧密围绕抗肿瘤、糖尿病、心血管、自身免疫等疾病领域进行技术创新，已发展为国内知名的抗肿瘤药、手术用药和影像介入产品的供应商 恒瑞医药将科技创新作为第一发展战略，近年来研发投入占营业收入比例达到 17% 左右，2021 年前三季度累计投入研发资金 41.42 亿元，占营业收入的比重达到 20.5% 恒瑞医药在美国、欧洲、澳大利亚、日本和中国多地建有研发中心或分支机构，打造了一支 4500 多人的规模化、专业化、能力全面的创新药研发团队。近年来，公司先后承担了国家重大专项课题 57 项，已有 10 个创新药获批上市，50 多个创新药正在临床开发。截至 2021 年底，公司累计申请国内发明专利 1321 项，拥有国内有效授权发明专利 360 项，欧美日等国外授权专利 478 项
财务数据	2021 年第三季度财报： 营业收入：69 亿元，净利润：154 亿元，总资产：389.5 亿元
上市代码	600276.SH
企业官网	www.hengrui.com

8. 企业名称：罗氏集团

表 7-11　罗氏集团及其信息

企业中文	罗氏集团（制药与诊断）
企业英文	Roche（Pharma and Diagnostics）
成立时间	1896
国家	瑞士
业务类别	检测、诊断和制药
公司简介	作为全球体外诊断领域的领先企业，罗氏诊断致力于为全球患者、医院和实验室提供先进的诊断解决方案。随着互联网技术的不断革新以及人工智能、大数据时代的到来，全新升级的罗氏诊断 MyLab+ 未来实验室解决方案从精益化、智能化、持续化三大方向持续深化创新，借助先进信息技术与前沿管理理念打造智慧实验室，成为检验医学未来发展的必经之路 罗氏制药是个体化医疗新的领军企业，目前 2/3 的研发专注于靶向治疗及其伴随诊断。在抗肿瘤领域拥有治疗乳腺癌、皮肤癌、结肠癌、卵巢癌、肺癌和其他众多癌症的药物 罗氏分别于 2007 年、2014 年收购了 454Life Sciences 和 Genia Technologies，布局基因测序产业上游。2014 年罗氏通过收购美国 Ariosa 诊断公司布局无创产前诊断领域，涉足中游测序服务；2014 年罗氏收购生物信息公司 Bina，实现了全产业链的布局
核心业务	罗氏诊断业务分为四大板块：集中式和点关怀解决方案（centralised and point of care solutions），分子诊断，糖尿病诊断和组织诊断业务。2020 年 5 月，罗氏加大对苏州工业园区的罗氏诊断亚太生产基地和研发中心的投资，新增投资总额为 1.8 亿美元。这将用于包括组织诊断染色平台试剂和专业诊断试剂在内的各个体外诊断试剂生产建设与产品线转移项目。为抗击全球 COVID-19 疫情，罗氏诊断研发并提供 cobas SARS-CoV-2 核酸定性检测和 Elecsys® Anti-SARS-CoV-2 抗体检测。2021 年，罗氏诊断与顿慧医疗共同推进在精准医学领域中，肿瘤标志物产品的探索、开发与转化应用，以及肿瘤基因检测产品在自动化建库平台上的应用与开发合作 肿瘤学仍然是罗氏制药主要的研发领域，癌症免疫治疗产品组合是关键驱动力。眼科、神经科学和免疫学是其后期投资的其他重要领域
财务数据	2020 年 5 月，罗氏宣布加大投资其位于苏州工业园区的罗氏诊断亚太生产基地和研发中心，拟新增投资总额为 1.8 亿美元，累计投资总额达 4.79 亿美元。2020 财年收入：13852M 瑞士法郎，比 2019 财年增长 6% 2021 年，罗氏制药部门销售额为 450.4 亿瑞士法郎，比 2020 年的 445.3 亿瑞士法郎增长了 3% 新上市药品，即 Hemlibra（血友病）、Ocrevus（多发性硬化症）、Tecentriq（癌症）、Evrysdi（脊髓性肌萎缩症）和 Phesgo（癌症）的强劲需求推动了增长
上市代码	RHHBY
企业官网	https://www.roche.com

9. 企业名称：Bristol Myers Squibb（BMS）

表 7-12　百时美施贵宝及其信息

企业中文	百时美施贵宝
企业英文	Bristol Myers Squibb（BMS）
成立时间	1887 年
国家	美国
业务类别	制药公司

续表

公司简介	百时美施贵宝是一家以"研发并提供创新药物，帮助患者战胜严重疾病"为使命的全球性生物制药公司
核心业务	Juno Therapeutics 于 2018 年 1 月 22 日被生物技术公司 Celgene 以 90 亿美元收购。2019 年 11 月，百时美施贵宝（BMS）宣布已完成对新基（Celgene）的收购 BMS 治疗领域包括：肿瘤学、血液学、免疫性、心血管和纤维化；BMS 药物平台包括：抗体 - 药物偶联物、生物制品、细胞疗法（研究计划中拥有广泛的 CAR-T 和 TCR 结构组合。以充分挖掘患者的转型潜力）、给药技术、表观遗传学、基因治疗（基因疗法提供经过修饰的 DNA 以纠正、修复或替换有缺陷的致病基因，修饰的 DNA 可以通过病毒或非病毒机制传递）、微分子、蛋白质稳态、RNA 寡核苷酸及小分子。Juno Therapeutics 开发基于嵌合抗原受体和细胞癌症免疫疗法的高亲和性 T 细胞受体基因工程技术 T 细胞识别和杀死癌细胞；开发多种基于细胞的候选产品，用于治疗多种 b 细胞恶性肿瘤以及多种实体瘤和多发性骨髓瘤。长期目标是利用其基于细胞的平台开发新的候选产品，以解决更广泛的癌症和人类疾病
财务数据	百时美施贵宝公布 2020 年业绩，施贵宝的全年总收入达到 425.18 亿美元，增长了62.62%。2019 年获批的全球首个红细胞成熟剂，治疗骨髓增生异常的 Reblozyl，2020 年 3 月获批治疗多发性硬化的 Zeposia，2020 年 9 月获批的微创新制剂 Onureg，这 3 款新药在 2020 年给施贵宝带来了 1.38 亿美元的收入。新基的 5 款产品合计为施贵宝贡献了 345 亿美元的收入。其中 Revlimid 贡献最多，达到了 121.06 亿美元
上市代码	BMY.N

10. 企业名称：百济神州（北京）生物科技有限公司

表 7-13　百济神州及其信息

企业中文	百济神州
成立时间	2010 年
国家 / 地区	北京
业务类别	制药公司
公司简介	百济神州是一家植根中国的全球性商业化生物医药公司，致力于成为分子靶向药物和免疫肿瘤药物研发，及商业创新领域的全球领导者。百济神州相信，下一代癌症治疗方案将通过单药治疗与联合用药相结合的方法，更好地抑制肿瘤细胞生长和存活的多重潜在机制。
核心业务	百济神州的在研产品管线包括口服小分子制剂和单克隆抗体抗癌药物。百济神州同时致力于开发能够给癌症患者带来有价值和长期效果的联合疗法 百济神州拥有 3 款处于临床后期的自主研发候选药物和 4 款已上市肿瘤药在中国的市场化权利，1 款已上市肿瘤药在美国的市场化权利
财务数据	2021 年第三季度财报（2021 年 1～9 月）： 营业收入：62.27 亿元，净利润：-55 亿元，总资产：342.4 亿元
上市代码	06160.HK 688235.SH BGNE. NASDAQ
企业官网	www.beigene.com.cn

第四节　精准医学相关园区介绍

生命科学园区在精准医学研究与产业发展的过程中起着非常重要的作用，源墨健康研究院与安永-帕特侬咨询公司根据既往研究的信息筛选了国内外知名生命科学园区。

一、国内园区

国内园区的分析从地方政府政策支持、园区土地与人才资源、相关精准医学专业、资金和财务能力、成功案例以及产业布局和企业数量等多个角度分析园区在精准医学产业发展中的生态环境（表 7-14）。

1. 北京中关村生命科学园

北京中关村生命科学园是北京市政府、国家科技部根据国务院关于加快中关村科技园建设的《批复》，启动北京高科技"248"重大创新工程所做出的重大战略部署。园区以北京生命科学研究所、北京市药品检验所为基础支撑平台，以北大国际医院为临床试验平台，依托生物芯片北京国家工程研究中心、蛋白质药物国家工程研究中心等 7 个国家级工程化产业项目和美国健赞、瑞士先正达、丹麦诺和诺德等 8 家国际著名生物技术企业的研发中心，将建成集生命科学研究、企业孵化、中试与生产、成果评价鉴定、项目展示发布、风险投资、国际交流、人员培训于一体的国际一流的生物技术园区。

表 7-14　国内产业园区

区域	园区
华北	北京中关村生命科学园
华东	上海张江科学科
	无锡生命科技产业园
	苏州生物医院产业园
	杭州科技城 / 医药港小镇
华中	武汉光谷生物城
华西	成都天府国际生物城
华南	广州国际生物岛
	深圳前海自贸区
	海南博鳌乐城国际医疗先行区

北京大学医学部精准医学多组学研究中心坐落于北京中关村生命科学园，在"双一流"大学建设的支持下，正式成立于 2018 年 6 月，为北京大学医学部直属二级单位。

2. 上海张江科学城

上海张江科学城有注册企业 2.4 万家，在地经营企业超过 7000 家，国家级、市级研究机构 150 余家，跨国公司地区总部 58 家。代表企业包括罗氏制药、微创医疗、和记黄埔、华领医药等。精准医学在张江得到蓬勃发展（图 7-13）。张江建有"医谷""药谷"，在研发生产、服务定位上互补，医谷定位于精准医学、医疗器械与高端医疗服务，药谷侧重于新药研发。

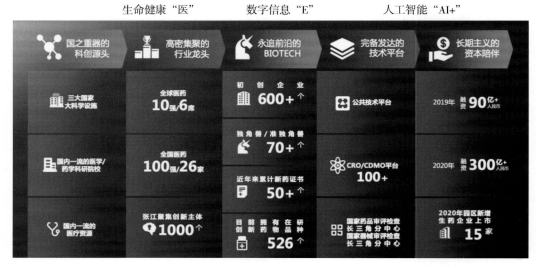

图 7-13　上海张江科学城产业布局

二、国外园区

1. 美国波士顿长木医学园区

长木医疗产业区（Longwood Medical and AcADemic Area ，LMA）是世界著名的健康、医疗教育和医学研究中心，是波士顿的城中之城，是全美最密集、最繁荣的医疗社区之一。有超过一百年的发展历史，许多世界医学的进步发生长木在医学园区，如第一个人工受精卵、第一次成功的人体器官移植（肾脏移植）等。

长木医学园区位于美国马萨诸塞州波士顿，这里密集地分布着医院、医学院和生物医学研究中心。美国医学学术与科学界组织（MASCO）的 19 个成员机构均位于长木地区，知名的医院、研究所及医学院有：贝斯以色列女执事医疗中心（Beth Israel Deaconess Medical Center）、布莱根妇女医院（Brigham and Women's Hospital）、波士顿儿童医院（Boston Children's Hospital）、丹纳 - 法伯癌症研究所（Dana-Farber Cancer Institute）、加斯林糖尿病中心（Joslin Diabetes Center）、威斯生物工程研究所（Wyss Institute for Biologically Inspired Engineering）、哈佛医学院（Harvard Medical School）、哈佛公共卫生学院（Harvard School of Public Health）、麻省药科与健康科学大学（Massachusetts College of Pharmacy and Health Sciences）等。

2. 瑞士苏黎世生物科技园

苏黎世科技园（Technopark Zürich）成立于1993年，占地47 300平方米，共有入园企业280余家，员工1750名，并在卢塞恩、卢加诺等瑞士其他城市设有6个下属园区。目前，苏黎世科技园已成为大苏黎世区重要的科技研发和技术转移中心之一。园区与苏黎世联邦理工大学、苏黎世大学、圣加仑大学等一批瑞士高等院校有着密切合作关系。

苏黎世LOOP是园区内的转化研究和精准医学的医疗中心。创始机构包括苏黎世大学（UZH）、苏黎世联邦理工学院（ETHZ）和苏黎世大学医院（USZ）、苏黎世大学儿童医院（KiSpi）、巴尔格里斯特大学医院和苏黎世大学精神病学医院（PUK）。LOOP研究的基础是研究人员的技术，结合生物医学和定量生物医学方面最先进的研究基础设施、生物库和广泛的数据库，以及最新的高通量全息技术。

参考文献

［1］Biogen. BIOGEN REPORTS FOURTH QUARTER AND FULL YEAR 2021 RESULTS. Annual Reports. https://investors.biogen.com/static-files/e483fbec-6ADb-4bfd-a2c 0-e48d488a3256.

［2］Bristol Myers Squibb. 2021 Form 10-K. Annual Reports. https://annual-report. bms.com/assets/bms-ar/documents/bms-2021-10-K.pdf.

［3］EY Research & Analysis. 中国生物医药园区分析, 2021.

［4］https://www. technopark.ch.

［5］Illumina. Illumina Reports Financial Results for Fourth Quarter and Fiscal Year 2020. Detailed Financial Results for Illumina. https://investor.illumina.com/financials/de fault.aspx.

［6］Pfizer. 2021 Annual Report on Form 10-K. Annual Reports. https://s28.q4cdn.com/ 781576035/files/doc_financials/2021/ar/PFE-2021-Form-10K-FINAL.pdf.

［7］Precision Medicine Global Market Report 2021: COVID-19 Growth and Change.

［8］Quest Diagnostics. 2020Annual Report on Form 10-K. Annual Reports. https://ir.qu estdiagnostics.com/financial-info/annual-reports/default.aspx.

［9］Roche. Finance Report 2021.

［10］北京日报. 同比增长近3倍，百济神州全年营76亿元. 2022. https://www.sohu.com/a/525654640_163278.

［11］华大基因. 深圳华大基因股份有限公司2020年年度报告摘要. https://q.stock. sohu.com/newpdf/202144177570.pdf.

［12］倪仁勇趋势价值投资. 疫苗，不仅仅是新冠疫苗！第三代技术能否帮助中国弯道超车［DB/OL］.［2020-11-14］ https://weibo.com/ttarticle/p/show?id=2309404571203909058652.

［13］未来智库. 伴随诊断专题报告：政策春风助力发展，伴随诊断国产替代进行时. https://www.vzkoo.com/reAD/b9359ddf7151105c1e0cc961eeedabee.html.

［14］魏洪泽，李玉杰. 精准医学与伴随诊断产业发展研究［J］. 中国生物工程杂志，2019，

39(2):13-21.

［15］源墨健康研究院 . 国际医学园区分析 , 2021.

［16］张敏 . 恒瑞医药三季度营收净利双降 , 研发一哥迎上市以来最强挑战 . 证券日报 . 2021. http://finance.china.com.cn/industry/medicine/20211020/5675882.shtml.

［17］中投产业研究院 .2020-2024 年中国精准医学行业深度调研及投资前景预测报告 .2021 年 .

［18］粽哥 2025. 生物药赛道持续火热 , 哪些公司最受资本青睐 . 雪球 .2021-05-18. ［DB/OL］. https://xueqiu.com/9473342709/180118668.

第八章　精准医学文献检索报告

第一节　概　述

随着数字经济和科学技术的进步，精准医学近年来一直是行业热点话题，其在国内外的发展也备受关注，从政策导向、产业规模、投资融资可见一斑。本章是从概念、技术和产业等角度进行介绍精准医学的基本概念和主要进展，以期尽可能为读者展示精准医学的立体面貌。

清华大学张宗久教授及其研究生团队、上海医学创新发展基金会王波教授团队和源墨健康研究院张勇教授团队，从精准医学的概念、基础研究（包括生物标志物、组学、测序、靶点、分子机制、分子病理）、关键技术与设备和重点应用领域（包括肿瘤、传染病和罕见病、疫苗、精准预防等）进行了系统阐述，分析了精准医学发展面临的机遇与挑战。三个团队相互配合，展现了精准医学研究和整个产业发展的概貌。精准医学是个宏大的主题，非一文能尽其义。"管中窥豹，可见一斑"，随着科技进步，人们的认知也随之加深，精准医学必将获广阔的发展前景。

第二节　精准医学概述

精准医学是指在大样本研究获得疾病分子机制的知识体系基础上，以生物医学（特别是组学数据）为依据，根据患者的基因型、表型、环境和生活方式等各方面的特异性，应用现代遗传学、分子影像学、生物信息学和临床医学等方法与手段，制订适合个体的精准预防、精准诊断、精准治疗方案。精准医学是在既往医学实践的基础上，结合现代科技手段，从更系统的角度来科学认识人体和疾病的机制，从而提供安全有效、精准的医疗服务。

近几年，精准医学在全球范围内受到关注，美国、欧盟、英国、澳大利亚、韩国、日本等国家和地区在精准医学领域取得了令人瞩目的成果。2015 年，我国科技部组织召开首次精准医学战略专家会议以来，相关部门制定一系列政策助力精准医学发展，我国的精准医学进入了高速发展阶段并取得了丰硕的成果。

一、精准医学领域核心技术

精准医学领域的核心技术包括：生命科学技术、信息技术、临床医学技术。近年来，这些技术取得了长足的发展，也进一步推动了精准医学的发展。其中，基因测序技术、液体活检技术、多组学技术、免疫治疗技术、干细胞技术、基因治疗技术是生命科学技术的几大核心技术。信息技术则通过构建组学数据分析、整合系统、组学数据的临床决策支持系统、智能化精准医学服务平台、人工智能等技术推动精准医学的高质量发展。同时，多学科诊疗和队列研究的发展，以及生物样本库的构建也助力精准医学的进步，推动了传统医学模式的革新。

二、精准医学临床应用

目前，精准医学的临床应用主要集中在肿瘤、慢性疾病管理、遗传疾病、传染病、生殖健康、健康评估等领域。药物基因组学是精准医学落地于临床的方法，也是实现精准治疗的有效途径，近年来，随着分子生物学以及新材料、新技术等发展，高效的基因检测手段已经被广泛应用于临床药物相关基因检测中，同时，基因捕获和二代测序等高通量、高并行化和自动化的基因检测技术已经开始被广泛应用于药物基因组研究。

现阶段，精准医学的发展仍存在诸多问题和挑战，例如缺乏完整的顶层设计和有效的配套保障政策，信息化建设有待加强，人才储备和培养需进一步完善，精准医学相关技术需进一步提升，同时还需要重视精准医学伦理。

未来，精准医学将被广泛应用于疾病的精准预防、诊断、治疗和护理，以医疗智能化为主导，革新现有医学模式，实现个性化医疗和普惠医疗。

第三节　肿瘤免疫与分子机制

恶性肿瘤是一种由关键细胞过程失调导致的不良后果，主要由环境和遗传等因素诱发产生。近年来，全球新发恶性肿瘤病例不断攀升，于 2020 年突破 1900 万例。其中，我国的癌症死亡率排名为全球第一，约占全球死亡率的 30%。据估算，我国在 2022 年将有约 482 万例（为美国的 2 倍）新发癌症病例，321 万例（为美国的 5 倍）癌症死亡病例。如何抵御这一疾病对国民健康的侵害，已成为我国以及世界各国关注的重要议题。

长期以来，各界专家学者都在不断努力地进行研究，试图探索肿瘤的发生、治疗、预防等机制。然而由于肿瘤机制的复杂性，现阶段肿瘤治疗的效果和预后依旧较差。而早在精准医学提出之初，肿瘤治疗便被作为其主要的发力点。通过对恶性肿瘤患者进行个性化定制治疗方案，能够在增强免疫支持的条件下精准化定位并攻击恶变细胞，增加治愈成功性，在一定程度上避免了既往化疗、放疗等治疗方式对正常免疫细胞的损害。精准医学使千人一方的肿瘤治疗向个体化治疗转变，从针对局部肿瘤治疗到关注患者整体与局部免疫相结合转变。因此，精准医学背景下的肿瘤免疫治疗必然成为肿瘤治疗的突破口之一。而探索肿瘤免疫发展进程，归纳总结现有研究成果，展望未来研究方向，则是研究肿瘤精准免疫治疗的必行之路。

肿瘤的主要治疗方法有：①传统方法：手术治疗、放射治疗、化学疗法、介入疗法、中医疗法等；②分子靶向治疗；③免疫治疗；④联合治疗。

区别于传统的肿瘤治疗手段，肿瘤免疫治疗并非直接作用于病灶，而是通过调节人体的免疫防御机制对抗肿瘤（表 8-1）。肿瘤免疫治疗是指通过增强机体的免疫系统（包括体液免疫和细胞免疫），来控制和杀灭肿瘤的一种治疗方法。随着肿瘤免疫治疗手段的不断发展，它已逐渐成为继手术治疗、放射治疗和化疗之后的"第四大"肿瘤治疗方法。与传统治疗方法相比，肿瘤免疫治疗具有副作用小、特异性强、杀瘤谱广、低复发率等优点。

表 8-1　肿瘤免疫治疗方式及分类

肿瘤免疫治疗方式	子分类	内涵	分类
主动性免疫方式	肿瘤疫苗	通过自身免疫系统对主动输注如人体的有免疫原性的肿瘤抗原产生免疫应答	细胞疫苗、蛋白/多肽疫苗、核酸疫苗
被动性免疫方式	抗体治疗	通过特异性的抗体结合肿瘤相关抗原，发挥免疫调控机制杀伤肿瘤	单克隆抗体、双功能抗体
	过继性细胞治疗	从患者体内分离出免疫活性细胞，经过体外激活培养重新输注患者体内，提高免疫应答功能	LAK、CIK、TIL、CAR-T、TCR-T
免疫抑制剂方式	免疫负向调节	下调机体免疫细胞发挥作用	PD-1、B7-H3、CD47、CTLA-4、TIGIT、LAG-3、TIM-3
	免疫正向调节	刺激活化机体免疫细胞发挥作用	4-1BB、OX-40、ICOS、CD40、PVRIG

肿瘤免疫在白血病领域的精准治疗亦得到了发展。由于血液恶性肿瘤为非实体瘤，所以外科手术治疗一般不适用，传统的治疗方法有化疗药物、局部放射疗法和造血干细胞移植疗法，此外，目前已出现更精准的针对白血病干细胞和特定基因突变治疗方法：单克隆抗体药物治疗、抗体偶联药物、分子靶向药物、嵌合抗原受体 T 细

胞疗法。

以 CAR-T 治疗方法为例，其抗肿瘤活性的分子机制为：①嵌合 T 细胞受体编码序列由病毒载体递送。进入 T 细胞后，病毒未被包被，转基因优选使用特定的载体设计整合在基因组转录起始位点。② CAR 转基因通过宿主进行内源性转录、翻译，然后插入到 T 细胞表面。③ CAR 与 TAA 的关联。据报道，CAR-T 介导的免疫反应被 ZAP70、TRAF1、PI3K 和 GRB2 以及其他未表征的因子放大，导致信号中间体的上调和随后的促死亡基因转录。④ CAR 激活后，T 细胞分泌细胞因子、穿孔素和颗粒酶以及激活的死亡受体，从而触发下游目标。

随着肿瘤学、免疫学以及分子生物学等相关学科的不断发展进步，肿瘤免疫治疗的基础研究和临床治疗取得了迅猛发展，为肿瘤的治疗带来了革命性改变。然而肿瘤免疫在给患者带来长期生存获益的同时，也面临诸多挑战，如临床上绝大部分患者对免疫检查点抑制剂并不敏感，患者可能在昂贵的医疗救治中消耗大量资源，农村贫困人口可能出现因病致贫、因病返贫问题，而目前医保支付却并未能提升临床优质药物可及性。未来应当关注联合治疗及其精准化、优化临床研究方法和终点、探讨更全面的生物标志物模型、优化药物工艺和开发新型给药平台，从多个维度出发，为精准医学的发展和广大肿瘤患者带来新的希望。

第四节　传染病的精准诊断与管理

传染病（infectious diseases）是指由病毒、细菌和真菌等病原体或原虫、蠕虫等寄生虫感染人或其他生物后所产生，且能在人群或相关生物种群中引起流行的疾病。人类的历史也是抗击传染病的历史，虽然经过漫长的斗争，人类在抗击传染病方面已取得丰硕的成果，但如今传染病仍是导致全球疾病或死亡的重要原因之一。

一、传染病精准诊断技术

在传染病管理中，早发现和早诊断是其关键环节，精准诊断技术应运而生，分子诊断、免疫诊断、人工智能辅助诊断技术不断发展（图 8-1）。

分子诊断即应用分子生物学方法，通过检测受检个体或其携带病毒、病原体的遗传物质的结构或含量的变化而做出诊断的技术，主要包括：①逆转录 - 聚合酶链反应（RT-PCR）技术是新冠病毒鉴定的"金标准"。在已上市的分子体外诊断产品中，大多数是基于 RT-PCR 的新冠病毒检测试剂。②核酸等温扩增技术。③宏基因组二代测序技术（mNGS），是目前临床上针对病原最常用的基因测试方法，可一次性完成细菌、真菌、病毒和寄生虫等多种病原体检测。本次疫情中 mNGS 利用其技术优势，在 5 天内就鉴定并分析出新冠病毒的基因组。

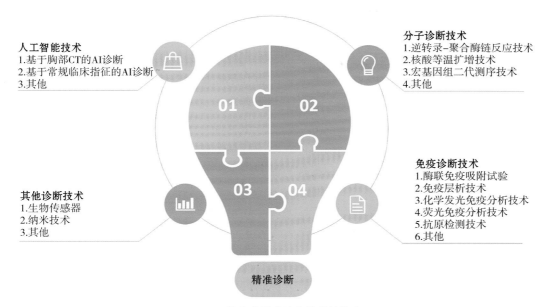

人工智能技术
1.基于胸部CT的AI诊断
2.基于常规临床指征的AI诊断
3.其他

分子诊断技术
1.逆转录–聚合酶链反应技术
2.核酸等温扩增技术
3.宏基因组二代测序技术
4.其他

其他诊断技术
1.生物传感器
2.纳米技术
3.其他

免疫诊断技术
1.酶联免疫吸附试验
2.免疫层析技术
3.化学发光免疫分析技术
4.荧光免疫分析技术
5.抗原检测技术
6.其他

精准诊断

图 8-1 传染病精准诊断的关键技术

免疫诊断技术则侧重于检测生物体液中是否存在免疫球蛋白 M（IgM）和免疫球蛋白 G（IgG）抗体，从而揭示康复患者的感染和免疫状态，提示疾病发展的阶段。主要技术有：①酶联免疫吸附试验；②免疫层析技术；③化学发光免疫分析技术；④荧光免疫分析技术；⑤抗原检测技术。2022 年 3 月，新冠抗原检测产品一经上市并快速进入集采，这一技术的普及对抗击疫情是一种非常积极的进步。

人工智能技术是在计算机科学、控制论、信息论、心理学等学科的基础上发展起来的融合性技术，基于卷积神经网络、机器学习和深度学习等方法，通过对海量数据的训练和学习，使模型具有良好的决策判断能力、适应能力和自我完善能力。在新型冠状病毒肺炎疫情防控中，运用得比较成熟的技术路径有：①利用卷积神经网络和深度学习技术分析医学影像，进行病灶自动定位、圈划以及疾病的诊断、分类和分级。②机器决策。通过决策树、随机森林、贝叶斯分类等方法辅助医生对患者类型、病情严重程度进行分类和预判。③特征筛选技术。采用机器学习中的特征工程方法，通过特征提取、特征选择和特征构造，按照重要程度，筛选出 COVID-19 不同合并症的特征以及影响诊疗效果的主要因素。

二、传染病精准管理

精准诊断给传染病防控提供了科学基础，而精准管理则为传染病防控厘清了执行道路。对于患者的管理，核心在于做到早发现、早诊断、早报告、早隔离、早治疗的"五早管理"。以我国的新冠肺炎防控为例，为实现"早发现"和"早报告"，我国充分发挥发热门诊等哨点作用、加强对不同风险等级人群的核酸检测，并鼓励个人自查主动报告及传染病疫情和突发公共卫生事件网络直报系统。为实现"早诊断"，我国不断迭代升级精准检测的技术方案，诊断标准也在不断更新升级。为实现"早隔离"，我国根据实施风险等级分类管理，通过限制患者流动，实现传染源的有效控制。为实现"早治疗"，坚持集中患者、集中专家、集中资源、集中救治的"四集中"原则。此外，我国还建立了统一高效的指挥体系及平战结合的防控体系，全国各省、市、县成立由党政主要负责人挂帅的应急指挥机制，自上而下构建统一指挥、一线指导、统筹协调的应急决策指挥体系。

三、新发传染病防控能力

提高对新发传染病的防控能力是目前传染病发展趋势向人类提出的重要课题。我国应进一步完善公共卫生体系的建设，并从推动国家医学中心、国家区域医疗中心、国家临床重点传染病专科建设入手，孵化我国传染病防控的诊疗高地，完善精准治疗策略，加强建设特殊人群的临床诊治方案，促进产学研融合和科研转化，让更多的高新技术应用通过有效的体制机制支撑得到落地，也让这些医学高地有能力及时应对新发传染病和重大公共卫生事件的诊断、治疗和人群管理的科学支撑工作。此外，还可将感染与传染学科的建设标准纳入医院等级评审标准的必备条件，通过推进分层级、分区域应急医疗救治体系建设，完善救治网络，形成由"市级定点医院—市级诊治中心—区域诊治中心—区级诊治中心—社区卫生服务中心等其他医疗机构"构成的感染病临床诊治体系。

第五节　精准疫苗和抗体－药物偶联物

一、精准疫苗

精准疫苗指在充分考虑目标人群差异的情况下，通过靶向能产生保护性反应的组织、细胞和分子途径来选择性地激活免疫系统，同时在必要条件下，它还可包含已知的能在目标人群中发挥最佳效应的佐剂。它不同于经验性疫苗"分离－灭活／减毒－注射"的开发模式，一般包括通过对来自临床现场的生物样品进行系统生物学分析，从而定义与免疫原性相关的分子途径和产生新的假设；使用体外系统进行假设检验；对特定人群的免疫反应进行表征，为动物模型的选择和针对性的临床试验提供依据（图 8-2）。

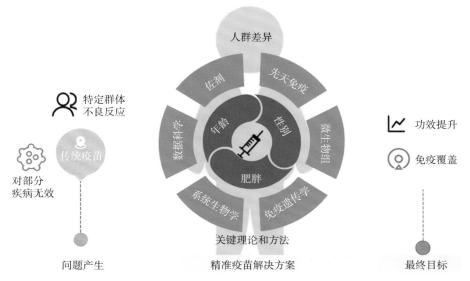

图 8-2　精准疫苗的产生背景、解决方案和最终目标

1. 个体差异对疫苗的影响

个体差异对疫苗的影响主要来自性别、年龄、肥胖。

对疫苗的体液和细胞免疫反应存在明显的性别差异。女性的局部和全身不良率通常高于男性。在接种流感、黄热病、麻疹、腮腺炎、风疹、甲型和乙型肝炎、单纯疱疹（HSV）2、狂犬病、天花和登革热病毒疫苗后，女性的保护性抗体反应明显高于男性。研究发现与基于性别的免疫反应差异有关的特定因素可能有助于确定疫苗免疫原性的新关联。

免疫衰老是一种与年龄相关的免疫系统失调，这是由于先天性和适应性免疫系统成分与年龄相关的变化，其会导致免疫或感染后免疫和保护功能受损。已发表的数据显示先天性和适应性免疫随着年龄的增长而降低，但尚不清楚这些发现的系统机制。在流感和其他病毒疫苗反应方面，老年人的发病率、死亡率和相关的医疗保健费用更高。

肥胖者的循环瘦素水平升高，同时瘦素信号传导减少，这会导致瘦素抵抗，这是与肥胖相关的发现。瘦素抵抗已被证明会对肥胖受试者的免疫反应产生不利影响，包括对流感病毒的反应。例如，与健康体重的人群相比，肥胖者表现出流感特异性 CD8[+]T 细胞的激活减少，包括 IFN-γ 和颗粒酶 B 的产生减少，这表明流感疫苗接种在肥胖人群中可能不如健康者有效。

2.精准疫苗的关键技术

（1）佐剂：使用针对易感人群（如新生儿或幼儿）的优化佐剂疫苗配方可能会克服疫苗开发中的障碍。精度疫苗的靶也可以应用于脆弱人口，如免疫抑制阿片使用者。TLR7/8A 作为关键示例，已展示出独特的实用性。与大多数引起新生儿和婴儿白细胞减少 Th1 细胞因子产生的 TLRA 不同，TLR7/8 或 TLR8 激动剂可诱导人类和非人类灵长类动物（NHP）的新生儿树突细胞产生强烈的 Th1 极化反应。其安全性和有效性仍待了解。

（2）先天免疫：先天免疫是宿主对感染和疫苗接种的免疫反应的关键因素。重要的是，先天反应执行三个关键功能：立即识别病原体，非特异性防御机制以阻止感染过程，启动强大的抗原特异性适应性免疫反应。

（3）微生物组：对于一个人来说，人类微生物组就像血型和 HLA 类别一样独特，并且个体内部具有高度的位点特异性多样性。宿主与共生细菌之间存在共生关系，受遗传、饮食和其他环境因素的影响。作为回应，免疫系统已经发展到适应共生微生物之间的复杂关系，并防止潜在病原体沿着组织 / 微生物屏障入侵和感染。有强有力的证据表明宿主微生物组会影响免疫反应，下一个合乎逻辑的步骤是研究微生物组对疫苗诱导免疫的影响。

（4）免疫遗传学：研究表明，免疫反应基因多态性在一定程度上解释了疫苗诱导的适应性免疫反应的变异。这项工作已经从候选基因关联研究发展到全基因组关联研究，再到下一代转录组学检查基因组和功能途径，再到系统级研究。使用这些方法，已经解释了麻疹疫苗免疫反应中大约 30% 的个体间差异。

（5）系统生物学：系统生物学被定义为一种跨学科方法，它结合了多种重要元素，跨越各种生物"空间"（基因组学、表观基因组学、转录组学、蛋白质组学、代谢组学、脂质组学、微生物组）的高维数据集；免疫学和临床结果；多个时间点来评估时间变化以了解全局；数据整合；计算建模和分析；制订管理系统的规则以预测结果。最早应用于疫苗领域的一些系统生物学研究集中在黄热病疫苗 17D。

（6）数据整合及分析：利用热图、维恩图和网络分析工具（如 Cytoscape）等对全基因组或蛋白质组数据进行可视化操作，实现数据集的可视化、聚类分析和不同数据集（如不同疫苗诱导的免疫反应数据）间的比较。为将数据集与相关生物过程相联系，还可使用数据挖掘工具，如基因集富集分析（gene set enrichment analysis，GSEA）和通路分析工具（如 DAVID、Gene Onthology 和 KEGG）。

二、抗体 - 药物偶联物

化疗是癌症众多治疗选择中的主要干预方法。但在传统化疗过程中，使用最广泛的小分子抗癌药物表现出对癌细胞的有限选择性、全身毒性和耐药性发展，导致治疗窗口狭窄，从而限制了药物疗效。其最佳的解决方案是开发一种既能增强细胞毒性剂的效力以降低最小有效剂量，又能增加肿瘤选择性以增加最大耐受剂量的药物。而抗体 - 药物偶联物正是在此背景下，将化疗和免疫治疗相结合的伟大创造。

抗体 - 药物偶联物通过一个化学连接子将具有生物活性的小分子药物连接到单抗上，单抗作为载体将小分子药物靶向运输到目标细胞中（图 8-3）。选择合适的靶标、单克隆抗体、细胞毒性有效载荷以及抗体与有效载荷的连接方式是决定抗体 - 药物偶联物安全性和有效性的关键因素。

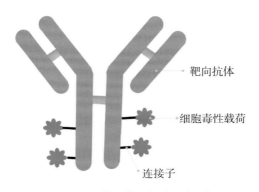

图 8-3　抗体及药物偶联物的结构

抗体 - 药物偶联物组成的关键要求有以下几点。

1. 靶向抗原的选择

识别单克隆抗体成分的独特抗原靶标。①靶抗原需要在肿瘤中高表达，而在健康细胞中无表达或低表达。②靶抗原应该显示在肿瘤细胞的表面，以便循环的单克隆抗体可用。③靶抗原应该具有内化性质，因为它将促进 ADC 转运到细胞中，这反过来将增强细胞毒性剂的功效。

2. 抗体模体的选择

①靶向特异性，即抗体应该将细胞毒性药物传递给肿瘤细胞。②靶向结合亲和力，即抗体应与肿瘤细胞表面抗原具有较高的结合亲和力。③抗体还应具有良好的保留、低免疫原性、低交叉反应性和适当的连接结合特性。

3. 连接子

连接子在 ADC 设计中起着关键作用，因为连接子将细胞毒性药物与单克隆抗体连接起来。当 ADC 复合物在血液中循环时，连接体必须稳定以避免细胞毒性药物在非靶组织中释放，并且连接体必须在结合抗体时将结合物保持在非活性、无毒状态。同时，连接体应具有内化后释放细胞毒性药物的特性。有两种类型的连接器可确保上述条件：不可断裂连接器和可断裂连接器。

4. 细胞毒性有效载荷或弹头

细胞毒性有效载荷或弹头是 ADC 设计的另一个重要组成部分，从肿瘤细胞胞浆内的 ADC 释放后被激活，弹头的效力应可被接受，即使在低剂量下也能摧毁肿瘤细胞。ADC 中使用的细胞毒性弹头应在体循环和溶酶体中具有高稳定性。低免疫原性、小分子量和长半衰期也是弹头的关键方面。此外，弹头的化学性质还应允许与连接物结合，同时保持单克隆抗体的内化特性并促进其抗肿瘤作用。目前，已有 16 种已知的药物被整合到临床阶段的 ADC 中，其中 11 种是基于小分子的，另外 5 种来自蛋白质。

2019 年开始，全球抗体 - 药物偶联物进入快速发展期，多款产品处于上市或临床试验阶段。与国外制药巨头相比，国内相关药物研发仍存在一定差距。未来的药物研究，除了对各组成部分进行进一步研究之外，还可以探索与其他药物联合治疗，切实提高药物疗效、减少癌症转移、抑制肿瘤生长和提高癌症生存率。

第六节　罕见病的精准诊断、治疗和预防

2010 年，中华医学会将中国的罕见病定义为患病率 <1/50 万或新生儿发病率 <1/ 万的疾病。2021 年 9 月，中国罕见病 / 孤儿药定义第三次多学科专家研讨会上发布了《中国罕见病定义研究报告 2021》并对中国的罕见病给出了新的定义——新生儿发病率 <1 万、患病率 <1 万、患患者数 <14 万的疾病。由此可见，罕见病并非特指某种疾病类型的医学概念而是反映社会对罹患极低发病率疾病的少数群体的认识程度的相对概念。

罕见病的发病机制较为复杂和多样，多数为遗传性疾病。根据美国 FDA 统计，目前全球已甄别出的罕见病有 7000 余种，占人类已知疾病总数的 10%，此外可能还有一部分罕见病尚未被人类发现而被误诊为其他疾病。常见的罕见病有白化病、肢端肥大症、特发性肺动脉高压、苯丙酮尿症、血友病、地中海贫血等。从病因学角度看，在已知的罕见病中，约 80% 是遗传性疾病，即由遗传物质发生改变或调控异常引起；剩余 20% 主要是感染性、过敏性或退化性疾病，多由环境等因素造成。从疾病进展角度看，罕见病常累及人体多系统和多器官，呈现出慢性、渐进性和耗竭性的病程特点，甚至造成残疾或危及生命。

罕见病的诊断、治疗和预防一直是世界性的难题。全球有 3 ～ 5 亿名的罕见病患者，总患病人数超过艾滋病和肿瘤患者的人数总和。罕见病的患者中有一半的群体是儿童，并且约 1/3 的患儿预期生存寿命不超过 5 年。中国罕见病患者超过 2000 万名，且每年有超过 20 万名的新生罕见病患儿出生。

一、罕见病的诊断

罕见病的最主要诊断方法是基因检测。目前，在罕见病的诊断方面应用比较多的是各种测序方法，例如全外显子测序（whole-exome sequencing，WES）、全基因组测序（whole genome sequencing，WGS）、致病基因集测序（disease-targeted gene panels）和靶向目标基因测序（targeted regions sequencing，TRS）等。

例如，脊髓性肌萎缩症（spinal muscular atrophy，SMA）是由于运动神经元存活基因 1（survival motor neuron，SMN1）突变导致的脊髓前角及延髓运动神经元变性进而产生极端肢体和躯干进行性、对称性肌无力和肌萎缩的常染色体隐性遗传性疾病。与 SMA 相关的基因检测技术可大致分为 3 类，分别是针对拷贝数的检测技术、针对 SMN1 微小变异的检测技术和二代测序等。

特征性的生物标志物对没有明确致病基因但发病机制较为明确的罕见病的诊断具有重要的临床价值。生物标志物主要是以 RNA、蛋白质、多肽、多糖和脂质等为代表的生物大分子，发现有缺陷的异常生物标志物可为罕见病的诊断与鉴别诊断提供重要依据。

对于发病机制尚不明确的罕见病可使用蛋白质组学或代谢组学等组学技术辅助罕见病的诊断，以提高罕见病的诊断灵敏度、特异度或为其提供新的诊断思路。相对于传统的单个生物标志物，组学技术能够对多个标志物进行组合分析，从而发现由于单个标志物含量较低而难以检测导致无法准确诊断的罕见病。

二、罕见病的治疗

罕见病常见的治疗手段有饮食治疗、药物治疗、手术治疗、骨髓移植和基因治疗等。

1. 药物治疗——酶替代疗法

对于部分发病机制较为清楚且由特定种类酶缺乏导致的罕见病，可以利用基因工程技术合成人工重组的生物酶进行酶替代治疗（enzyme replacement therapy，ERT）。例如，戈谢病（gaucher disease，GD）的治疗方法主要有手术疗法（脾切除）、酶替代疗法和基因治疗等。其中，酶替代疗法通过特异性地补充患者体内缺乏的葡糖脑苷脂酶，可以有效减少葡糖脑苷脂在细胞内的沉积，从而改善患者的临床症状。

2. 药物治疗——小分子药物

小分子药物的典型代表有用于治疗脊髓性肌萎缩症的 Risdiplam。Risdiplam 是一种作用于 SMN2 基因的小分子 mRNA 剪接修饰剂，其通过调节 SMN2 mRNA 的剪接过程，提高表达正常 SMN 蛋白的 mRNA 水平，从而弥补 SMN1 基因缺陷导致的

SMN 蛋白缺失，达到缓解 SMA 患者症状的目的。Risdiplam 于 2021 年 6 月获中国 NMPA 批准上市。

3. 基因治疗——体内基因治疗

体内基因治疗（*in vivo*）即将治疗性基因转导至人体细胞的过程发生在体内而非体外。目前，已上市的罕见病体内基因治疗产品主要有 3 个，分别是 UniQure 公司的 Glybera（已退市）、Spark 公司的 Luxturna 和诺华公司的 Zolgensma。

4. 基因治疗——体外基因治疗

体外基因治疗（*ex vivo*）是指利用自体或异体细胞在体外通过特定的方式进行基因修饰后再输送回患者体内并发挥治疗功能的过程。目前，在罕见病的体外基因治疗领域主要有 2 个代表性的产品，分别是 GSK 公司的 Strimvelis 和蓝鸟生物的 Zynteglo。

三、罕见病的预防

罕见病的预防按照时间顺序可分为三级预防：一级预防是指在婚前或孕前进行的筛查并采取相应的措施防止罕见病的发生；二级预防是指在孕期进行的产前筛查和产前诊断，预防罕见病患儿的出生；三级预防是新生儿出生后通过罕见病的早期筛查、早期诊断和早期干预以尽早发现并治疗罹患罕见病的患儿，提高其预期生存寿命和生存质量。

第七节　生物标志物和相关疾病

由世界卫生组织领导，并与联合国、国际劳工组织合作的化学品安全领域合资机构——国际化学品安全计划（International Programme on Chemical Safety）将生物标志物定义为"可在人体及其代谢产物中测量，并影响和预测疾病发生率或结果的任何物质、结构或过程"。这是一个非常宽泛的定义，也是目前学术界普遍认可的定义。

一、生物标志物的分类

按性质可将其分为四类：化学生物标志物、基因生物标志物、蛋白质生物标志物、核型生物标志物。

按功能可将其分为四类：诊断生物标志物、预后生物标志物、预测生物标志物、暴露生物标志物。

而按其在临床应用，又可分为四类：监测和诊断生物标志物，用于疾病的早期检测；分期生物标志物，用于确定疾病进展情况；预测相关生物标志物，用于预测药物的疗效和毒性；预后相关生物标志物，用于评估治疗和预后情况。

二、生物标志物与肿瘤

传统意义上，肿瘤生物标志物指某些蛋白质或其他物质，它们在癌细胞中的产量高于正常细胞。这些生物标志物可以在部分癌症患者的血液、尿液、粪便、肿瘤或其他组织/体液中找到。此外，一些肿瘤本身或其脱落到体液中的基因组标志物（如肿瘤基因突变、肿瘤基因表达模式和肿瘤 DNA 的非遗传变化）现在已越来越多地被使用（表 8-2）。

表 8-2　常用的肿瘤生物标志物（部分）

生物标志物	癌症类别	检验源	应用
ALK 基因重排和过度表达	非小细胞肺癌、间变性大细胞淋巴瘤、细胞组织增生症	肿瘤	确定治疗方案、预后
AFP（甲胎蛋白）	肝癌、生殖细胞肿瘤	血液	诊断肝癌并追踪疗效；评估分期、预后和生殖细胞瘤疗效
B 细胞免疫球蛋白基因重排	B 细胞淋巴瘤	血液、骨髓、肿瘤组织	帮助诊断、评估治疗效果、检查复发
BCL2 基因重排	淋巴瘤、白血病	血液、骨髓、肿瘤组织	诊断、计划治疗
B2M（β₂- 微球蛋白）	多发性骨髓瘤、慢性淋巴细胞白血病、部分淋巴瘤	血液、尿液、脑脊液	预后、跟踪疗效
BTA（膀胱肿瘤抗原）	膀胱癌、肾癌、输尿管癌	尿液	膀胱癌患者细胞学和膀胱镜检查监测
CA15-3	乳腺癌	血液	评估疗效、复发情况
CA19-9	胰腺癌、胆囊癌、胆管癌、胃癌	血液	评估疗效
CA125	卵巢癌	血液	帮助诊断、评估疗效、复发情况
CA27.29	乳腺癌	血液	检测转移或复发
降钙素	甲状腺髓样癌	血液	帮助诊断、检查疗效、复发情况
CEA（癌胚抗原）	结直肠癌、其他一些癌症	血液	追踪疗效、检查复发
CD19	B 细胞淋巴瘤、白血病	血液、骨髓	帮助诊断、确定治疗方案
CD20	非霍奇金淋巴瘤	血液	帮助确定治疗方案
CD22	B 细胞淋巴瘤、白血病	血液、骨髓	帮助诊断、确定治疗方案
雌激素受体	乳腺癌	肿瘤	帮助确定治疗方案
单克隆免疫球蛋白	多发性骨髓瘤、Waldenström 巨球蛋白血症	血液、尿液	帮助诊断、评估疗效、检查复发
NTRK 基因融合	任何实体瘤	肿瘤	帮助确定治疗方案
PCA3 mRNA	前列腺癌	尿液（直肠指检后收集）	确定活体阴性后是否需要重复活检
T 细胞受体基因重排	T 细胞淋巴瘤	骨髓、组织、体液、血液	帮助诊断、检测和评估残留病灶

续表

生物标志物	癌症类别	检验源	应用
末端转移酶（TdT）	白血病、淋巴瘤	肿瘤、血液	帮助诊断
甲状腺球蛋白	甲状腺癌	血液	评估疗效、复发情况
尿儿茶酚胺（VMA 和 VHA）	神经母细胞瘤	尿液	帮助诊断

三、生物标志物与阿尔茨海默病

AD 是一种进行性神经退行性疾病，AD 的组织学特征为衰老斑，由 β- 淀粉样蛋白肽和神经原纤维缠结（NFT）累积形成，其中，NFT 是过度磷酸化 Tau 蛋白（p-Tau）的纤维状沉积物。AD 的经典诊断标准需依赖临床数据。同时，制定更加准确的 AD 定义也非常重要，这需要使用能够反映潜在神经病理变化的生物标志物指标。

1. 脑脊液中的 AD 生物标志物

由于脑脊液（CSF）与大脑直接接触，其能够反映大脑中的代谢过程，故而成为 AD 诊断的依据。由于 CSF 与 11C- 匹兹堡化合物 B（PIB，新型 Aβ 正电子显像剂）的 PET 成像数据相关性更好，其中的生物标志物比其他体液中的生物标志物更受关注，预测价值更佳。它们还提高了诊断的准确性，尤其是在前驱期或非典型症状时。目前，用于 AD 诊断的经典 CSF 生物标志物主要有三种：Aβ42、t-Tau 和 p-Tau。

2. 血液中的 AD 生物标志物

由于 CSF 需通过腰椎穿刺采集，而血液 / 血浆的采集过程是微创的，它们非常易于收集和处理，并有望成为诊所诊断 AD 的重要依据。然而，AD 血液生物标志物比 CSF 生物标志物的开发更具挑战性。首先，血液标志物的变化幅度非常小，且具有异质性，由于血液 / 血浆数据的变化受多种因素影响，不一定都与 AD 有关。其次，只有小部分脑蛋白进入血液，这些蛋白必须在高水平血浆蛋白（如白蛋白和 IgG）环境下进行测量，为测量分析过程带来重大干扰风险。最后，进入血液中的脑蛋白还可能被蛋白酶降解，或是被肝脏代谢，抑或被肾脏清除，这都可能导致与大脑变化无关且难以控制的变异。

3. 图像 AD 生物标志物

成像技术有助于深入理解 AD 背后复杂的病理生理机制。其中，病理过程涉及的两种主要蛋白质 Aβ 和 Tau 均可通过 PET 可视化。此外，神经退行性病变的局部影响也可被精确表征：脑葡萄糖代谢缺陷、区域组织萎缩、脑部网络破坏分别可运用 PET、结构性 MRI 和功能性 MRI 进行评估。

由于生物标志物具有较高的敏感性和特异性，其在肿瘤、罕见病和 AD 的预测、诊断、评估和预后等方面具有重要价值（图 8-4）。此外，生物标志物被广泛应用于药物研发的各个阶段，且接受度不断提高。未来，随着生物标志物的筛选、鉴定和临床应用，更多生物标志物将从实验室走向临床，对于精准医学、个性化医疗发展具有重要的指导意义。

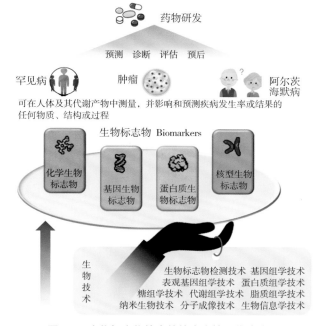

图 8-4　生物标志物技术的技术支撑及临床应用

第八节　医学影像与分子病理

一、医学影像

1. 医学影像技术分类

医学影像是指应用非侵入式的方式对人体进行操作，以获得内部组织影像的医学技术。历经一个多世纪的发展，目前已形成以 X 射线、CT、MRI、超声、数字减影血管造影（DSA）和核医学等为代表的多种医学影像技术，成为医疗绝大多数数据的来源（表 8-3）。

表 8-3　常见医学影像技术总结

技术	成像原理	特点
X线	人体不同组织对X射线的吸收与透过率	多器官重叠影像，有辐射
CT	不同（反映不同组织器官的密度）	无层面外干扰的横断面图像，适用于天然对比度高的物质
MRI	利用磁共振现象对信号进行收集，并经重建形成图像（反映不同组织器官的氢核含量）	无电离辐射，适用于软组织、神经组织成像
超声	利用超声波在不同组织器官的声学性质差异形成图像	适用于软组织和肌肉等的测量，实时动态影像
核医学	利用放射性核素释放的信号形成图像	同时提供解剖与功能信息的双模成像

2. 人工智能＋医学影像助力诊疗，释放巨大市场空间

医学影像助力精准医学体现在与人工智能技术的结合，在深度学习、机器学习技术推动下，各影像技术不断更新升级，影像数据进一步延伸到对多维成像、分子和基因成像、特异性增强的动态、定量、快速分析。目前，人工智能助力下的医学影像技术已被应用到脑部疾病、胸部疾病、颈部疾病和眼部疾病等领域，其相关技术创新成果逐步实现产业化，市场规模、落地产品、企业融资进一步扩大，推动精准医学创新和发展（图 8-5）。

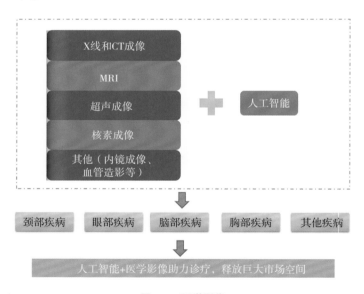

图 8-5　医学影像

二、分子病理

分子病理学是通过对个体组织、血液、细胞中的分子进行分析，以对疾病进行研究和诊断。分子病理诊断是临床病理的重要应用之一，指应用分子生物学技术，对组

织、细胞中的分子进行基因水平上的检测，分析其病理变化，以辅助疾病预测与诊断、疾病靶向治疗和预后分析等。目前，以分子病理为基础的靶向治疗、免疫治疗等成为肿瘤精准治疗的主要治疗手段和研究方向。

1. 分子病理技术

随着精准医学的提出和分子生物学的发展，分子病理技术取得了快速发展，目前，应用较多的分子病理技术包括显色原位杂交、荧光原位杂交、PCR、荧光定量 PCR、基因芯片、基因测序等。

2. 分子病理的临床应用

随着分子生物学的发展和新技术的创新推动，分子病理技术取得了快速发展，实现了由单一分子靶点到分子组学、由静态到动态、由诊断到全程监测的转变。目前，分子病理技术已被广泛应用于肿瘤疾病、感染性疾病和遗传性疾病等领域，并推动分子病理产业化水平的提高，疾病诊治进入个体化时代（图 8-6）。

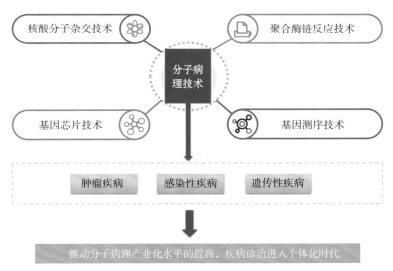

图 8-6　分子病理

未来，随着新技术在病理学中的应用，组织病理图像、多组学数据及临床信息的有效整合成为可能，将实现更加精准的患者预后预测，进一步推动精准医学创新和发展。

第九节　微创精准手术和导航技术

微创精准外科手术通过数字医疗技术手段精准定位，利用可视化或靶向性的技术手段对病灶予以微创外科手术，旨在通过最小的创口、保留或保护最大范围的正常组织，消耗最低的费用，实现最佳的手术效果。

手术导航技术通过将患者的医学影像检查资料，利用计算机系统融合重建，提供可视化手术环境，从而实现对疾病的精准定位和导航辅助，为医生开展更高精度的外科手术提供个性化预案、术前模拟等，帮助提升手术计划的科学性、准确性。

随着生活水平和医疗技术的不断提高，外科手术领域向着更加微创化、更加精准、更加安全的趋势发展。在冷光源、玻璃光导纤维及气腹机技术成熟的前提下，腔镜技术为手术微创化提供了实现的基础，保证了手术视野；在人工智能和数字化技术的融合发展下，传统的医学影像技术得到不断提升，三维立体模型的构建、清晰度、沉浸感等得以不断优化，我们可以实现从图像到模型，从术前模拟手术计划到术中可视化定位，手术导航技术为手术精准化提供了实现的基础。

手术机器人依托患者侧手术台、医学影像系统和医生控制台三部分功能，在技术上实现了一定场景的临床应用，目前腔镜微创手术机器人技术和骨科手术机器人技术已取得广泛应用，在泛血管手术机器人技术、经皮穿刺手术机器人技术等方面也有良好的应用场景。手术导航系统是精准手术的重要技术支撑，并在手术机器人实际工作时的定位和操作扮演着关键角色。导航系统角色由三维模型重构系统、手术路径规划和模拟实施系统、手术校准与可视化引导系统、跟踪定位系统四项子系统共同组成。其中三维重构、跟踪定位系统是核心技术。

目前我国总体市场占有率相对于发达国家偏低，但由于国内人口基数较大、市场需求总体较高，其成长空间较大。国内市场现在处于起步阶段，国内多家年轻的研发团队基于技术成熟发展，逐步成为行业内佼佼者，微创、天智航、锦瑟医疗、威高机器人公司、润迈德医疗、堃博医疗等公司在手术机器人、手术导航、医疗 AR 技术等领域不断成长。

第十节　组学、测序与药物靶点

一、组学与多组学

组学是一门系统而庞大的学科，研究重点在于人类基因、蛋白及其分子间相互的作用。基因组学的进步是席卷医疗和生物学领域的一场新潮流，促进了人类对大脑等复杂生物系统的理解。基因组学与转录组学、蛋白组学和代谢组学一起构成了系统生物学的组学基础。未来大数据的信息化手段和多组学联合的医学应用将会为不同人群所表现出的基因差异提供更加科学合理的疾病机制解释，从而为个性化医疗和精准医学夯实基础。

多组学在医学领域的前景令人瞩目。一种疾病从单基因的变化到全身体状态的改变，其间经历了非常复杂的过程。该过程从任何单一组学的视角入手研究，都像盲人摸象一样，只能摸到一条腿、一只耳朵，或者一根尾巴。而多组学方法就像把这些"盲人"的描述汇集，描绘出最接近现实的"大象"。联合多个组学"多管齐下"，便能把疾病研究对象剖析得清晰确切，更加接近疾病机制的真相，并为精准医学提供重要的指南。根据这些基因图谱，科学家不仅更容易知道哪些基因突变有可能致癌，也能够了解哪些人群更易患病，因此为如何寻找预防和精准治疗患者揭示了新的线索。

二、基因测序等测序手段

人们都期望得到个性精准的优质诊疗，而基因测序是个体化医疗的前提，未来基因测序和数据技术将驱动着精准医学不断发展。测序是一种新型检测技术，主要有基因测序和蛋白质测序技术。基因测序能够从血液或唾液中分析测定基因全序列，通过使用高通量 DNA 测序和生物信息学来组装和分析整个基因组的功能和结构，预测患上多种疾病的可能性，精确锁定个人病变基因，从而得以提前预防和治疗疾病。未来基因测序将出现商业化趋势，并且受到成本和结果准确度的影响，更多的测序将由相关的测序中心或者公司完成。国内测序设备和产业化程度相对较高的公司有华大基因、贝瑞和康、药明康德等，国内测序技术已取得了高准确度、低重复率等技术优势。

三、药物靶点

药物靶点是药物与机体生物大分子的结合部位，选择确定新颖、有效的靶点是新药开发的首要任务。常见的靶点种类有酶、基因、离子通道、免疫系统、转运体等，目前研究较为火热的靶点有 VEGFR2、HER2、PD-1、GLP1 等。未来靶向药的研究将持续优化发现和确认靶点的流程，减少研发的时间成本，提高发现和确认靶点的效率。靶向药技术市场与科技创新的协同发展必将取得更大的突破。

进入海量真实大数据的循证时代，人们逐渐揭开了生物基因现象及其本质规律的神秘面纱。依靠影像识别技术不断突破、海量数据分析能力持续提升，人们得以重新审视疾病、细化分层现有疾病，使得医学研究的重点更加精细和深入，特别是聚焦在高发病率、高死亡率、高负担等严重影响人群健康的重大疾病上。

本研究分析了近年来基因组学、蛋白组学等系统生物学技术在个性化医疗领域的研究进展，详细总结了组学、基因测序、靶点与肿瘤药物在精准医学上取得的成就和关注，展望了未来个性化医疗和群体健康管理的应用重点。"存在是永恒的，因为有许多法则保存了生命的宝藏"。未来，人们借助最精密的现代技术、最清晰的技术标准、最高效的管理机制，终将令代代相传的人类基因充分延续，使生命更加健康美好。

第十一节　精准医学关键信息技术、关键装备

精准医学是多种科学技术之间的交叉领域，既需要生命科学技术作为学科基础，体现精准医学的医学属性，也需要信息技术协助挖掘已有的临床数据资源、分析个体特征，凸显精准医学的"精准"效果。同时，将精准医学从临床研究转化为诊疗实践，也离不开精准、高效的医学装备（图 8-7）。

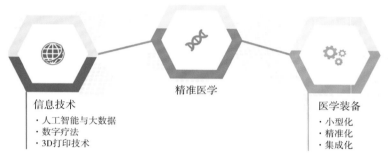

图 8-7　信息技术、医学装备与精准医学

一、关键信息技术

1. 人工智能与大数据技术

大数据技术是 AI 的基础，能对大量非结构化数据和半结构化数据进行存储、标化和分析，能满足 AI 模型训练最基本的数据需要，是 AI 技术的基础。随着 AI 和大数据的协调发展，不断扩展出了自然语言处理、机器学习、专家系统等研究领域，应用价值不断提高。AI 和大数据技术在精准医学领域中的实践既面向高度复杂的患者个体，又基于庞大的医学知识体系，在不同场景下有着不同的作用。主要应用场景：①临床决策支持系统，它是一种协助医护人员进行医疗决策的交互式专家系统，是 AI 理论和大数据技术在医疗领域的主要实践。②医学影像识别，它是 AI 技术在诊断方面的重要应用方向，能有效减少由于临床医生职业能力和倦怠造成的差错。③ AI 辅助治疗，在大数据技术整合电子健康档案的基础上，通过 AI 分析 EHR 数据是精准治疗领域的重要发展方向。④智能药物筛选，⑤ AI 辅助临床试验。

2. 数字疗法：互联网、物联网技术的整合应用

数字疗法是由软件程序驱动，以循证医学为基础的干预方案，用以治疗、管理或预防疾病。数字疗法是对软件技术、互联网技术、物联网技术的整合，可以通过移动应用程序（APP）、可穿戴式设备和药物等对患者进行个性化的综合干预，能够克服传统医疗手段患者依从性差、自我管理难度大的短板，有望成为精准医学发展的新方

向。其主要应用于：①心理与认知领域，如美国 Pear Therapeutics 公司已推出 3 款经 FDA 批准基于认知行为疗法的数字疗法产品，作为处方治疗方法用于治疗药物滥用和睡眠障碍；②慢性病干预与治疗，慢性病病程较长且需持续用药，数字疗法有望在一定程度上解决传统的定期随访、定时服药模式存在患者依从性变化大、调整用药不及时的问题。

3. 3D 打印技术

3D 打印技术作为一种精准、精密的技术，以数字建模为基础，运用粉末状可黏合材料，通过逐层打印的方式使目标物体快速成型的方式，避免了复杂的模型铸造程序，也增加定制化与个性化的空间。3D 打印具有高度的定制化属性，其在医疗行业的应用场景：① 3D 打印辅助制订手术方案，3D 打印技术能够对患者手术部位进行重新建模，为医生制订手术方案提供精准参照。② 3D 打印医疗器械，通过对患者身体数据的扫描与建模、特制的生物材料所 3D 打印出的假肢等器械，能较大程度地减轻患者适应期的不适。③ 3D 生物打印，3D 生物打印技术在精准制造体外组织和类器官方面具有独特优势，在未来突破生物墨水材料、组织器官功能复原等技术难关后，高精度、多材料、无接触的 3D 生物打印定能极大程度推动再生医学发展，提高广大患者对于再生器官组织等医疗资源的可及性。

二、关键装备保障

医学装备是实现精准医学的关键保障，与疾病的精准诊断、精准治疗密切相关。得益于材料技术、制造工艺、信息技术等的进步，当前医学装备呈现小型化、精准化、集成化的趋势，一些发展历程长、应用成熟的医学装备得到整合、更新，同时新技术、新装备也不断出现，日益趋近精准医学对医学装备的要求（表 8-4）。

表 8-4　精准医学关键装备

分类	举例
小型化装备	即时检测装备：糖化血红蛋白（HbA1c）检测试纸、人绒毛膜促性腺激素（HCG）试纸等
	小型医学影像装备：移动式 CT/MRI、磁控胶带胃镜
	质子治疗装备：放射治疗技术中的一种，与重离子技术同属于粒子线放疗技术
精准化装备	分子诊断装备：核酸提取仪、PCR 扩增仪、核酸分子杂交仪、基因芯片仪和基因测序仪
	手术机器人：达芬奇手术系统、基于腹腔镜的手术系统"妙手 S"、Versius 手术机器人系统
集成化装备	多模态分子影像装备：PET-CT、PET-MRI
	复合手术室：集微创手术、普通手术、影像学检查于一体的混合体，可配置包括 DSA、CT、MRI 等在内的多项设备

1. 即时检测装备

未来 POCT 技术有望在检测平台和检测试剂方向上取得突破。检测平台方面，基于智能手机的小型 POCT 设备已被成功研制，能增强检测结果传输的及时性和有效性，实现更为精准的健康管理。小型化、多用途的 POCT 设备是 POCT 检测平台的另一发展方向，即能在一台小型设备上完成多种类型的检测。

2. 质子治疗装备

尽管质子治疗技术疗效优异，但受限于成本因素并未普遍开展，尚未充分发挥对改善肿瘤患者群体临床结局、推动肿瘤治疗精准化的重要作用。

3. 分子诊断装备

以基因测序仪的技术难度相对最高，我国自主研发能力相对较弱。面对精准医学临床治疗、科学研究中的不同病种和场景，基于不同技术的基因测序仪的用途各不相同，小型、快速、低成本的第四代基因测序仪可能成为今后基因测序仪的发展方向。

4. 手术机器人

达芬奇手术系统作为全球应用最为广泛的手术平台，通过注册海量专利的方式构筑了有效的专利保护壁垒。未来手术机器人的小型化、模块化是新兴手术机器人系统的主攻方向。除 CMR Surgical 外，强生、美敦力等医疗器械巨头均展开了手术机器人研发，以期开发更具有通用性、便携性和成本效益的系统。

5. 多模态分子影像装备

多模态分子影像学是不同影像技术、分子影像技术之间的结合。除目前的 PET、CT、MRI 之间的组合外，未来多模态分子影像学的技术组合将会更加丰富。例如，光学成像技术灵敏度高、成像迅速，但成像深度较浅。将光学成像技术结合新研发的多模态分子探针同其他成像技术联合应用，有望成为新的发展方向。

6. 复合手术室

集成了多种不同类型的医疗装备，对技术整合水平提出了更高要求。由于医疗装备的生产品牌复杂，涉及的信息系统具有较大差异，还需综合考量麻醉和氧气管理、电磁环境、无菌环境、辐射管理等的情况。当前国内尚无针对复合手术室建设标准的专门规定，由医疗器械产品线齐全的企业提供的一站式复合手术室方案可能成为未来的发展方向。

第十二节 精准医学产业和企业研究

一、精准医学产业化概况

1. 多因素驱动精准医学市场

技术创新驱动市场不断发展，如基因测序技术的不断升级，使得测序成本低准确性高速度快，而数据分析技术、云计算及机器学习发展又大大缩短了基因分析时间；不断增加的研发支出投入刺激药物创新，我国计划在 2030 年前，在精准医学领域投入 600 亿元；癌症高发刺激市场需求；政策利好支持市场发展；资本涌入刺激市场扩大。这些因素都推动着精准医学市场的发展与扩大。

2. 精准医学产业化的挑战与机遇

目前精准医学产业化面临的挑战有：基因测序市场竞争激烈、细胞免疫疗法技术复杂无法规模生产、创新药支付面临挑战、医生接受度、患者满意度低。

但其也面临着一些机遇：肿瘤市场将会成为基因测序最大的应用市场、细胞治疗产业链有高成长性、合同加工外包（CMO）/ 医药合同定制研发生产（CDMO）为细胞和基因治疗研发提供支持。

二、精准医学产业链

精准医学产业化发展聚焦在前端的基因检测以及后续的细胞治疗和基因治疗三个方面。细胞治疗可分为免疫细胞治疗、干细胞治疗和其他体细胞治疗。基因治疗可分为以病毒为载体的基因替代和非病毒载体的基因编辑。每一个分类形成各自的产业链，从上游所需设备、耗材的供给、细胞的培养到中游的服务提供以及下游的多场景应用，构成了精准医学完整的产业链组合（表 8-5）。

表 8-5　精准医学产业链

基因检测	干细胞治疗
诊断仪器及试剂	干细胞采集及存储
Illumina、Roche、Life Technologies 寡头垄断	脐带血采集与储存发展较成功
测序服务和数据分析服务	干细胞技术研发或产品的生产与加工
多场景应用	干细胞移植及治疗
无创产前诊断 (NIPT) 相对成熟、肿瘤筛查	医院为应用主体
免疫细胞治疗	**基因治疗**
细胞制备仪器和必要的生物产品	试剂耗材及设备
免疫细胞分离、培养、检测和鉴定等技术服务	产品开发领域
科研与临床应用，一般为医疗机构	主要应用在罕见病、向常见病延伸

1. 基因检测市场

截至 2021 年 11 月，国内基因检测企业超过 3 600 家，2018 年基因检测新增企业数量达到顶峰，疫情之后由于疾病检测需求的爆发式增长，基因检测新成立企业快速增加。此外，近四年累计批准基因检测产品 280 件，且超过 80 件为新冠检测类产品，肿瘤、慢性病等其他疾病基因检测产品审批速度减缓。随着基因测序成本持续降低，更多的应用场景得以实现，基因检测应用场景在未来有可能将完成对肿瘤、慢性病、个人检测的覆盖。

2. 干细胞治疗市场

骨髓移植（BMT）和外周血干细胞移植（PBSCT）是常见的干细胞疗法，海外已批准 10 余种干细胞产品，中国政府的积极推进亦将加速干细胞临床应用及产品转化进程。截至 2021 年 6 月，累计有 11 款干细胞产品获得临床批件，成都蓉生静注巨细胞病毒人免疫球蛋白已进入 Ⅲ 期临床，进展最快。

3. 免疫细胞治疗市场

以 CAR-T 疗法为代表的细胞免疫治疗市场，截至 2021 年 9 月 16 日，全球已有 6 款 CAR-T 疗法获批上市，适应证皆为血液瘤的后线治疗，其中有 5 款靶点为 CD19、1 款靶点为 B 细胞成熟抗原（BCMA）。中国已有两款 CAR-T 产品获批，分别为复星凯特的奕凯达®（从 Kite Pharma 引进的 Yescarta 进行技术转移并授权在中国本地化生产）和药明巨诺的倍诺达®（基于 BMS 细胞工艺平台并自主开发）。

4. 基因治疗产业链

肿瘤患者众多，加之对于肿瘤领域细胞与基因治疗的技术研究较为成熟，中国细胞与基因治疗临床试验也集中在肿瘤领域。此外，感染性疾病和循环系统疾病临床试验各占中国细胞与基因治疗临床试验的 13% 和 11%。中国在研基因治疗临床试验中有 52% 处于临床 Ⅰ 期，36% 进行临床 Ⅱ 期，13% 处于临床 Ⅲ 期。中国临床试验主要处于临床 Ⅰ 期阶段，对于细胞和基因治疗的研发尚处于早期，但临床 Ⅲ 期的比例较全球高，预计在进行的临床试验中研发上市成功的比例也会较高，未来将是中国细胞与基因治疗研发高速发展的时期。

三、国内外精准医学企业

国内外精准医学企业及其相关信息见表 8-6（国内和国外各选取一家代表企业）。

表 8-6　精准医学部分企业

序	类别	企业	国家	业务/产品
1	基因检测	Illuminated	美国	全球使用量最大的第二代测序仪器是该公司的 Solexa 技术
		华大基因	中国	产前基因检测（NIPT）为该领域的领先产品
2	干细胞治疗	Bayer	德国	临床 1 期（NCT04802733），治疗晚期帕金森病，2022 年 1 月第一个患者接受药物治疗
		中源协和	中国	中源协和已在全国 19 个省市建立细胞资源库；提供成人细胞储存业务
3	细胞治疗	Novarits	瑞士	拥有全球首个综合性 CAR-T 疗法开发中心
		药明巨诺	中国	药明巨诺的瑞基奥仑赛注射液正式获批，为首款中国自主开发、获批为 1 类生物制品的 CAR-T 产品
4	基因治疗	Bluebird Bio	美国	针对地中海贫血症的 Zynteglo 已在欧洲上市，近期其与百时美施贵宝合作针对多发性骨髓癌的 CAR-T 产品 Abecma 也已获得美国 FDA 批准上市
		纽福斯公司	中国	纽福斯首个候选药物 NFS-01 旨在治疗莱伯遗传性视神经病变（LHON）

第十三节　数字经济的时代背景、机遇和挑战

一、时代背景

1. 经济发展情况

《中华人民共和国 2021 年国民经济和社会发展统计公报》显示，2021 年国内生产总值 1 143 670 亿元，比上年增长 8.1%，两年平均增长率为 5.1%。根据国家统计局发布数据，2011—2021 年，我国国内生产总值及国内生产总值指数的变化趋势（图 8-8）。2012 年我国国内生产总值按可比价格计算比上年增长 7.8%，多年来首次回落到 8% 以下；2015 年此后 9 年，我国 GDP 年增长率始终保持低于 8%。

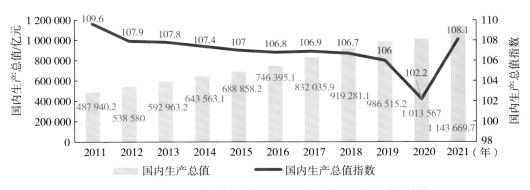

图 8-8　2011—2021 年国内生产总值及国内生产总值指数变化趋势

2013年习近平总书记在参加上海代表团审议时以强大战略定力定调中国经济：要靠科技力量和创新突破自身发展瓶颈、解决深层次矛盾和问题。"十四五"经济增速指标被设定为"保持在合理区间、各年度视情提出"，这在五年规划史上尚属首次。对此，习近平总书记表示要将主要精力用在高质量发展方面。

世界银行数据（图8-9）显示，2020年受新冠肺炎疫情影响，美国的GDP有所下滑，中国依然保持了0.42万亿美元的增长。2020年中国GDP增长相当于二十国集团中排名第六或第七位国家的年经济总量水平。中国经济强劲的发展后劲和韧性，从中可见一斑。

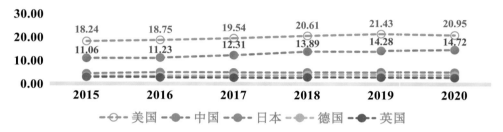

图8-9　美、中、日、德、英五国2015—2020年GDP(不变价：美元)变化趋势（单位：万亿）

*数据摘自世界银行官网

2.数字经济背景

（1）数字经济是打造新发展优势的必然选择：2022年1月，习近平总书记在《求是》杂志上发表了题为《不断做强做优做大我国数字经济》的重要文章，文中强调，近年来数字经济发展速度之快、辐射范围之广、影响程度之深前所未有，正在成为重组全球要素资源、重塑全球经济结构、改变全球竞争格局的关键力量。

从2015年《政府工作报告》中的"互联网"，到2016年《报告》的"中国制造互联网"，再到2017年正式写入"数字经济"，数字经济的发展脉络逐渐清晰。截至2022年，"数字经济"已五年出现在政府工作报告中。从加快数字经济成长到壮大数字经济发展、打造数字经济新优势，到加快数字化发展、完善数字经济治理。数字化的格局越来越大，数字经济的优势越来越明显。

（2）数字经济是打开新竞争局面的关键力量：自2015年习近平主席在中美互联网论坛提出数字经济推动合作共赢以来，中国国家层面的数字经济战略布局进入深化阶段。总体表现为大局总揽、全面布局、精准发力。

"十三五"规划中"拓展网络经济空间"首次以独立篇章被纳入；国务院印发《"十三五"国家信息化规划》，明确了与数字经济紧密相关的网络基础设施建设、互联网产业体系等领域的发展方向。《国家信息化发展战略纲要》《数字乡村发展战略纲要》《信息化和工业化融合发展规划（2016—2020年）》《关于支持新业态新模式健康发展激活消费市场带动扩大就业的意见》《新一代人工智能发展规划》《电子商务"十三五"发展规划》《大数据产业发展规划（2016—2020 年）》等规划和指导意见的颁布，全面布局各产业数字化发展（表 8-7）。

表 8-7　近年政府工作报告中有关"数字经济"内容梳理

年份	内容
2017	加快培育壮大新兴产业。年内全部取消手机国内长途和漫游费，大幅降低中小企业互联网专线接入资费，降低国际长途电话费，推动"互联网＋"深入发展、促进数字经济加快成长，让企业广泛受益、群众普遍受惠
2019	促进新兴产业加快发展。深化大数据、人工智能等研发应用，培育新一代信息技术、高端装备、生物医药、新能源汽车、新材料等新兴产业集群，壮大数字经济
2020	推动制造业升级和新兴产业发展。支持制造业高质量发展。大幅增加制造业中长期贷款。发展工业互联网，推进智能制造，培育新兴产业集群。发展研发设计、现代物流、检验检测认证等生产性服务业。电商网购、在线服务等新业态在抗疫中发挥了重要作用，要继续出台支持政策，全面推进"互联网＋"，打造数字经济新优势
2021	坚持把发展经济着力点放在实体经济上，推进产业基础高级化、产业链现代化，保持制造业比重基本稳定，改造提升传统产业，发展壮大战略性新兴产业，促进服务业繁荣发展。统筹推进传统基础设施和新型基础设施建设。加快数字化发展，打造数字经济新优势，协同推进数字产业化和产业数字化转型，加快数字社会建设步伐，提高数字政府建设水平，营造良好数字生态，建设数字中国
2022	促进数字经济发展。加强数字中国建设整体布局。建设数字信息基础设施，逐步构建全国一体化大数据中心体系，推进 5G 规模化应用，促进产业数字化转型，发展智慧城市、数字乡村。加快发展工业互联网，培育壮大集成电路、人工智能等数字产业，提升关键软硬件技术创新和供给能力。完善数字经济治理，培育数据要素市场，释放数据要素潜力，提高应用能力，更好赋能经济发展、丰富人民生活

* 来源：中国政府网 2017 年、2019—2022 年政府工作报告。

2021 年，李克强总理在作《政府工作报告》时提出，要加快数字化发展，打造数字经济新优势，协同推进数字产业化和产业数字化转型，加快数字社会建设步伐，提高数字政府建设水平，营造良好数字生态，建设数字中国（表 8-8）。

表 8-8　中国政府领导人推动数字经济发展重要时点（2015 年至今）

时间	中国政府领导人推动数字经济发展重要时点
2015 年 9 月	习近平访美：中美互联网论坛推动数字经济合作共赢
2015 年 10 月	习近平访英：中英互联网圆桌会议聚焦数字经济合作
2015 年 12 月	习近平在世界互联网大会讲话中提到："促进世界范围内投资和贸易发展，推动全球数字经济发展"
2016 年 7 月	李克强在"1+6"圆桌对话会上表示："我们需积极培育包括创新、新工业革命和数字经济在内的新的经济增长点"
2016 年 9 月	习近平在 G20、B20 杭州峰会的演讲重视数字经济，并发布了《二十国集团数字经济发展与合作倡议》
2016 年 10 月	习近平在网络强国战略集体学习时强调："加快数字经济对经济发展的推动"
2017 年 3 月	十二届全国人大五次会议上：首次将"促进数字经济加快成长"写入政府工作报告
2017 年 5 月	习近平在"一带一路"高峰论坛强调："加强在数字经济等前沿领域合作，……连接成21 世纪的数字丝绸之路"

续表

时间	中国政府领导人推动数字经济发展重要时点
2017 年 7 月	习近平在 G20 汉堡峰会上强调："我们要在数字经济和新工业革命领域加强合作"
2017 年 7 月	李克强：数字经济发展潜力巨大，要加快传统产业向数字化自动化转型
2017 年 9 月	习近平在金砖国家工商论坛开幕式上强调："积极投身智能制造、互联网＋、数字经济、共享经济等带来的创新发展浪潮"
2017 年 9 月	李克强在全国大众创业万众创新活动周作批示：着力推动数字经济、平台经济发展
2017 年 10 月	习近平在党的十九大开幕式上指出："供给侧结构性改革深入推进，经济结构不断优化，数字经济等新兴产业蓬勃发展，高铁、公路、桥梁、港口、机场等基础设施建设快速推进。"
2018 年 4 月	习近平在在届数字中国建设峰会开幕之际发贺信："要发展数字经济，加快推动数字产业化，依靠信息技术创新驱动，不断催生新产业新业态新模式，用新动能推动新发展。"
2018 年 8 月	习近平在中共中央政治局第二次集体学习时的讲话中指出："要加快发展数字经济，推动实体经济和数字经济融合发展"
2018 年 11 月	习近平在 2018 世界人工智能大会召开之际发贺信："中国愿意在技术交流、数据共享、应用市场等方面同各国开展交流合作，共享数字经济发展机遇。"
2019 年 3 月	李克强在十三届全国人大二次会议的政府工作报告中指出：深化大数据、人工智能等研发应用……壮大数字经济。
2019 年 3 月	习近平在中法全球治理论坛闭幕式讲话中指出："加快推动绿色制造、数字经济、人工智能、金融服务、城市可持续发展等新兴领域合作"
2019 年 4 月	习近平在第二届"一带一路"国际合作高峰论坛上指出：要深化智能制造、数字经济等前沿领域合作，实施创新驱动发展战略
2019 年 5 月	习近平向 2019 中国国际大数据产业博览会致贺信指出：中国高度重视大数据产业发展，愿同各国共享数字经济发展机遇
2019 年 5 月	李克强主持召开国务院常务会议中指出：鼓励各类资本投资发展数字经济
2019 年 6 月	习近平在上海合作组织成员国元首理事会第十九次会议强调：要坚持创新驱动发展，在数字经济、电子商务、人工智能、大数据等领域培育合作增长点
2019 年 6 月	习近平在二十国集团领导人峰会上指出：通过发展数字经济、促进互联互通、完善社会保障措施等
2019 年 8 月	习近平向 2019 中国国际智能产业博览会致贺信强调：推动数字经济和实体经济深度融合
2019 年 10 月	习近平向 2019 中国国际数字经济博览会致贺信指出：探讨共享数字经济发展之道，更好造福世界各国人民
2019 年 10 月	习近平在中央政治局第十八次集体学习时指出：要利用区块链技术探索数字经济模式创新
2019 年 11 月	习近平在金砖国家领导人会晤中指出：在贸易和投资、数字经济、互联互通等领域不断打造合作成果，努力实现高质量发展。
2019 年 11 月	国家发改委，发布《国家数字经济创新发展试验区实施方案》
2019 年 11 月	李克强在第 22 次中国 - 东盟领导人会议上提出：我们将 2020 年确定为中国 - 东盟数字经济合作年
2019 年 12 月	习近平在中央经济工作会议：要大力发展数字经济
2020 年 1 月	李克强在国家科学技术奖励大会上强调：大力发展新一代信息技术、人工智能、数字经济等，加速科技成果转化
2020 年 3 月	习近平在湖北省考察新冠肺炎疫情防控工作时指出：加快数字经济、生物医药、医疗器械、生命健康等产业发展

续表

时间	中国政府领导人推动数字经济发展重要时点
2020 年 3 月	李克强主持国务院常务会议指出：要对"互联网＋"、平台经济等加大支持力度，发展数字经济新业态，催生新岗位新职业
2020 年 4 月	习近平在浙江考察时强调：抓紧布局数字经济、生命健康、新材料等战略性新兴产业、未来产业
2020 年 5 月	习近平看望参加全国政协十三届三次会议的经济界委员：加快推进数字经济、智能制造、生命健康、新材料等战略性新兴产业
2020 年 5 月	李克强在政府工作报告中提出：全面推进"互联网＋"，打造数字经济新优势
2020 年 6 月	习近平在中非团结抗疫特别峰会上指出：共同拓展数字经济、智慧城市、清洁能源、5G 等新业态合作，促进非洲发展振兴
2020 年 6 月	李克强向 2020 中国－东盟数字经济合作年开幕式致贺信
2020 年 6 月	国家发改委，八大举措支持数字经济发展，着力培育壮大新动能
2020 年 7 月	国家发改委等 13 部门联合发布《关于支持新业态新模式健康发展激活消费市场带动扩大就业的意见》意见指出，数字经济助推经济发展质量变革、效率变革、动力变革，增强了我国经济创新力和竞争力。数字经济发挥了不可替代的积极作用，成为推动我国经济社会发展的新引擎
2020 年 9 月	李克强主持召开国务院常务会议，确定支持新业态新模式加快发展带动新型消费的措施，促进经济恢复性增长。会议指出，消费是经济发展的重要引擎，今年消费因疫情受到较大冲击，基于网络数字技术的新业态新模式，支撑了新型消费逆势快速发展，且潜力巨大。要打通制约经济增长的消费堵点，鼓励市场主体加快创新，更大释放内需，增强经济恢复性增长动力
2020 年 10 月	党的十九届五中全会提出："发展数字经济，推进数字产业化和产业数字化，推动数字经济和实体经济深度融合，打造具有国际竞争力的数字产业集群。"
2020 年 11 月	习近平于《求是》杂志发表重要文章《国家中长期经济社会发展战略若干重大问题》。他提出我国线上经济全球领先，在这次疫情防控中发挥了积极作用，线上办公、线上购物、线上教育、线上医疗蓬勃发展并同线下经济深度交融。我们要乘势而上，加快数字经济、数字社会、数字政府建设，推动各领域数字化优化升级，积极参与数字货币、数字税等国际规则制定，塑造新的竞争优势
2020 年 11 月	习近平主席以视频方式出席上海合作组织成员国元首理事会第二十次会议。他提出中方将在重庆举行中国－上海合作组织数字经济产业论坛，为各方开展创新合作搭建平台。他强调要继续推动共建"一带一路"倡议同各国发展战略及欧亚经济联盟等区域合作倡议深入对接，畅通区域经济循环，加快实现复工复产。扩大相互投资规模，加强数字经济、电子商务、人工智能、智慧城市等领域合作。中方将于明年在重庆举行中国－上海合作组织数字经济产业论坛。共同实施更多民生工程。中方支持设立本组织减贫联合工作组
2020 年 11 月	习近平主席在二十国集团领导人第十五次峰会第一阶段会议上指出，我们要为数字经济营造有利发展环境，加强数据安全合作，加强数字基础设施建设，为各国科技企业创造公平竞争环境。同时，要解决数字经济给就业、税收以及社会弱势群体带来的挑战，弥合数字鸿沟
2020 年 11 月	习近平 20 日晚在北京以视频方式出席亚太经合组织第二十七次领导人非正式会议并发表重要讲话。习近平指出，数字经济是全球未来的发展方向，创新是亚太经济腾飞的翅膀。要全面落实亚太经合组织互联网和数字经济路线图，促进新技术传播和运用，加强数字基础设施建设，消除数字鸿沟。中方倡议，各方分享数字技术抗疫和恢复经济的经验，倡导优化数字营商环境，释放数字经济潜力，为亚太经济复苏注入新动力

续表

时间	中国政府领导人推动数字经济发展重要时点
2021 年 3 月	"十四五"规划纲要将"加快数字化发展 建设数字中国"单独成篇，并首次提出数字经济核心产业增加值占 GDP 比重这一新经济指标
2021 年 3 月	李克强总理在作《政府工作报告》时提出，要加快数字化发展，打造数字经济新优势，协同推进数字产业化和产业数字化转型，加快数字社会建设步伐，提高数字政府建设水平，营造良好数字生态，建设数字中国
2021 年 10 月	习近平主持中共中央政治局第三十四次集体学习时强调，近年来，互联网、大数据、云计算、人工智能、区块链等技术加速创新，日益融入经济社会发展各领域全过程，数字经济发展速度之快、辐射范围之广、影响程度之深前所未有，正在成为重组全球要素资源、重塑全球经济结构、改变全球竞争格局的关键力量。要站在统筹中华民族伟大复兴战略全局和世界百年未有之大变局的高度，统筹国内国际两个大局、发展安全两件大事，充分发挥海量数据和丰富应用场景优势，促进数字技术与实体经济深度融合，赋能传统产业转型升级，催生新产业新业态新模式，不断做强做优做大我国数字经济
2021 年 11 月	中方正式提出申请加入《数字经济伙伴关系协定》（DEPA）。申请加入 DEPA，符合中国进一步深化国内改革和扩大高水平对外开放的方向，有助于中国在新发展格局下与各成员加强数字经济领域合作、促进创新和可持续发展
2021 年 11 月	党的十九届六中全会通过的《中共中央关于党的百年奋斗重大成就和历史经验的决议》指出"加快发展现代产业体系，壮大实体经济，发展数字经济"
2022 年 1 月	习近平于《求是》杂志中发表重要文章《不断做强做优做大我国数字经济》。文章指出，要加强关键核心技术攻关，加快新型基础设施建设，推动数字经济和实体经济融合发展，推进重点领域数字产业发展，规范数字经济发展，完善数字经济治理体系，积极参与数字经济国际合作
2022 年 1 月	国家发展和改革委员会于《求是》杂志中发表文章《大力推动我国数字经济健康发展》，提出"不断做强做优做大我国数字经济"的重要路径。文章指出，不断做强做优做大我国数字经济，需要集中力量推进关键核心技术攻关、适度超前部署新型基础设施建设、加快数字技术和实体经济深度融合、大力推动数字产业创新发展、提升数字经济治理水平、全面筑牢数字安全屏障
2022 年 1 月	国务院印发《"十四五"数字经济发展规划》（以下简称《规划》），明确了"十四五"时期推动数字经济健康发展的指导思想、基本原则、发展目标、重点任务和保障措施

在 2022 年 1 月国务院印发的《"十四五"数字经济发展规划》（以下简称《规划》）中，政府明确了"十四五"时期推动数字经济健康发展的指导思想、基本原则、发展目标、重点任务和保障措施。

（3）数字经济是打通新产业格局的必然结局

数字经济的崛起来自于大数据产业政策的日臻成熟。自 2015 年国务院发布《促进大数据发展行动纲要》系统性部署大数据发展工作以来，各地陆续出台促进大数据产业发展的规划、行动计划和指导意见等文件。截至 2021 年 6 月，除港澳台外全国 31 个省级单位均已发布了推进大数据产业发展的相关文件。可以说，中国各地推进大数据产业发展的设计已基本完成，陆续进入了落实阶段。

在 2020—2021 年发布的政策中，更多的地方将新一代信息技术整体作为考量，并加入了人工智能、数字经济等内容，进一步地拓展了大数据的外延。各地注重大数据产业推进的同时，也更多地关注产业数字化和政务服务等方面，这也体现出了大数据与行业应用结合及政务数据共享开放近年来取得的进展。

随着大数据逐渐成熟和基础设施逐渐完善，产业上游已经初具规模，大数据在各个行业中的应用也纷纷落地。从需求方来看，企业对于大数据应用的需求持续增强，并着力培育自身的数据资产，各类大数据应用逐渐落地，并成为产业链的核心。从供给方来看，新兴技术推动大数据技术环境趋向成熟，行业大数据应用逐渐丰富，大数据生态系统多元化程度加强。相比于全球大数据的广泛应用，我国应用主要集中在政府、金融、电商、医疗健康等领域，竞争较为激烈。

3. 数字经济市场规模

中国信息通信研究院发布的《中国数字经济发展白皮书》指出，"十三五"初期我国数字经济规模约 11 万亿元；近年，数字经济总量占 GDP 比重屡创新高，为我国经济社会实现高质量发展开辟了新局面；2020 年我国数字经济规模扩张到 39.2 万亿元。在全球新冠肺炎疫情暴发的背景下，数字经济继续保持高速增长。2020 年，我国数字经济增速为 9.7%，远高于同期 GDP 增速水平约 6.7 个百分点。数字经济成为当今最具活力、创新力、辐射领域最广的经济形态，是国民经济的核心增长点之一（图8-10、图 8-11）。

数字经济占 GDP 比例逐年提升。此前，国务院印发的《"十四五"数字经济发展规划》指出，2020 年中国数字经济核心产业增加值占国内生产总值（GDP）比重达到 7.8%。规划预计到 2025 年，数字经济迈向全面扩展期，数字经济核心产业增加值占 GDP 比重达到 10%（图 8-12）。

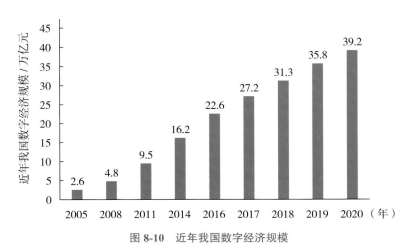

图 8-10　近年我国数字经济规模

数据来源：中国信息通信研究院

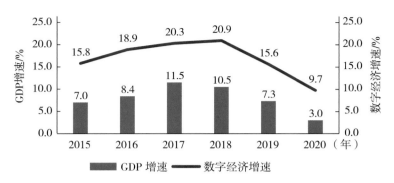

图 8-11　近年我国数字经济增速及 GDP 增速

数据来源：中国信息通信研究院

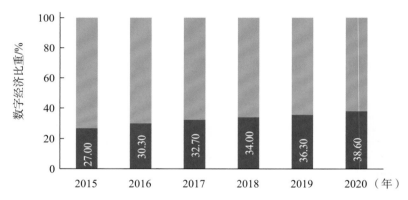

图 8-12　近年我国数字经济占 GDP 比重

数据来源：中国信息通信研究院

从全球范围来看，美、德、韩三国数字经济占本国 GDP 比重均已超过 50%，英国和日本也超过了 40%；抓住机遇、加速数字化转型，是各国经济发展的关键之举。

4. 科技创新政策

习近平总书记在文章中，对"不断做强做优做大我国数字经济"提出总体要求，并作出七个方面的部署。第一点便是加强关键核心技术攻关。"关键核心技术是要不来、买不来、讨不来的，必须靠自主创新，走更高水平的自力更生之路"。习近平总书记强调，要牵住数字关键核心技术自主创新这个"牛鼻子"，发挥我国社会主义制度优势、新型举国体制优势、超大规模市场优势，提高数字技术基础研发能力，打好关键核心技术攻坚战，尽快实现高水平自立自强，把发展数字经济自主权牢牢掌握在自己手中（表 8-9）。

表 8-9　2016 年以来科技创新政策梳理

时间	主要内容
2016 年 3 月	习近平总书记参加十二届全国人大四次会议上海代表团的审议。总书记对上海四件事印象深：一是全面谋划部署具有全球影响力的科技创新中心建设。明确了创新驱动发展的目标任务，出台了改革政策措施。上海处于创新的宝塔尖位置，要起示范带头作用
2016 年 7 月	国务院《"十三五"国家科技创新规划》。主要明确"十三五"时期科技创新的总体思路、发展目标、主要任务和重大举措，是国家在科技创新领域的重点专项规划，是我国迈进创新型国家行列的行动指南。以科技创新为引领开拓发展新境界，加速迈进创新型国家行列，加快建设世界科技强国
2017 年 5 月	国家科技部办公厅发布《"十三五"医疗器械科技创新专项规划》的通知。贯彻落实习近平总书记在全国科技创新大会上的讲话精神，以国产化、高端化、品牌化、国际化为方向，以临床及健康需求为导向，以核心技术突破为驱动，以重大产品研发为重点，以示范推广为牵引，创新链、产业链和服务链融合发展，加强医研企结合，着力提高国产医疗器械的核心竞争力，推动医疗器械科技产业的跨越式发展
2020 年 5 月	习近平给袁隆平、钟南山、叶培建等 25 位科技工作者代表的回信：创新是引领发展的第一动力，科技是战胜困难的有力武器。面对突如其来的新冠肺炎疫情，全国科技工作者迎难而上、攻坚克难，在临床救治、疫苗研发、物质保障、大数据应用等方面夜以继日攻关，为疫情防控斗争提供了科技支撑。希望全国科技工作者弘扬优良传统，坚定创新自信，着力攻克关键核心技术，促进产学研深度融合，勇于攀登科技高峰，为把我国建设成为世界科技强国做出新的更大的贡献
2020 年 7 月	国家卫生健康委办公厅关于征集卫生健康科技创新"十四五"规划项目建议的通知。基地平台建设建议。立足卫生健康行业发展需求，结合国家卫生健康科技创新底层和公共研发支撑，结合国家发展改革委、科技部和我委基地平台体系定位，研究提出科学与工程研究类（国家实验室、国家重点实验室）、技术创新与成果转化类（国家工程研究中心、国家技术创新中心、国家临床医学研究中心）和行业或者领域重点基地平台建设的意见建议 习近平主持中共中央政治局会议指出："建立疫情防控和经济社会发展工作中长期协调机制，坚持结构调整的战略方向，更多依靠科技创新，完善宏观调控跨周期设计和调节，实现稳增长和防风险长期均衡" 习近平主持召开企业家座谈会上指出：要提升产业链供应链现代水平，大力推动科技创新，加快关键核心技术攻关，打造未来发展新优势
2020 年 10 月	北京市委组织部、市科委、中国人民大学联合举办"全国科技创新中心建设专题培训班"。北京科研产出连续 3 年在《Nature》增刊"自然指数—科研城市"排名中雄踞榜首，已经成为全球重要的科学中心，居全国首位。最新《全球科技创新中心指数 2020》(GIHI) 显示，北京综合排名全球第五位。作为全国科技创新中心，北京科技创新优势尚未得到充分发挥，在重大原创理论、战略高技术储备、重大改革落地、开放合作与京津冀协同发展等方面还有待进一步强化
2020 年 10 月	"十四五"国家科技创新规划面向社会征集研究单位开展重大问题研究结果公告。面向 15 个研究方向遴选了 20 个任务承担单位参与"十四五"国家科技创新规划研究 (为集思广益、开阔视野，部分重点研究任务同期委托两个单位并行开展研究)。拟承担单位包括北京理工大学、同济大学、华中科技大学等
2021 年 12 月	中华人民共和国科学技术进步法 (2021 年修订) 中华人民共和国主席令第一〇三号。修订后的科技进步法明确，国家完善高效、协同、开放的国家创新体系，统筹科技创新与制度创新，健全社会主义市场经济条件下新型举国体制……促进各类创新主体紧密合作、创新要素有序流动、创新生态持续优化，提升体系化能力和重点突破能力，增强创新体系整体效能
2022 年 2 月	国家临床医学研究中心已成为技术创新与成果转化类国家科技创新基地，为打通临床研究和成果转化应用搭建了平台，为促进研究型医院的科技创新发挥了积极作用。同时，我委将"新技术临床转化数量"和"取得临床相关国家专利数量"纳入三级医院评审标准，通过医院评审等行政管理手段，促进医院提升医学科研能力和水平

二、数字经济的机遇和挑战（图 8-13）

从我国对数字经济的布局中不难看出，新技术的出现与发展不仅对我国经济发展产生深远影响，同时也在带动众多相关产业向数字化转型。"数字经济"的蓬勃发展对我国城市治理、社会治理同样提出了数字化的要求，在享受数字化带来的便捷、"数字经济"带来的红利的同时，要"统筹国内国际两个大局、发展安全两件大事，充分发挥海量数据和丰富应用场景优势"，全面把握数字经济新局面。直面我国面临的技术瓶颈和扑面而来的数据治理挑战，争取早日克服"卡脖子"的问题，让更多科技创新开出本土之花。大厦之成，非一木之材也，大海之阔，非一流之归也，期待"十四五"期间的答卷。

政治环境分析

截至 2022 年，"数字经济"五次出现在政府工作报告。内容从加快数字经济成长到壮大数字经济发展、打造数字经济新优势，再到加快数字化发展、完善数字经济治理。数字经济的格局越来越大、通路越来越长、行业越来越广。受疫情冲击后，人们愈发意识到科技创新对经济社会增长的影响。各行各业都正在或即将面临数字化转型，数字经济带来的变革和利好是政策所向。

社会环境分析

2020 年 5 月，发布《数字化转型伙伴行动倡议》，研究编制中小企业数字化转型指南。"上云用数赋智"行动，支持建立公共数字化转型促进平台，并以专项资金、金融扶持等形式鼓励平台为中小微企业服务。当前人们享受到数字化带来的高效的便利，因此对数字化的转变接受程度也相应提高。国家在布局前沿领域的同时，也在为民生服务、社会治理等领域争取数字化突破。诸如广东省、浙江省、贵州省等地区纷纷出台了本省的数字经济发展战略，或关注第三产业，或关注顶层设计，或紧抓社会效能，数字经济必将枝繁叶茂。

经济环境分析

2020 年在新冠肺炎疫情的冲击下，全球GDP 同比下滑 3.6 个百分点，数字经济助力各国经济稳定。整体上看，数字经济发展有效对冲全球疫情冲击*。总量上，2020 年数字经济规模达 32.6 万亿美元，是全球经济发展的活力，占 GDP 比重为 43.7%，较去年同比提升 2.5 个百分点。近年来，在面对疫情大考时，数字经济的强大韧性发挥了重要作用。

技术环境分析

数字经济按照第三产业、第二产业、第一产业的顺序逐次渗透。在产业渗透方面，疫情倒逼网络零售、在线视频、在线教育等服务业数字化新模式蓬勃发展同时也催生出无人工厂、工业机器人等，制造业数字化生产新方式。发达国家和高收入国家或地区产业渗透水平显著高于其他国家组别。我国现有优势包括完整的工业体系、庞大的市场需求、高度的市场活力、周密的政策支持等。但在先进技术研发领域，我国稍显不足，需要在主动攻坚的同时，全面配合以作弥补。

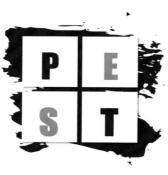

图 8-11　数字经济的机遇和挑战

* 来源于《数字经济及其核心产业统计分类（2021）》. 中国信通院

第十四节　精准医学对健康医疗预防的影响

精准预防（precision prevention）是实现精准医学的基础条件之一，是指基于个体危险因素和适宜的文化背景对个体进行定制化（tailored）有针对性的预防，目标是在正确的时间实施正确的预防措施。

一、精准预防是健康管理的点、线、面和体的整体观

促进医学发展，实现医学转型，必须要实现临床医学与预防医学的有机整合。精准医学与精准预防的理念和目标高度一致：两者均以整体观为指导，前者需整合临床症状、生理指标、环境行为、基因测序、蛋白组学、代谢组学等相关内环境信息，后者需整合病原（点）、疾病（线）、人群（面）、社会（体）（图 8-14）。

二、人群队列有效地促进"个体化"精准预防的发展

人群队列在较长的时间内对大规模的人群进行跟踪和随访，可以获得覆盖疾病各阶段的流行病学数据和生物学样本，从而有可能最终揭示疾病发生、发展过程的根本规律，达到对疾病进行精准预测、预防和个体化治疗的目的。国内开展较早的人群队列研究如首钢的心血管疾病队列，江苏启东的肝癌队列，河南林县的食管癌队列，围绕危险因素和人群筛查等取得了系列代表性成果，并得到国际上的认可与赞扬。类似的依托于心血管疾病、糖尿病、肺癌、胃癌等专病高发区人群筛查或干预的队列还有一些，都对相关领域中国人群证据的产生和推广发挥了不可估量的作用，为精准预防奠定了基础。人群队列不仅可为精准预防提供动态前瞻性信息及与之匹配的生物资源，还有效地促进"个体化"精准预防的发展，人群队列研究结果可更为有效地在防治实践中推广实施。

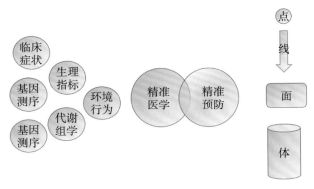

图 8-14　精准医学与精准预防整体观

三、精准预防实现了三级预防之前的零级预防

主要步骤如下：①前瞻且全面地对尚未出现病症的个体进行遗传因素、环境暴露、生活方式和饮食习惯等风险因素评估，收集个体环境与生物暴露相关的大数据；②合理分析，预判个体患病的风险指数；③根据风险级别为不同个体制订个性化的干预方

案。当前，精准医学在优生优育、传染性疾病、慢性疾病、职业病的预防中均有着广阔的应用前景。

我国某些三级甲等综合医院已经将精准预防的理解结合现代信息系统用于医院管理。通过调查全年院感系统产生的医院感染预警信息及最终确认情况，计算医院感染预警灵敏度和感染预警阳性预测值，评价其准确性及效率，以期实现感控关口前移和"精准感控"。

四、精准预防面临着信息、体系、效率和决策多方挑战（图 8-15）

1. 数据共享的安全性及伦理问题（信息）

数据收集与共享涉及生物数据安全，人群隐私保护、研究和应用的伦理学挑战，以及最终的利益分配等诸多问题。

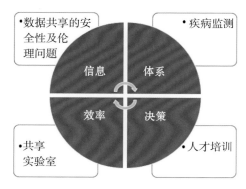

图 8-15　精准预防的机遇与困境

2. 疾病监测（体系）

生物信息大数据的挖掘是实现精准医学的基础，而大数据是否能得到有效处理和充分利用，取决于标准化体系的建设，目前我国还缺乏这样成熟的标准化体系。

3. 共享实验室（效率）

由于技术、安全等方面的限制，组学研究的生物大数据信息目前难以共享，利用率低，组学数据和医疗数据也尚未形成标准化体系。

4. 人才培训（决策）

广泛而高效地培训当地公共卫生人员，可以有效地提高当地公共卫生决策能力，而传统的人才培养尚未做到整合多背景、多学科的现有人才开展工作。

参考文献

［1］Aebersold R, Mann M. Mass-spectrometric exploration of proteome structure and function. Nature, 2016, 537: 347-355.

［2］Angelidou A , Diray-Arce J , Conti M G , et al. BCG as a Case Study for Precision Vaccine Development: Lessons From Vaccine Heterogeneity, Trained Immunity, and Immune Ontogeny［J］. Frontiers in Microbiology, 2020, 11:332.

［3］Baker. The 'omes puzzle Baker-Nature-2013［J］. Nature, 2013, 494.

［4］Bala S, PrasAD K S. Antibody drug conjugates［J］. Indian Journal of Medical and Paediatric Oncology, 2020, 41(6): 889-892.

［5］Bartkowiak Todd, Curran Michael A. 4-1BB Agonists: Multi-Potent Potentiators of Tumor Immunity.［J］. Frontiers in oncology, 2015, 5.

［6］Blennow K, Zetterberg H. Understanding biomarkers of neurodegeneration: ultrasensitive detection techniques pave the way for mechanistic understanding ［J］. Nature Medicine, 2015, 21: 217-219.

［7］Danielsson K, Mun L J, Lordemann A, et al. Next-generation sequencing applied to rare diseases genomics［J］. Expert Review of Molecuar Diagnosis, 2014, 14(4): 469-487.

［8］Davenport T H, Hongsermeier T, MC Cord K A. Using AI to improve electronic health records［J］. Harvard Business Review, 2018, 12: 1-6.

［9］Fessler J, V Matson, Gajewski T F. Exploring the emerging role of the microbiome in cancer immunotherapy［J］. Journal for Immuno Therapy of Cancer, 2019, 7(1).

［10］Fu Z W, Li S J, Han S F, et al. Antibody drug conjugate: the "biological missile" for targeted cancer therapy［J］. Signal Transduction and Targeted Therapy, 2022, 7(1).

［11］Haymes K . Genomics Fundamentals and Applications［M］. 2009.

［12］Hegde, P S, Chen, D S. Top 10 challenges in cancer immunotherapy s［J］. Immunity, 2020 52(1), 17-35.

［13］HIXON T. Digital Therapeutics Have Huge Promise And They Are Real Today［EB/OL］.(2015-12-09)［2022-1-7］. https://www.forbes.com/sites/toddhixon/2015/12/09/digital-therapeutics-have-huge-promise-and-they-are-real-today/.

［14］Hongming Z, Jibei C. Current status and future directions of cancer immunotherapy［J］. Journal of Cancer, 2018, 9(10), 1773-1781.

［15］Hudson Katie, Cross Neil, JordanMahy Nicola, et al. The Extrinsic and Intrinsic Roles of PD-L1 and Its Receptor PD-1: Implications for Immunotherapy Treatment［J］. Frontiers in immunology, 2020, 11.

［16］Humpel C. Identifying and validating biomarkers for Alzheimer's disease ［J］. Trends Biotechnology, 2011, 29: 26-32.

［17］IARC Publications Website - World Cancer Report: Cancer Research for Cancer Prevention ［EB/OL］.［2021-12-27］. https://publications.iarc.fr/586.

［18］Jin Y M, SchlADetsch M A, Huang X T, et al. Stepping forward in antibody-drug conjugate development［J］. Pharmacology & Therapeutics, 2022, 229.

［19］JW Therapeutics Announces NMPA Approval of Relmacabtagene Autoleucel Injection in China | JW Therapeutics ［EB/OL］.［2021-12-27］. https://www.jwtherapeutics.com/en/media/press-release/jw-therapeutics-announces-nmpa-approval-of-relmacabtagene-autoleucel-injection-in-china/.

［20］Kamphuis C, Barsom E, Schijven M, et al. Augmented reality in medical education?［J］ Perspectives on Medical Education, 2014, 3(4): 300-311.

［21］Li J, Li W, Huang K, Zhang Y, et al. Chimeric antigen receptor T cell (CAR-T) immunotherapy for solid tumors: lessons learned and strategies for moving forward［J］. J Hematol Oncol, 2018 Feb 13, 11(1):22.

［22］National Cancer Institute, Tumor markers in common use［EB/OL］.(2021-05-11)［2021-11-10］, https://www.cancer.gov/about-cancer/diagnosis-staging/diagnosis/tumor-markers-list.

［23］O'Bryant S E, Gupta V, Henriksen K, et al. Guidelines for the standardization of preanalytic variables for blood-based biomarker studies in Alzheimer's disease research［J］. Alzheimers Dementia, 2015, 11: 549-560.

［24］Ortega R L, DakterzADa F, Arias A, et al. Usefulness of CSF biomarkers in predicting the progression of amnesic and nonamnesic mild cognitive impairment to Alzheimer's disease［J］. Current Aging Science, 2019, 12: 35-42.

［25］Picarda Elodie, Ohaegbulam Kim C, Zang Xingxing. Molecular Pathways: Targeting B7-H3 (CD276) for Human Cancer Immunotherapy［J］. Clinical cancer research : an official journal of the American Association for Cancer Research, 2016, 22(14).

［26］Quick J, Loman NJ, Duraffour S, et al. Real-time, portable genome sequencing for Ebola surveillance［J］. Nature, 2016 Feb 11, 530(7589):228-232.

［27］Rajkomar A, Oren E, Chen K, et al. Scalable and accurate deep learning with electronic health records［J］. NPJ Digital Medicine, 2018, 1(1): 1-10.

［28］Roberts DW, Strohbehn JW, Hatch JF, et al. A frameless stereotaxic integration of computerized tomographic imaging and the operating microscope.［J］. Journal of neurosurgery, 1986, 65(4).

［29］Robinson R, Amin B, Guest P. Multiplexing biomarker methods, proteomics and considerations for Alzheimer's disease［J］. Proteomic Methods in Neuropsychiatric Research, 2017, 974: 24-37.

［30］Satava Richard M. Surgical robotics: the early chronicles: a personal historical perspective.［J］. Surgical laparoscopy, endoscopy & percutaneous techniques, 2002, 12(1).

［31］Schuele L, Cassidy H, Peker N, et al. Future potential of metagenomics in microbiology laboratories［J］. Expert Rev Mol Diagn, 2021, 21(12):1273-1285.

［32］Sirohi, Deepika, Coleman, et al. American Society of Clinical Oncology/College of American Pathologists 2018 Focused Update of Breast Cancer HER2 FISH Testing Guidelines.

［33］Smith KR, Frank KJ, Bucholz RD. The NeuroStation--a highly accurate, minimally invasive solution to frameless stereotactic neurosurgery［J］. Comput Med Imaging Graph, 1994, 18(4): 247-56.

［34］Soni D, Van Haren S D, Idoko O T, et al. Towards Precision Vaccines: Lessons From the Second International Precision Vaccines Conference［J］. Frontiers in Immunology, 2020, 11: 12.

［35］Victorhorsley, Clarke R H. The Structure and Functions of The Cerebellum Examined By A New Method［J］. Brain, 1908, 31(1).

［36］Watson M, Warr A. Errors in long-reAD assemblies can critically affect protein prediction. Nat Biotechnol, 2019, 37: 124-126.

［37］WHO International Programme on Chemical Safety. Biomarkers in risk assessment: validity and validation［J/OL］2001, https://inchem.org/documents/ehc/ehc/ehc222.htm.

［38］WHO. Genomics and World Health: Report of the ADvisory Committee on Health research. Geneva: WHO, 2002

［39］Wishart D S, Bartok B, Oler E, et al. MarkerDB: an online database of molecular biomarkers［Z］. Nucleic Acids Research. 2021: D1259-D1267.

［40］Yuan Quan, Chen Xiaomei, Zhai Jian, et al. Application of 3D modeling and fusion technology of medical image data in image teaching［J］. BMC Medical Education, 2021, 21(1).

［41］曹盛力, 冯沛华, 时朋朋. 修正 SEIR 传染病动力学模型应用于湖北省 2019 冠状病毒病 (COVID-19) 疫情预测和评估［J］. 浙江大学学报 (医学版), 2020, 49(2):178-184.

［42］曾瑄, 梁智勇. 分子病理在肿瘤个体化医疗发展中的地位和作用［J］. 中华病理学杂志, 2016, 45(1):3-5.

［43］陈妤嘉，张新庆，蔡笃坚.美国精准医学政策走向与反思［J］.医学与哲学(A), 2018, 39(1): 7-11.

［44］动脉网.中国数字疗法行业白皮书［R］.2021.

［45］杜剑晖，罗娜，张家友，等.精准疫苗的概念及研究进展［J］.中国生物制品学杂志，2020, 33(05):586-591.

［46］段进，杨保军，周岚，等.规划提高城市免疫力——应对新型冠状病毒肺炎突发事件笔谈会［J］.城市规划, 2020, 44(2):115-136.

［47］发展改革委印发《"十三五"生物产业发展规划》- 中国政府网［EB/OL］.［2021-12-27］. http://www.gov.cn/xinwen/2017-01/12/content_5159179.htm.

［48］付文华，钱海利，詹启敏.中国精准医学发展的需求和任务［J］.中国生化药物杂志, 2016, 36(4):1-4.

［49］葛琳，魏翠洁，史录文，丁洁，熊晖.中国罕见病用药现状研究［J］.北京医学, 2018, 40(05):432-434.

［50］工信部.工业和信息化部关于印发信息化和工业化融合发展规划（2016-2020).2016.http:// gxt.jl.gov.cn/gxdt1/gxyw/201611/t20161107_2463831.html.

［51］关于公布第一批罕见病目录的通知 - 国家卫生健康委员会［EB/OL］.［2021-12-27］. http:// www.nhc.gov.cn/yzygj/s7659/201806/393a9a37f39c4b458d6e830f40a4bb99.shtml.

［52］国家发改委.大数据产业发展规划（2016-2020).发展规划司.2017. https://www.ndrc.gov.cn/ fggz/fzzlgh/gjjzxgh/201706/t20170622_1196822.html?code=&state=123.

［53］国家药品监督管理局医疗器械技术审评中心.人工智能医疗器械注册审查指导原则（征求意见稿）［Z］.2021.06.04

［54］国泰君安证券.CAR-T 源头创新，具备国际视野［R］.2021.

［55］国务院.国务院关于印发"十三五"国家信息化规划的通知.中央政府网.2016.http://www. gov.cn/zhengce/content/2016-12/27/content_5153411.htm.

［56］国务院.国务院关于印发"十三五"国家战略性新兴产业发展规划的通知.中央政府网.2016. http://www.gov.cn/zhengce/content/2016-12/19/content_5150090.htm.

［57］国务院.中共中央办公厅国务院办公厅印发《数字乡村发展战略纲要》.新华社.2019.http:// www.gov.cn/zhengce/2019-05/16/content_5392269.htm.

［58］国务院印发《"十三五"国家科技创新规划》- 中国政府网［EB/OL］.［2021-12-27］. http://www.gov.cn/xinwen/2016-08/08/content_5098259.htm.

［59］国务院总理李强.2021年政府工作报告.中国政府网.2021-3-5. http://www.gov.cn/ zhuanti/2021lhzfgzbg/index.htm.

［60］何炳蔚，张月，邓震，朱兆聚，朱明珠.医疗机器人与医工融合技术研究进展［J］.福州大学学报(自然科学版), 2021, 49(5):681-690.

［61］贺淹才.基因工程概论［M］.北京：清华大学出版社, 2008

［62］侯云德.重大新发传染病防控策略与效果［J］.新发传染病电子杂志, 2019, 4(3): 129-132.

［63］黄如方，邵文斌.中国罕见病药物可及性报告 2019［R］.2019.

［64］黄云美，梁菊华，许桂丹.分子病理技术在临床诊疗中的应用进展［J］.右江医学, 2020, 48(2):137-140.

［65］健康中国行动 (2019—2030 年): 总体要求、重大行动及主要指标［J］.中国循环杂志, 2019, 34(09):846-858.

［66］蒋西然，蒋韬，孙嘉瑶，等.深度学习人工智能技术在医学影像辅助分析中的应用［J］.中国医疗设备, 2021, 36(6):164-171.

［67］金丽萍.传染病突发公共卫生事件预防控制策略探讨［J］.心理月刊, 2019, 14(1):183-184.

［68］经济日报.数字经济期待更强更大.中央政府网.2017. http://www.gov.cn/xinwen/2017-07/31/

content_5214891.htm.

［69］李六亿，吴安华 . 新型冠状病毒医院感染防控常见困惑探讨［J］. 中国感染控制杂志，2020，
19(2):105-108.

［70］李莹，鲁全，等 . 中国罕见病群体生存状况调研报告［M］. 北京：中国劳动社会保障部出版社，
2014.

［71］刘丰伟，李汉军，张逸鹤，等 . 人工智能在医学影像诊断中的应用［J］. 北京生物医学工程，
2019, 38(2):206-211.

［72］闵浩巍，王飞，姜召芸，等 . 罕见病基因治疗的研究进展［J］. 国际药学研究杂志，2017，
44(02):123-126.

［73］秦凤菊，孔惠敏，曹申梅 . 高校传染病管理现状及防控对策的探讨［J］. 中国校医，2019，
33(12):958-960.

［74］沙利文 . 中国细胞与基因治疗产业发展白皮书［R］.2021.

［75］世界银行 . 世界银行国民经济核算数据，以及经济合作与发展组织国民经济核算数据文
件 . https://data.worldbank.org.cn/indicator/NY.GDP.MKTP.CD?end=2020&most_recent_value_
desc=true&start=2016&view=map.

［76］谭俊，袁少勋，明文龙，等 . 影像基因组学分析方法研究进展［J］. 生物技术进展，2018，
8(04):277-283, 369.

［77］头豹研究院 .2021 年中国细胞治疗行业概览［R］.2021.

［78］王宏超 . 新基建时代，医疗设备高度数字化集成是复合手术室发展的必然趋势［EB/OL］.
(2020-05-15)［2022-1-7］. www.sohu.com/a/395444825_456060.

［79］王金武，李涛，许苑晶，等 . 生物 3D 打印与器官再造［J］. 上海交通大学学报，2021, 55(S1):
46-48.

［80］王然，陆丽娟，林建 .3D 打印技术在精准微创治疗中的应用进展［J］. 中国疼痛医学杂志，
2017, 23(2):81-85.

［81］魏文强 . 人群队列与精准预防［M］. 上海：上海交通大学大学出版社，2020.

［82］吴彬，罗仁夏，曹建平，等 . 福建省罕见病患者医疗保障现状及对策［J］. 中国卫生经济，
2017, 36(3):37-39.

［83］吴国安，魏丽荣，莫嫣娉，等 . 重大传染病定点救治医院医疗应急管理机制与策略［J］. 中国
医院管理，2020, 40(3):1-3.

［84］习近平 . 不断做强做优做大我国数字经济［J］. 求是，2022(2):4-8.

［85］新华社 . 又乘春风浩荡时 - 习近平总书记同全国两会代表委员共商国是十年纪实 .2022.https://
www.thepaper.cn/newsDetail_forward_17088183.

［86］新民晚报 . 全国两会：习近平总书记参加上海代表团审议时的重要讲话引发上海广大干部群
众热烈反响 . 新民网 .2017. http://shanghai.xinmin.cn/xmsq/2017/03/07/30884264.html.

［87］许国旺，路鑫，杨胜利 . 代谢组学研究进展［J］. 中国医学科学院学报，2007(6):701-711.

［88］姚希，贾建侠，赵艳春，等 . 医院感染实时监控系统病例预警策略的评价研究［J］. 中国感染
控制杂志，2019, 18(4):326-330.

［89］尹稳，伏旭，李平 . 蛋白质组学的应用研究进展［J］. 生物技术通报，2014(1):32-38.

［90］张静，李继恩，梁艳萍，等 . 基于新发传染病的应急防控机制及措施的实践探讨［J］. 中国医
药指南，2019, 17(16):291-292.

［91］张翔，张小亮，李琳 . 运用医院信息系统完善传染病疫情报告与管理［J］. 现代预防医学，
2019, 46(19):3544-3547.

［92］张学、朱宝生 . 重大出生缺陷与精准预防［M］. 上海：上海交通大学大学出版社，2018.

［93］中国信通院 . 中国数字经济发展白皮 .2021/04. http://www.caict.ac.cn/kxyj/qwfb/bps/202104/
P020210424737615413306.pdf.

［94］中华医学会北京分会.《中国罕见病定义研究报告2021》发布.中国罕见病定义重新修订［EB/OL］.(2021-09-11)［2021-11 05］.http://hjb.bjyxh.org.cn/News/Detail/1437.

［95］中央人民政府.中华人民共和国国民经济和社会发展第十四个五年计划和2035年远景目标纲要.新华社.2021.http://www.gov.cn/xinwen/2021-03/13/content_5592681.htm.